INKONTINENZ

Dr. Jürgen Schickinger

Stiftung Warentest

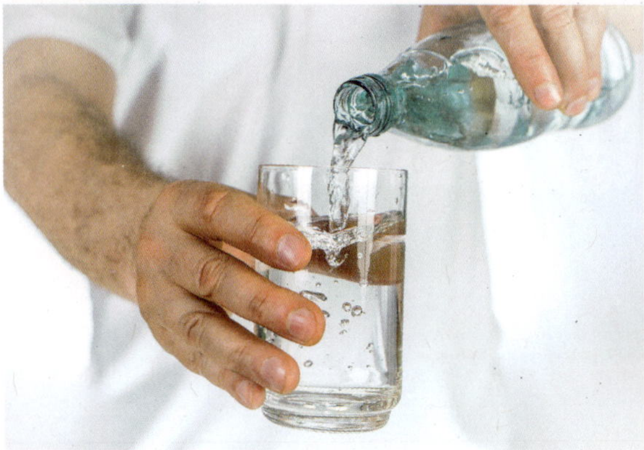 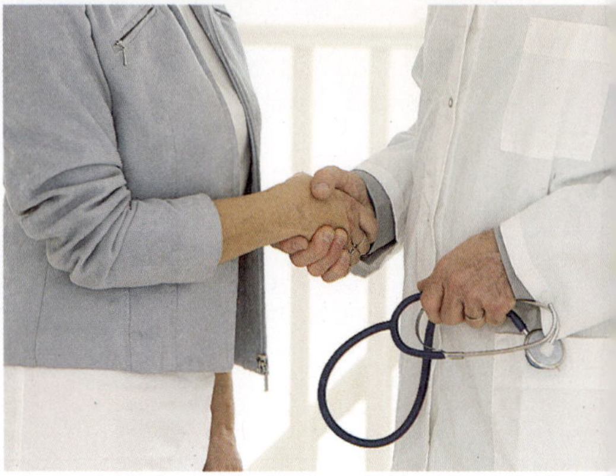

INHALT

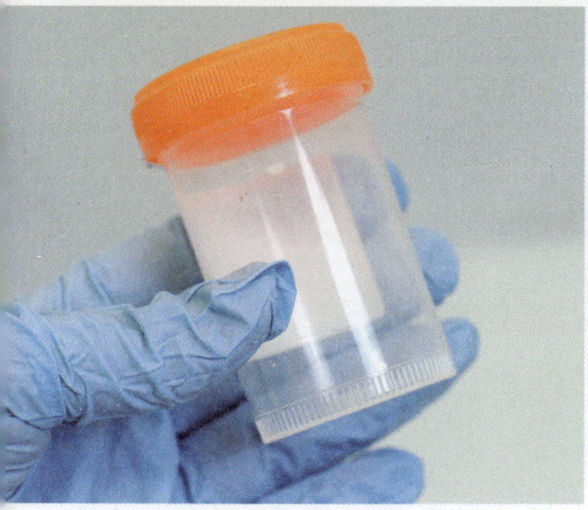
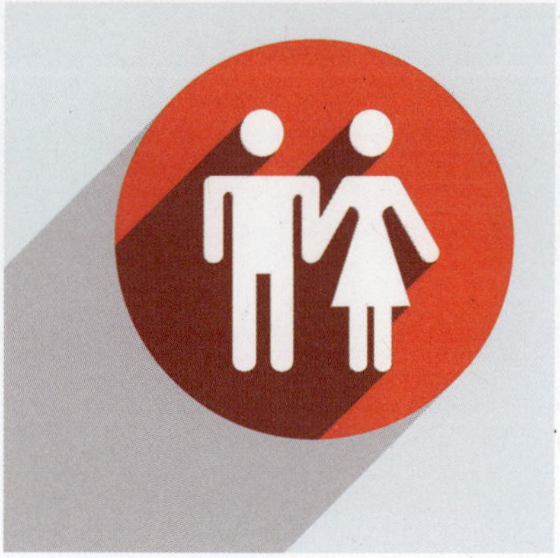

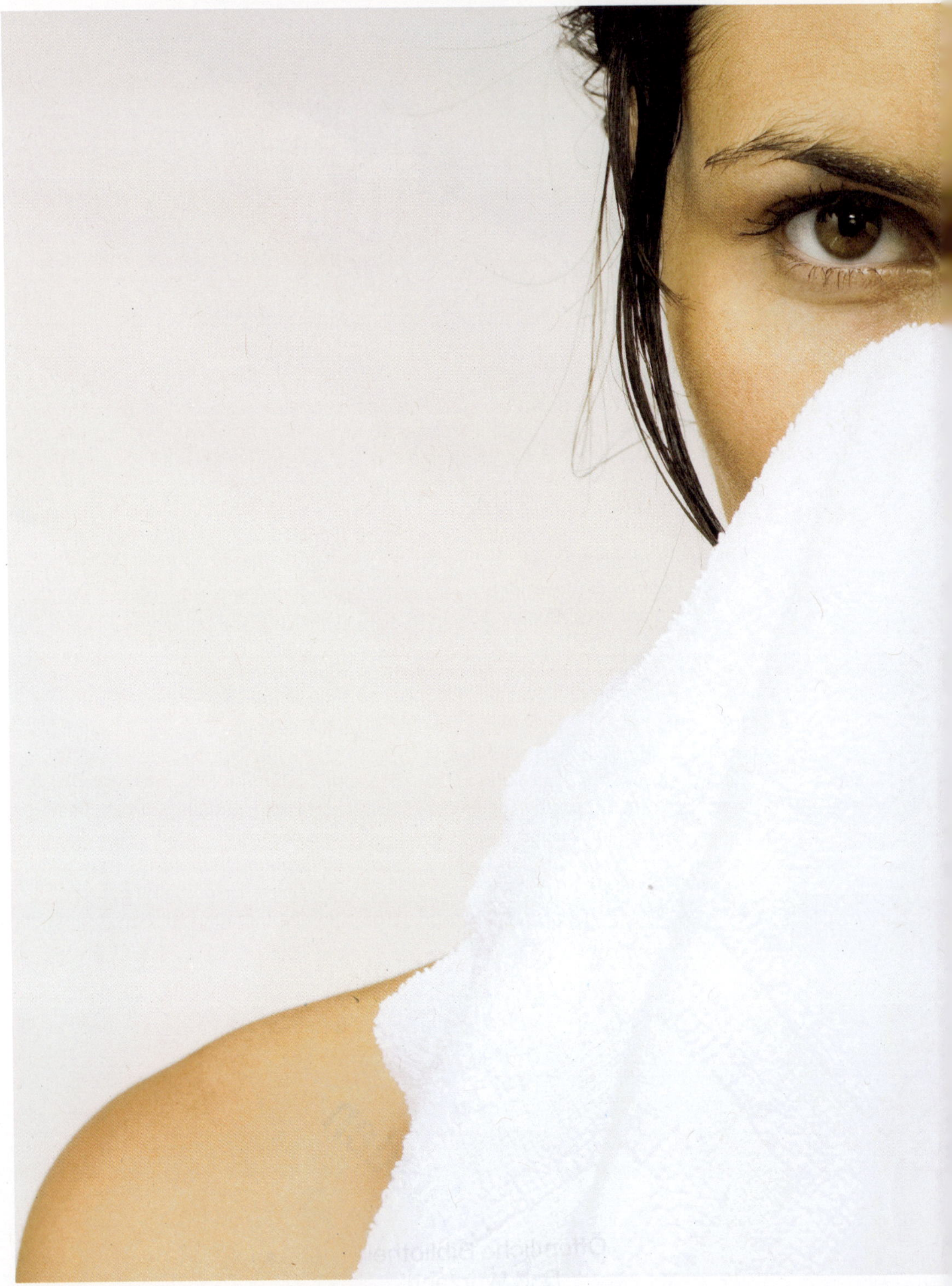

DRUCK AUF BLASE UND SEELE

Wen Inkontinenz trifft, leidet besonders seelisch. Die meisten Betroffenen empfinden ungewollten Harnabgang als schweren Schlag für ihr Selbstwertgefühl – als peinvollen Kontrollverlust. Aus Scham den Kopf in den Sand zu stecken, bessert die Lebenssituation garantiert nicht. Inkontinenz lässt sich fast immer so behandeln, dass sie verschwindet oder die Freiheit im Alltag kaum noch einschränkt.

WEIT MEHR ALS EIN MEDIZINISCHES PROBLEM

Erwachsenen schlagen wenig gesundheitliche Störungen so auf das Gemüt wie Inkontinenz. Erwachsene streben nach Kontrolle. Wir haben gelernt, dass sich der Wert von Personen auch danach bemisst, wie gut man sein Leben und „sich im Griff" hat. Unkontrollierbare Situationen im Alltag, in Beruf, auf Reisen sind aufregend, spannend, lästig oder ärgerlich. Kommt drauf an. Sie gehen vorüber, und zudem sind daran andere Menschen oder andere unwägbare Umstände beteiligt. Niemand trägt allein die Verantwortung für solche Momente. Voll zuständig sind wir jedoch für unseren Körper. Ihn sollen wir kontrollieren. Möglichst perfekt soll er sein. Die glänzende Welt der Stars und Models, Werbung und Medien erhöhen zunehmend den Druck, nach außen hin makellos zu erscheinen. Schon kleine Fehler gelten vielen als „unschicklich", als Zeichen dafür, keine ausreichende Macht über die eigenen Bedürfnisse zu haben. Den eigenen Körper nicht beherrschen? Noch schlimmer! Das, so glaubt die Mehrheit der Betroffenen, ist höchstens bei Babys und Schwerkranken geduldet. Darum löst Inkontinenz häufig persönliche Krisen aus. Der Verlust an Kontrolle bedeutet für viele zugleich einen Verlust an Selbstwertgefühl, Attraktivität, Gesellschaftsfähigkeit – an eigener Identität. Wer dagegen nichts tut, läuft Gefahr, massiv Lebensfreude einzubüßen. Manche Personen mit Inkontinenz ziehen sich völlig aus dem gesellschaftlichen Leben zurück. Sie isolieren sich sozial. Ihr Leben verarmt und führt nicht selten in tiefe Depressionen.

Untätigkeit ändert nichts

Indem Sie in diesem Buch lesen, haben Sie schon einen Schritt in die richtige Richtung getan. Wer nichts tut, kann nichts verändern:

- **Inkontinenz ist kein unabwendbares Schicksal und keine zwangsläufige Verschleißerscheinung im Alter!**
Inkontinenz lässt sich in den meisten Fällen völlig beheben. Viele Therapien haben Heilungsraten um 90 Prozent. Für die übrigen Fälle gibt es gute Angebote, um Inkontinenz erheblich zurückzudrängen. Betroffene unterschätzen vielmals die Möglichkeiten der Therapie.

- **Inkontinenz muss das Leben nicht dramatisch oder grundlegend verändern.**
Wenn sich die Inkontinenz nicht komplett abstellen lässt, können Behandlungen, Hilfsmittel und gute Planung ihre Auswirkungen so weit verringern, dass ein weitgehend normales Leben ohne bedeutende Einschränkungen möglich ist. Viele Menschen mit chronischen Rückenschmerzen oder Migräne müssen Einschränkungen hinnehmen, die tiefer greifen.

- **Niemand ist absichtlich inkontinent oder schuld daran.**
Man fängt sich eine Inkontinenz ein wie eine Erkältung: Vielleicht war die Bluse zu dünn, aber ohne Erreger von außen passiert nichts. Für Inkontinenz gibt es Risikofaktoren, die wir beeinflussen können. Andere Umstände liegen außerhalb unserer Macht oder wir haben sie einfach „nicht auf dem Schirm" – wissen nichts davon. Mit Absicht wird jedenfalls keine Frau inkontinent. Also besteht auch kein Grund, sich dafür schuldig zu fühlen oder sich entschuldigen zu müssen.

- **Niemand ist mit Inkontinenz und der Scham darüber allein!**
In Deutschland sind mindestens 2,6 Millionen Frauen betroffen (EPINCONT-Studie). Laut der Women's Health Coalition klagt sogar jede fünfte deutsche Frau zwischen 25 und 75 über Probleme mit Inkontinenz, also rund acht Millionen. Die Fachleute kennen das Problem. Sie sind Profis und haben eine nüchterne Einstellung zur Inkontinenz. Bei ihnen muss sich deswegen niemand schämen.

Nicht Abwarten, sondern (Be-)Handeln!

Klar, so mit links lassen sich negative Gefühle nicht beiseiteschieben – die Empfindung, weniger wert, weniger schön, weniger stark zu sein. Und noch mehr: die Angst, dass andere etwas mitbekommen. Bemühen Sie sich dennoch darum. Das funktioniert vielleicht leichter, wenn man sich die vernünftigen Argumente immer wieder vor Augen hält. Betroffene sollten versuchen, erneut eine positive Einstellung zu gewinnen zu sich selbst, zu ihrem Körper und ihre Fähigkeiten. Dadurch wächst die Kraft, sich Inkontinenz entgegenzustellen, und die Aussichten auf Erfolg steigen noch weiter. Selbst wenn sie anhält, muss Inkontinenz kaum Verluste bedeuten. Konzertbesuche, Sport, Tanzen, Sauna, Reisen, Sex und Partnerschaft – alles ist prinzipiell möglich. Doch dazu müssen Betroffene wissen, wie sie ihre Inkontinenz am besten und schnellsten loswerden oder wie sie die Folgen bis fast zur Nulllinie drücken. Manchmal kann das einfach sein, öfter aber irren inkontinente Menschen lange durch den Dschungel der vielen verschiedenen Behandlungsmöglichkeiten, Hilfsmittel und Anweisungen. Nicht alle davon sind sinnvoll. Häufig verlängert ungezieltes Ausprobieren die Leiden. Betroffene verlieren oft Wochen, Monate oder Jahre. Fachliche Informationen und Beratungen verkürzen den Weg zur optimalen Behandlung oder Strategie für Inkontinenz.

Wissen macht Mut

Wer Neuland betritt, ist immer unsicher: Was lauert auf dem unbekannten Weg vor mir und wohin führt er? In Gedanken kann man sich das Schlimmste ausmalen. Das verstärkt eher die Unsicherheit. Darum klärt dieses Buch über Grundlagen zur Inkontinenz und über Zusammenhänge auf. Wo im Körper liegen die Ursachen? Welche davon können Ärzte beseitigen? Wann sind Operationen unausweichlich und aussichtsreich? Mit welchen Mitteln und Tricks kann ich verhindern, dass Inkontinenz stark in mein gewohntes Leben eingreift? Wie trägt der Lebensstil zu ihr bei? Der Ratgeber liefert eine solide Grundlage mit unabhängigen, fachlichen Bewertungen. Doch er kann keine fachlichen Diagnosen, Beratungen und Behandlungen ersetzen. Er kann nicht prüfen, wie gut eine Behandlung anschlägt und ob es an der Methode oder Anwendungsfehlern liegt, wenn sich nichts bessert. Das Buch kann keine Ratschläge geben, die Ihre individuellen Umstände berücksichtigen. Umgekehrt können Sie nicht mit dem Buch reden, Ihre Sorgen loswerden oder Fragen stellen. Der Ratgeber kann aber vorbereiten, Befürchtungen nehmen und Hoffnung machen. Insbesondere soll er Mut spenden, Inkontinenz anzupacken, indem er aufzeigt, wie man ihr die Stirn bieten kann. Inkontinenz ist kein Grund, den Kopf hängen zu lassen!

Zögern verringert die Heilungschancen

Laut Studien geht eine von zwei inkontinenten Frauen nie zu Ärzten wegen ihres Problems. Dahinter steckt teils die Scham, anderen gegenüber Inkontinenz gestehen zu müssen. Gerade Fachärzte kennen Hunderte ähnliche Fälle. Für sie ist Inkontinenz Alltag und Routine, aber sicher kein Anlass, auf jemanden hinabzublicken. Andere Betroffene fürchten sich vor den Tests – vor Untersuchungen der intimsten Körperbereiche und möglicherweise unangenehmen Fragen zum Sexualverhalten. Niemand sieht medizinischen Untersuchungen mit Freude entgegen. Wir alle sind lieber einfach so gesund. Anfangs plagt Inkontinenz in der Regel zudem ja nur wenig. Wegen solcher Lappalien soll man Fachleute belästigen und unangenehme Situationen über sich ergehen lassen? Ja, hier gilt dasselbe wie oben: Was in Praxen im Zusammenhang mit Inkontinenz auf den Tisch kommt, haben die Fachleute schon zigmal gehört. Schockieren oder befremden kann sie da nichts mehr. Fakten oder Vorlieben zurückzuhalten ist überflüssig und behindert manchmal sogar die Genesung. Zum letzten offenen Punkt: Die Mehrheit der Untersuchungen zur Diagnose der häufigsten Formen ist einfach, schmerzlos und schnell erledigt. Für die meisten Fälle reichen ebenfalls unkomplizierte Therapien aus, um zumindest einen Zustand zu erreichen, der zufrieden stellt. Zögern verringert die Chancen dafür. In großer Mehrheit verschlechtert sich unbehandelte Inkontinenz im Lauf der Zeit. Aus einer anfänglichen, leichten, die mit Übungen, Medikamenten und Hilfsmitteln einzudämmen gewesen wäre, kann eine schwere Inkontinenz werden, die schwieriger zu heilen ist.

UNGEWOLLTER HARNVERLUST

Formal ist Inkontinenz keine medizinisch eigenständige Erkrankung, sondern ein Symptom: die Unfähigkeit, Harn jederzeit kontrolliert, also nach eigenem Willen, ablassen zu können. Ungewollter Harnverlust kann Folge verschiedener körperlicher Störungen sein, ähnlich wie ein Schnupfen, der von verschiedenen Erkrankungen ausgehen kann – etwa einer Erkältung oder einer Allergie.

BLASENSCHWÄCHE

In der Umgangssprache steht „Blasenschwäche" teils für alle Formen von Inkontinenz, teils nur für die häufigsten, also Belastungs- und Dranginkontinenz, aber teils auch allein für die überaktive Blase. Die Werbung spricht ebenfalls gerne von Blasenschwäche: Das hört sich einfach freundlicher an als das stark negativ belastete Wort Inkontinenz.

Zur Erkrankung wird das Symptom Inkontinenz in dem Moment, wo es Probleme nach sich zieht. Gesundheitliche Folgen sind nur selten zu fürchten. Seelische und gesellschaftliche Schwierigkeiten überwiegen deutlich. Inkontinenz ist ein medizinisches und psychosoziales Leiden.

Inkontinenzformen und ihre Häufigkeit

Es gibt eine Reihe häufiger und weniger häufiger Formen der Inkontinenz. Sie lassen sich anhand unterschiedlicher Kriterien in Gruppen einteilen. Die meisten Übersichten bevorzugen eine Unterteilung, die sich an den Ursachen orientiert. Ihr folgt auch dieser Ratgeber, weil sie verständlich ist und praktisch für die Diagnose und Therapie.

Danach verteilt sich Harninkontinenz vorwiegend auf folgende sechs Hauptgruppen:

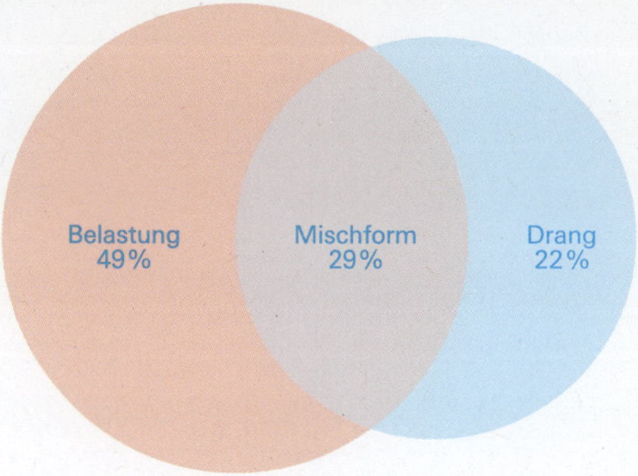

Häufigkeit der Harninkontinenzformen bei Frauen

- Belastungsinkontinenz (früher: Stressinkontinenz, Seite 49)
- Dranginkontinenz (Seite 71)
- Mischinkontinenz (Seite 87)
- Inkontinenz bei neurogener Überaktivität des Blasenmuskels (l. bei neurogener Detrusorhyperaktivität, Detrusorhyperreflexie, früher: Reflexinkontinenz)
- Inkontinenz bei chronischem Harnverhalt (Inkontinenz bei chronischer Harnretention, früher: Überlaufinkontinenz oder Überlaufblase)
- Kontinuierliche Inkontinenz (extraurethrale Inkontinenz)

Viele Mediziner ergänzen diese Aufzählung durch ein Beschwerdebild, bei dessen „nasser" Form Inkontinenz auftritt, bei der „trockenen" aber nicht:

- Überaktive Blase (Syndrom der überaktiven Blase, Seite 73)

Auf andere Formen wie Kicherinkontinenz und Nachträufeln geht Kapitel „Besondere Formen – gleiches Merkmal", Seite 87 ein.

VORÜBERGEHENDE INKONTINENZ Vorübergehend tritt Inkontinenz manchmal nach Geburten auf, als unerwünschte Wirkung bestimmter Medikamente (z. B. Diuretika), bei Infektionen der Harnwege und Genitalien, bei manchen Krankheiten (z. B. Herzinsuffizienz) oder durch eingeschränkte Beweglichkeit.

Belastungsinkontinenz ist am häufigsten

Frauen sind über alle Altersgruppen häufiger von Inkontinenz betroffen als Männer. Weibliche Harninkontinenz verteilt sich zudem anders auf die Formen.

Am häufigsten leiden Frauen unter Belastungsinkontinenz. Sie liegt bei fast jeder zweiten Betroffenen als alleinige Form vor. Zusammen mit der Dranginkontinenz oder überaktiven Blase trägt sie auch noch zur Form der Mischinkontinenz bei, die bei rund drei von zehn betroffenen Frauen besteht. Damit ist Belastungsinkontinenz an etwa acht von zehn Fällen weiblicher Inkontinenz beteiligt. Bei den restlichen handelt es sich vorwiegend um Dranginkontinenz oder eine nasse überaktive Blase. Alle anderen Formen machen laut Statistischem Bundesamt und der EPINCONT-Studie nur vier von hundert Fällen aus.

Schwere der Inkontinenz

Als Betroffene beurteilt man die Schwere einer Inkontinenz einzig danach, wie viel Kummer und Einschränkungen sie mitbringen. Ganz vorne auf der Unerfreulichkeitsskala Skala steht Mischinkontinenz: Sie ist bei den meisten Frauen vorhanden, die angeben, schwer unter unwillkürlichem Harnverlust zu leiden.

Wie sehr eine Inkontinenz ihre Patientinnen subjektiv beeinträchtigt, versuchen

HÄUFIGKEIT UND VERTEILUNG SCHWERWIEGENDER INKONTINENZ BEI FRAUEN				
Alter	**Insgesamt**	**25–44 Jahre**	**45–59 Jahre**	**≥ 60 Jahre**
Belastungsinkontinenz	17 %	10 %	15 %	33 %
Dranginkontinenz	28 %	8 %	18 %	45 %
Mischinkontinenz	38 %	19 %	33 %	53 %
Quelle: EPINCONT Studie				

Ärzte und Ärztinnen häufig mit standardisierten Fragenbögen herauszufinden (Assessment, Seite 158). Mindestens ebenso häufig machen sie das Ausmaß von Erkrankungen an harten, messbaren Werten fest.

Diese Einteilung in Schweregrade kann unabhängig von der Form einer Inkontinenz nach zwei unterschiedlichen Kriterien stattfinden:

- Durchschnittlicher Harnverlust pro Stunde nach dem Vorlagentest (Seite 160). Für die Pflege und Selbsthilfe besitzt dieser Wert wenig Aussagekraft.
- Harnverlust pro Inkontinenz-Attacke. Nach diesem praktischen Wert richtet sich, wie viel Harn ein Inkontinenz-Hilfsmittel auf jeden Fall auffangen können muss (Seite 122).

Für Belastungsinkontinenz (Seite 49) existiert noch eine besondere Unterteilung, die berücksichtigt, in welchen Situationen Harn austritt.

Wie entsteht Inkontinenz?

Harninkontinenz zählt zu den Folgen von Blasenfunktionsstörungen. Sie entstehen durch körperliche oder funktionelle Beeinträchtigungen oder durch beide zusammen. In der Folge kann es dazu kommen, dass die Fähigkeit zur Speicherung (Blasenspeicherstörungen) oder die zur normalen Entleerung (Blasenentleerungsstörungen) gestört ist. Beide Fähigkeiten können auch zugleich beeinträchtigt sein.

- Blasenspeicherstörungen gehen fast immer mit Harninkontinenz einher. Mögliche Ursachen sind Beeinträchtigungen der Funktion von Harnblase, Schließmuskeln, Beckenbodenmuskulatur, versorgenden Nerven oder bei Männern auch eine vergrößerte Prostata.
- Blasenentleerungsstörungen zeigen sich hauptsächlich durch zu häufiges, erschwertes, verlängertes, zu seltenes oder unvollständiges Wasserlassen, aber ebenso durch Inkontinenz. Mehrere Beschwerden können gemeinsam auftreten. Weite-

re Kennzeichnen sind unvollständige(s) Entleerung(sgefühl), häufiger Harndrang und wiederkehrende Harnweginfektionen. Auch Harnstau mit Harnrückfluss von der Blase über die Harnleiter zu den Nieren ist möglich. Als häufigste Ursachen gilt eine erschlaffte oder schwache Blasenwandmuskulatur, zu geringe Empfindlichkeit der Blase und Harnabflussbehinderungen.

Mögliche Ursachen für Inkontinenz

Vereinfacht gesagt, liegt bei Inkontinenz unabhängig von der Ursache entweder eine Störung der Blasenfunktion, eine Störung des Verschlussmechanismus oder eine Fehlbildung vor. Bei Belastungsinkontinenz ist der Verschlussmechanismus zu schwach. Dagegen kann die Blase bei Dranginkontinenz, Inkontinenz bei chronischem Harnverhalt und Inkontinenz bei neurogener Blasenüberaktivität ihre Aufgaben nicht einwandfrei erfüllen. Blasenspeicherung, Kontrolle der Ausscheidung (Kontinenz) und Blasenentleerung (Miktion) sind sehr komplex (Seite 29). Bei den Vorgängen und ihrer Steuerung spielen das Nervensystem, die Muskulatur der Blasenwand, Muskeln an Blasenhals und entlang der Harnröhre, die Harnröhre selbst und besonders bei Frauen auch Muskeln, Nerven und Bindegewebe des Beckenbodens wichtige Rollen. Wenn einer oder mehrere dieser Mitspieler nicht einwandfrei funktionieren, können verschiedene Formen von Inkontinenz entstehen. Ihnen liegen also oft Ursachen und mögliche Folgeerscheinungen wie diese zugrunde:

- **Muskeln sind zu schwach oder erschlafft:** Der Beckenboden kann an Stabilität verlieren, Schließmuskel können normalen Drücken nicht mehr standhalten, die Blase kann Harn nicht mehr vollständig ausscheiden und ihre Wand an Dehnbarkeit einbüßen.
- **Schäden oder Erkrankungen im Nervensystem:** Muskeln können sich zu heftig, zu schwach oder unkoordiniert zusammenziehen, wenn Nerven überempfindlich oder zu schwach reagieren, das Gehirn Reize falsch wahrnimmt oder die Weiterleitung von Signalen beeinträchtigt ist.
- **Schwäche des Bindegewebes:** Die Stützfunktion des Beckenbodens kann nachlassen, Organe können sich absenken.
- **Mechanische und funktionelle Abflussbehinderungen unterhalb der Blase (subvesikale Obstruktion):** Die Blasenwandmuskulatur, die sich zuerst verstärkt, kann auf Dauer weniger elastisch werden, die Restharnmenge kann sich erhöhen und letztlich eine chronische Harnretention mit Inkontinenz entstehen.
- **Erkrankungen und Fehlbildungen des Harntrakts:** Unnatürliche Verbindungsgänge oder Auslassöffnungen können sich im Harntrakt bilden, Organe ihre Form krankhaft verändern und damit die Druckverhältnisse.
- **Hormonelle Umstellung oder Störung:** Die Elastizität von Blase und Harnröhre und die Spannkraft des Beckenbodens können abnehmen, wenn der Einfluss von Östrogen mit den Wechseljahren nach-

lässt oder bei Östrogenmangel. Beide führen zu einer Schwächung des Bindegewebes und zur Rückbildung der vaginalen Schleimhaut.

Verletzungen, Operationen und andere medizinische Behandlungen (Seite 14) können ebenfalls Schäden verursachen, die dazu führen, dass sich eine Inkontinenz ausbildet.

Was begünstigt Inkontinenz?

Bestimmte Umstände begünstigen, dass sich eine Inkontinenz entwickelt. Gegen manche Risikofaktoren können Personen, auf die sie zutreffen, etwas tun, um ihren Einfluss abzuschwächen.

Alter

In Bezug auf Inkontinenz zeigt der weibliche Körper mehrere wichtige altersabhängige Veränderungen, die alle in der Zeit um die Wechseljahre einsetzen: Der Spiegel des Hormons Östrogen fällt ab. Das Bindegewebe verliert an Spannkraft, weshalb sich bei vielen Frauen Organe absenken wie etwa die Blase. Das verändert die Druckverhältnisse im Bauchraum und für den Harntrakt. Organsenkungen gelten als unterstützend und teils als Ursache für Inkontinenz (Seite 68). Zudem steigt mit dem Alter die Zahl der Frauen an, denen die Gebärmutter entfernt wurde. Operierte Patientinnen entwickeln öfter Inkontinenz. Häufigkeit und Schweregrade steigen aus diesen Gründen bei älteren Frauen.

Für Männer spielen altersbedingte Veränderungen der Prostata die größte Rolle.

Geschlecht

Was Inkontinenz angeht, sind Frauen gegenüber Männern doppelt benachteiligt: durch ihren Körperbau und weil sie Kinder zur Welt bringen. Ihr Bindegewebe ist nachgiebiger, der Beckenboden weniger stabil und größer. Er weist einen Durchlass mehr auf und hat eine etwa halb so starke mittlere Muskelschicht. Durch Dehnung strapazieren Schwangerschaften und Geburten Bänder, Bindegewebe und Muskulatur des Unterleibs zusätzlich. Fachleute glauben, dass Schwangerschaften das Risiko für Inkontinenz erhöhen, obwohl die Daten nicht eindeutig sind. Doch in mehreren Studien stieg mit der Zahl an Geburten das Risiko für Inkontinenz. Neue Untersuchungen deuten darauf hin, dass Harnverlust, der erst im letzten Schwangerschaftsdrittel erscheint, üblicherweise nach der Geburt verschwindet. Dagegen verschlechtert sich eine Inkontinenz, die früher auftritt oder von vorneherein vorlag, durch eine Schwangerschaft eher deutlich. Das Risiko für unwillkürlichen Harnverlust steigt durch Dammschnitte und Spontangeburten stärker als durch Kaiserschnitte.

Lebensstil

Falsche Ernährung führt leicht zu Übergewicht, insbesondere gemeinsam mit Bewegungsmangel. Das Gewicht der Organe und des Fettgewebes im Bauchraum lastet auf dem Beckenboden. Er kann sich senken, speziell wenn seine Muskulatur durch körperliche Inaktivität geschwächt ist. Dann verlieren die Verschlussmechanismen von Blase und Harnröhre die stabilisierende Unterstützung des Beckenbodens. Bewegungsmangel erhöht laut Studien das Erkrankungsrisiko. Mit dem Körpergewicht steigen in der Regel zudem die Schweregrade von Inkontinenz an. Weiter kann ungünstige Ernährung leicht Verstopfung nach sich ziehen. Dadurch nimmt der Druck im Bauchraum zu und noch mehr, wenn man dann beim Stuhlgang presst (siehe Belastung). Rauchen steht im Verdacht, die Gefahr für Inkontinenz zu vergrößern. Für Raucherhusten gilt das als sicher (siehe Belastung).

GEFÜHLE KÖNNEN „AUF DIE BLASE SCHLAGEN"

Stress, Sorgen, Ängste, Aufregung und andere Gefühle können „auf die Blase schlagen": Aufwühlende Emotionen sorgen für Trubel im vegetativen Nervensystem, das viele Organe einschließlich der Blase maßgeblich steuert. So flattern „Schmetterlinge im Bauch", geht etwas „an die Nieren" oder macht sich jemand „aus Angst in die Hose". Besonders bei der überaktiven Blase (Seite 73), die ja auch „sensible Blase" heißt, können Gefühle stark zur Drangsymptomatik und zu Harnverlusten beitragen oder allein dafür verantwortlich sein. Dieser Einfluss ist nach Ansicht einiger Fachleute bei Männern schwächer als bei Frauen, weil sie auf viele Situationen sensibler und emotionaler reagieren. Daher stammt der Ausdruck, „Frauen weinen mit der Blase".

Trink- und Miktionsverhalten

Im Alltag drängt oft die Zeit wegen beruflicher Termine und gesellschaftlicher Verpflichtungen. Das verführt dazu, körperliche Bedürfnisse zu ignorieren, unterdrücken oder zu vergessen. Viele Menschen vernachlässigen es, genug zu trinken, und schieben Toilettengänge hinaus, obwohl sie Harndrang spüren. Umgekehrt gehen viele Menschen aus Angst vor Inkontinenz oder störendem Harndrang vorbeugend zur Toilette, obwohl ihre Blase noch gar nicht voll ist. So kann die Blase „verlernen", sich ausreichend zu füllen und zu dehnen. Dann macht sich Harndrang schon verfrüht bei sehr kleinen Urinmengen bemerkbar. Möglicherweise entwickelt sich Dranginkontinenz. Falsches Trink- und Miktionsverhalten kann Inkontinenz nach sich ziehen.

Psychische Einflüsse und Störungen

Manche Fachleute nennen die Blase einen „Spiegel der Seele". In aufregenden Situationen wie etwa vor öffentlichen Auftritten, Prüfungen und Bewerbungsgesprächen meldet sich die Blase zuverlässig. Miktion und Psyche hängen zusammen. Die Bedeutung dieser Verbindung für die Entstehung von Inkontinenz ist nicht ganz klar. Einige Therapeuten schätzen, dass bei etwa einer von drei Betroffenen psychische Probleme zumindest beteiligt sind. Mit unwillkürlichem Harnverlust sind nicht selten psychische Störungen wie Depressionen oder Hypernervosität verbunden. Auch Probleme in der Partnerschaft oder Sexualität werden in Zusammenhang mit Inkontinenz gebracht. Bei älteren Menschen spielen manchmal Aggressionen oder der Wunsch nach Aufmerksamkeit eine Rolle.

Körperliche Belastung

Aktivitäten wie Joggen, Schwimmen, Radfahren – oder gezieltes Beckenbodentraining – kräftigen den Beckenboden. Ihn schwächen dagegen auf Dauer hohe körperliche Belastungen, die Druck auf den Beckenboden ausüben, etwa Gewichtheben und einige andere Kraftsportarten. Weitere Beispiele sind ständiges schweres Heben von Lasten, anhaltender Husten (Raucherhusten, chronische obstruktive Lungenkrankheit/COPD) und ständiges, heftiges Pressen beim Stuhlgang.

Erkrankungen

Erkrankungen des Nervensystems (z. B. Schlaganfall, Demenz, Parkinsonkrankheit) und solche, die das Nervensystem oft in Mitleidenschaft ziehen (z. B. Diabetes), können Inkontinenz auslösen. Häufige, wiederkehrende Harnweginfektionen erhöhen das Risiko für Inkontinenz.

Operationen, Bestrahlungen und Medikamente

Operationen (z. B. Entfernung der Gebärmutter) und Bestrahlungen des Unterleibs können zu Schäden führen, die Inkontinenz nach sich ziehen. Sie kann auch als unerwünschte Wirkung bei einer Reihe von Medikamenten auftreten, die teils weit verbreitet sind. Diuretika (z. B. bei Bluthochdruck und Herzschwäche) können alle Formen der Inkontinenz fördern, weil sie eine erhöhte Flüssigkeitsausscheidung bewirken. Andere Medikamente begünstigen nur bestimmte Formen der Inkontinenz und sind dort aufgeführt. Personen mit Inkontinenz sollten ihre Ärzte über alle Mittel informieren, die sie dauernd oder zeitweise verwenden.

Veranlagung – die Last der Gene

An fast allen Erkrankungen sind erbliche Faktoren beteiligt. Auch Inkontinenz tritt innerhalb von Familien oft mehrfach auf. Die Wahrscheinlichkeit dafür ist laut einer deutschen Studie bei Töchtern von Müttern, die selbst Inkontinenz haben oder hatten, um fast ein Drittel erhöht. Andere Untersuchungen ergaben, dass Kinder mit einer Wahrscheinlichkeit von 43 Prozent Inkontinenzprobleme bekommen, wenn ein Elternteil betroffen ist oder war, und mit einer Wahrscheinlichkeit von 77 Prozent, wenn beide Eltern derartige Störungen haben oder hatten. Über den Einfluss genetischer Faktoren auf einzelne Formen der Inkontinenz sagen diese Zahlen nichts aus. Klar ist, dass Bindegewebe- und Muskelschwäche ererbt sein kann, die besonders für Belastungsinkontinenz eine Rolle spielt. Bei manchen Sonderformen gehen die Fachleute ebenfalls von einem starken genetischen Einfluss aus.

Therapien für Lebensqualität

Inkontinenz ist meistens ungefährlich. Nur wenige Formen, die zudem eher selten sind, führen unbehandelt zu körperlichen Folgeschäden. Bei der Behandlung geht es deshalb nicht primär um körperliche Gesundheit, sondern darum, die Lebensqualität wieder deutlich zu heben. Die Zahl der Inkontinenzepisoden soll sinken, Selbstsicherheit und Lebensfreude steigen.

Manchmal fehlen körperliche Ursachen

Optimal dafür wäre, Ursachen zu beseitigen und der Inkontinenz für immer ein Ende zu bereiten. Doch bei manchen Betroffenen finden sich keine körperlichen Ursachen, bei anderen erst nach vielen Untersuchungen. Um die Zeit davor zu nutzen und die Lebensqualität der Patientinnen rasch zu bessern, steht eine Behandlung der Symptome im Vordergrund. In frühen Stadien können Ärzte Kontinenz häufig mit konservativen Therapien wie krankengymnastischen Übungen, Verhaltenstraining oder Medikamenten wiederherstellen. Auch die gängigen Operationen, sofern erforderlich, sind keine schweren Eingriffe und haben hohe Erfolgsquoten. Arzt oder Ärztin sollte immer in einfachen Worten erklären, welche Erfolgsaussichten und Gefahren bei Therapien bestehen. Gibt es mehrere sinnvolle Alternativen? Wenn ja, warum bevorzugt er oder sie eine und hält andere Therapien für weniger geeignet oder ausgeschlossen? Patientinnen sollten sich fachlich gut beraten und sicher fühlen. Einige Internetseiten (z. B. Inkontinenz Selbsthilfe e. V., Deutsche Kontinenzgesellschaft) listen Fachzentren oder ärztliche Beratungsstellen nach Postleitzahlen auf. Die Foren von Selbsthilfeorganisationen enthalten teils Kommentare dazu. Solche Angaben können hilfreich sein, um schneller an kompetente Ärzte zu geraten.

Minimum sind Untersuchung und Beratung

Wer nicht will, muss sich nicht behandeln lassen. Dafür gibt es manchmal gute Gründe. Ältere Personen mit milden Formen haben sich teils mit Hilfsmitteln, Planung und anderen Maßnahmen gut in ihrem Leben mit Inkontinenz eingerichtet. Sie ist ein Begleiter geworden, der nur noch selten stört. Dagegen belasten vielen Therapien Senioren schwerer. Ihr Gesundheitszustand kann weniger stabil sein und ihre Lebenserwartung ist geringer als die von jungen Menschen. Unerwünschte Wirkungen von Medikamenten fallen bei älteren Menschen oft stärker aus. Vor diesem Hintergrund ist eine Gefahr für die Lebensqualität sorgfältig gegen einen möglichen Gewinn abzuwägen. Viele verzichten auf Behandlungen. Doch Therapien generell abzulehnen und nicht einmal die Heilungschancen auszuloten, sind verschenkte Möglichkeiten für die Rückkehr zu einem unbeschwerten Leben. Umgekehrt winkt als Lohn ein Leben, in dem unerwünschter Harnverlust keine Rolle mehr spielt. Man gewinnt die Kontrolle über den eigenen Körper zurück. Das befreit und baut enorm auf. Personen mit Inkontinenz sollten sich auf alle Fälle zumindest untersuchen lassen und anhören, welche Therapiemöglichkeiten es gibt.

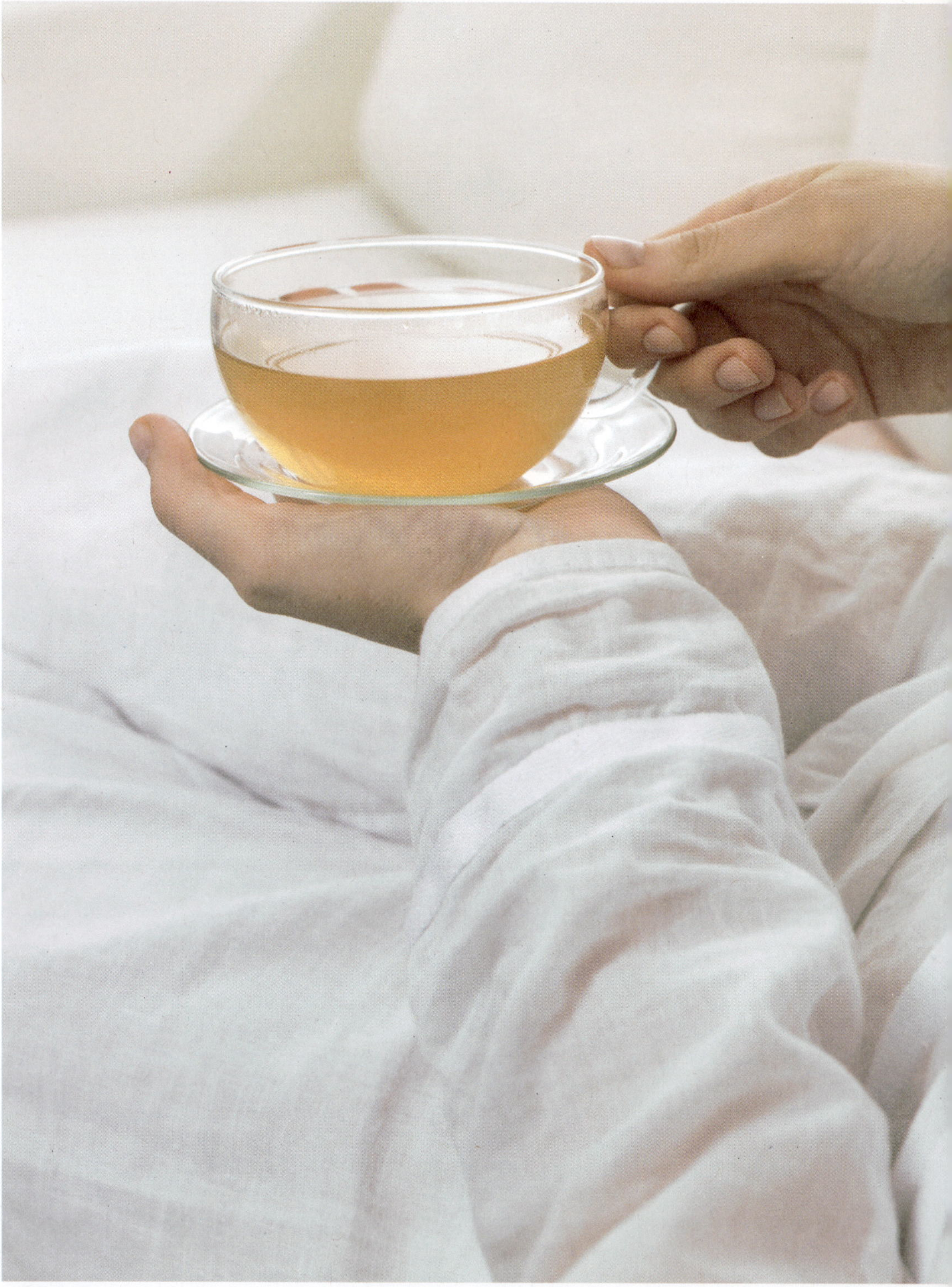

WIE OFT IST ZU VIEL, WIE VIEL ZU WENIG?

Solange alles normal läuft, machen wir uns kaum Gedanken über das Wasserlassen. Aber was ist normal – wie viele Toilettengänge, welche Harnmenge, Urinfarbe und welcher Geruch? Die Häufigkeit des Wasserlassens und die Eigenschaften des Harns hängen auch davon ab, wie viel eine Person trinkt und was sie isst.

WER VIEL TRINKT, HAT ÖFTER DRANG

Jeder macht sich kurz Gedanken, wenn er oder sie dauernd auf die Toilette muss. Meistens ist der Grund schnell gefunden: Es waren schlicht ein oder zwei Tassen Kaffee, Becher Tee oder Gläser Weinschorle mehr als üblich. Wer viel trinkt, hat öfter Druck.

Auch wenn der Harn mal deutlich anders riecht oder aussieht als sonst, stutzen wir oft. Doch nicht alle Auffälligkeiten beim Wasserlassen oder am Harn weisen gleich auf Erkrankungen hin. So können etwa Speisen wie Spargel das Aroma des Urins stark prägen, der Geruch ändert sich schon schnell nach dem Genuss. Zu wissen, was noch im Rahmen des Normalen liegt, ist nützlich. Damit lässt sich besser abschätzen, ob Grund zur Sorge besteht und wann fachlicher Rat notwendig ist.

Zwei- bis sechsmal täglich auf den Topf

Die Tagesmenge an Urin bewegt sich zwischen 900 Milliliter und 1,7 Liter. Der Wert kann von Person zu Person beträchtlich schwanken, ebenso wie die Häufigkeit der Entleerungen. Sie liegt zwischen zwei- und sechsmal täglich, sollte achtmal allerdings im Normalfall nicht übersteigen.

Nachts gibt die Blase üblicherweise Ruhe oder erzwingt höchstens einmal einen Gang zur Toilette. Durchschnittlich treten bei der Miktion 200 bis 300 Milliliter Harn aus – das ist etwa soviel wie in ein großes Wasserglas passt. Anfangs fließt der Harn sehr rasch, dann ein bisschen langsamer. Nach 10–30 Sekunden hat sich die Blase bis auf eine geringe Menge

Restharn (ca. zehn Milliliter) geleert. Danach ist die Miktion beendet.

Harnmenge und Miktionshäufigkeit hängen bei Gesunden davon ab, ob die Flüssigkeitsaufnahme den Bedarf deckt, unterschreitet oder übersteigt (Seite 23). Wer mehr trinkt, als der Körper braucht, muss öfter Wasser lassen, wer weniger trinkt, entsprechend seltener.

Trotzdem hat der Normbereich seine Grenzen. Die täglich ausgeschiedene Urinmenge sollte 800 Milliliter nicht unterschreiten. Geringere Mengen weisen darauf hin, dass der Organismus zu wenig Flüssigkeit erhält. Flüssigkeitsmangel (Dehydrierung) kann die allgemeine Leistungsfähigkeit verringern und die Gesundheit beeinträchtigen. Durch eine geringe Urinmenge steigt beispielsweise die Gefahr für Blasenentzündungen.

Kritische Unter- und Überschreitung

Als kritisch klein gelten Harnmengen von weniger als 500 Milliliter (0,5 Liter) innerhalb von 24 Stunden (Oligourie). Die meisten Betroffenen haben zu wenig getrunken oder haben einen erhöhten Flüssigkeitsbedarf etwa durch Sport, Schwerarbeit oder Krankheiten (z. B. Diabetes mellitus) nur ungenügend ausgeglichen. Trifft beides nicht zu und bleibt die Harnmenge dauerhaft klein, sollten unbedingt Fachleute die Ursache abklären. Das gilt umso mehr, wenn die tägliche Urinmenge unter 100 Milliliter fällt (Anurie). Als Auslöser für stark verringerte Harnmengen kommen Störungen der Nierenfunktion (z. B. Nierenschwäche, Nierensteine, Nierenversagen), im Harnapparat (z. B. Verengung der Harnröhre) oder Herz-Kreislauf-System (z. B. Herzschwäche) infrage. Sie können teils weitere Gesundheitsprobleme nach sich ziehen.

Diese Gefahr besteht auch, wenn das tägliche Harnvolumen längere Zeit deutlich über zwei Liter liegt (Polyurie), ohne dass enorm viel getrunken wurde. Hier sollte ebenfalls eine sorgfältige Ursachenklärung stattfinden. Polyurie kann Folge einer Zuckerkrankheit (Diabetes) sein.

Restharn

Die Restharnmenge kann von Person zu Person und im Tagesverlauf schwanken. Es gibt es keinen Grenzwert in Millilitern, sondern Prozentwerte, die sich am Blasenfassungsvermögen (Blasenkapazität) orientieren. Erhöhte Restharnmengen steigern die Häufigkeit des Wasserlassens und die Gefahr für Infektionen der Harnwege. Erhöhter Restharn kann auf Abflussbehinderungen (z. B. Harnröhrenverengung, Männer: Prostatavergrößerung) oder neurologische Störungen beim Wasserlassen hinweisen. Bei Restharnmengen über 15 Prozent (z. B. > 75 Milliliter bei einer Blasenkapazität von 500 Milliliter) oder über 20 Prozent bei älteren Menschen kommen Behandlungen in Betracht, besonders wenn entsprechende Beschwerden vorliegen.

NACH DEM ERSTEN MAL MUSS MAN DAUERND?

Wenn man lange wenig getrunken hat, sind die Flüssigkeitsspeicher des Körpers leer. Sie füllt der Körper mit den ersten Gläschen Wasser, Saft oder Bier erst einmal auf. Die Harnproduktion startet somit verzögert, und der Harndrang meldet sich spät. Zwingt er dann aber zum Toilettengang, sind die Flüssigkeitsspeicher bereits wieder randvoll. Jeder weitere Schluck wirkt sich nun ohne Verzögerung auf die Harnmenge und Blase aus. Deshalb steigt bei gleicher Trinkgeschwindigkeit fortan tatsächlich die Entleerungsfrequenz.

Medikamente und Gifte

Auch Medikamente können Einfluss auf die Harnmenge haben. Diuretika beispielsweise erhöhen sie. Andere Arzneimittel können die Nierenfunktion einschränken und sogar die Nieren schädigen, speziell wenn sie zu hoch dosiert sind. Weiter ist es möglich, dass Medikamentenunverträglichkeiten die Nieren schädigen und ihre Filterleistung vermindern. Bei auffällig hohen und niedrigen Harnmengen sollten Sie Ihren Ärzten alle Medikamente angeben, die Sie verwenden. Ebenso können Giftstoffe, etwa aus der Nahrung, die Harnmenge beeinflussen.

FARBE, GERUCH UND BESCHAFFENHEIT

Wenn Gesunde ausreichend Flüssigkeit trinken, ist ihr frischer Harn üblicherweise klar. Er riecht kaum und hat eine hellgelbe bis leicht bräunliche Farbe – zwischen hellem Honig und Bernstein. Die Farbe entsteht durch Abbauprodukte aus dem Stoffwechsel. Entsprechend verdunkelt sich Urin bei geringer Flüssigkeitszufuhr. Dagegen verdünnen ihn große Trinkmengen und hellen ihn auf. Dauerhaft wässriger, farbloser Urin deutet aber möglicherweise darauf hin, dass die Harnmenge krankhaft erhöht ist (Polyurie, Seite 18).

Von der Antike bis in die Neuzeit nutzten Heilkundige eine „Harnschau" zur Diagnose von Erkrankungen: Manchmal liefern auffällige Färbungen, Gerüche und Trübungen des Urins Hinweise auf gesundheitliche Probleme. Viele dieser Erscheinungen sind aber harmlos und hängen beispielsweise mit bestimmten Nahrungsmitteln, Vitaminen, pflanzlichen Heilmitteln, Medikamenten oder Lebensumständen zusammen. Unbedenkliche Veränderungen treten oft nur einmalig oder kurzzeitig auf. Erscheinen unerklärliche Auffälligkeiten aber mehrfach oder ständig, sollten Ärzte der Ursache auf den Grund gehen.

HONIGSÜSSER DURCHFLUSS

Diabetes mellitus, die Fachbezeichnung für Zuckerkrankheit, bedeutet „honigsüßer Durchfluss". Der Name stammt

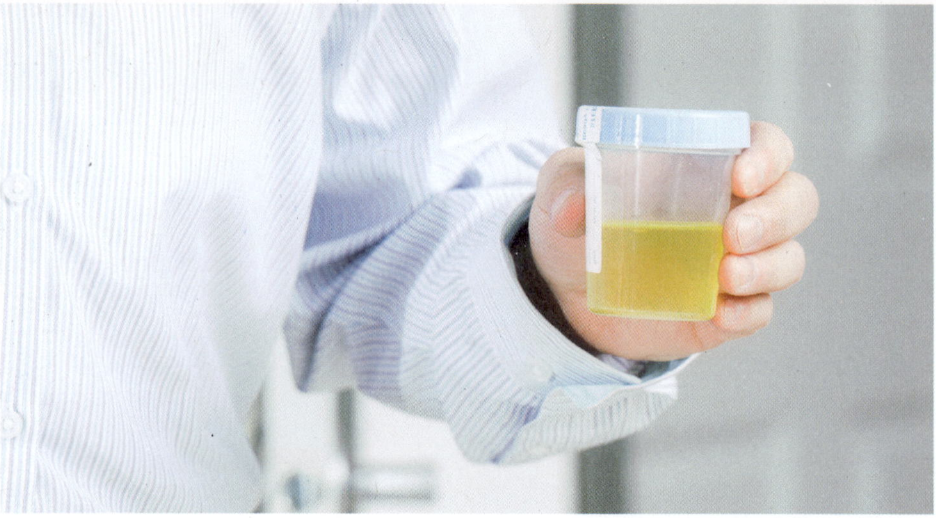

daher, dass Heilkundige die Erkrankung früher am süßlich-fruchtigen Geruch des Harns von Zuckerkranken erkannten. Viele der an Diabetes Erkrankten scheiden große Mengen Zucker mit dem Urin aus. Noch heute hat der Urinduft bei Diabetes gewisse Bedeutung: Riecht er nach Azeton, gilt das als Warnzeichen für eine falsche Behandlung.

Viele Substanzen beeinflussen die Harnfarbe

Verfärbungen des Urins können natürliche und unnatürliche Gründe haben:

- **Nahrungsmittel:** Große Mengen an Rote Bete, Rhabarber und Brombeeren färben Harn oft rosa bis rotbraun, seltener orange bis hellgelb. Der blaue Lebensmittelfarbstoff Indigotin kann blau-grünliche Verfärbungen verursachen.
- **Vitamine, Vitaminpräparate:** Vitamine der B-Gruppe, besonders B_2 und B_{12}, und Lebensmittel, die viel Karotine enthalten (z. B. Karotten, Paprika), führen oft zu einer intensiven gelben oder orange-gelben Harnfarbe.
- **Pflanzliche Heilmittel:** Bärentraubenblätter-Extrakte und -Tees gegen Harnweginfekte färben den Urin rot bis rotbraun. Abführmittel aus Faulbaumrinde (Cascara-Rinde) verdunkeln den Harn, wenn er einige Zeit steht.
- **Medikamente:** Zahlreiche Medikamente können die Harnfarbe verändern – z. B. der Gerinnungshemmer Warfarin und Phenazopyridin, ein Schmerzmittel für die Harnwege (orange bis rot-orange Färbung), das Schmerz- und Fiebermittel Metamizol (rötlich bis rotbraun), der Parkinson-Wirkstoff Levodopa (rötlich), Methylenblau, das manche Harnwegspräparate enthalten (bläulich), und das Antibiotikum Metronidazol (dunkel bis schwarz), das gelegentlich bei Harnwegsinfekten zum Einsatz kommt.
- **Erkrankungen:** Urin kann sich rot verfärben, wenn rote Blutkörperchen, der Blutfarbstoff Hämoglobin oder das Muskelprotein Myoglobin hinein gelangen. Hämoglobin findet sich oft im Harn, wenn Blutkörperchen zugrunde gehen (Hämolyse). Dazu können Malaria, Komplikationen bei Infekten, Verbrennungen oder Vergiftungen führen. Myoglobin erscheint nach manchen Muskelverletzungen im Urin. Enthält er rote Blutkörperchen (z. B. bei Entzündungen oder Verletzungen der Harnwege), ist neben der Rotfärbung teils

noch eine Trübung zu erkennen. Leberzirrhose verursacht eine typische Braunfärbung des Urins durch Abbaustoffe des Hämoglobins. Beim Schütteln bildet sich dann gelbbrauner Schaum.

Wichtig ist noch, ob Urin stark nachdunkelt anstatt schwach wie gewöhnlich. Die meisten Ursachen von Verfärbungen lassen sich durch einfache Tests nachweisen oder erklären sich durch die Ernährung, Medikamente und Krankheiten.

ANZEICHEN VON BLUT FACHLICH ABKLÄREN LASSEN!

Rote und rötliche Verfärbungen und Trübungen in Urin können auf Blut hinweisen. Dann sollten immer Fachärzte (Urogynäkologen, Urologen) klären, woher die Auffälligkeit stammt.

Bakterien erzeugen den „typischen" strengen Uringeruch

Frischer Urin riecht höchstens leicht würzig. Der beißende Geruch, der oft in öffentlichen Toiletten herrscht, entwickelt sich durch Bakterien. Das Aroma des Harns verändert sich auch durch Lebensmittel, z. B. durch Spargel, vorübergehend markant. Nach dem Konsum großer Mengen alkoholischer Getränke kann Harn nach Alkohol riechen. Azetongeruch entsteht häufig, wenn der Körper sehr viele Fettreserven abbaut (z. B. Unterernährung, extreme Diäten, Magen-Darm-Erkrankungen, nach extremem Ausdauersport). Bei Harnwegsentzündungen kann Urin strenge, üble Aromen annehmen. Faulige Düfte weisen oft auf abgestorbene Zellen hin, die z. B. von Tumoren kommen können.

Trüber Harn ist ungewöhnlich, aber oft harmlos

Frischer Urin ist fast immer klar. Nur eine von zwanzig Harnproben zeigt sofort Trübungen. Der Anteil mit gelblichbraun bis rot getrübten Proben steigt stark an, wenn sie stehen bleiben und abkühlen. Dann bilden sich Schwebeteilchen (Kristalle, Flocken) aus Abbauprodukten des Stoffwechsels. Oft entstehen nach kurzer Stehzeit auch weißliche Wölkchen aus Eiweißen und dem Schleim der Harnwegsschleimhäute. Gegenüber diesen harmlosen Trübungen weisen andere oft auf gesundheitliche Probleme hin: Rote und rötliche Eintrübungen stammen häufig von roten Blutkörperchen. Sie können zwar nach extremen körperlichen Anstrengungen (z. B. Marathonlauf, Triathlon) auftreten, aber ebenso bei einigen Nierenerkrankungen (z. B. Infektionen, Verletzungen, Zysten oder Tumoren der Nieren). Jeden Verdacht auf Blut im Urin sollten Fachärzte abklären. Leichte bis schwere Harnwegsinfektionen führen teils zu weißlichen und gelben Trübungen durch weiße Blutkörperchen, Eiter, Bakterien, Pilze, Eiweiße oder Fette im Urin. Auch schwere Nierenschäden können weißlichgelbe Trübungen auslösen.

WIE VIEL FLÜSSIGKEIT IST GENUG?

Der Körper gesunder, normalgewichtiger Erwachsener benötigt etwa zweieinhalb Liter Flüssigkeit pro Tag. Über die Nahrung nimmt er rund einen Liter auf, wovon ein Teil erst bei der Verarbeitung entsteht (Oxidationswasser). Die restlichen 1,5 Liter müssen wir als Getränke zu uns nehmen, um den Bedarf zu decken. Diese Trinkmenge empfiehlt die Deutsche Gesellschaft für Ernährung (DGE) Erwachsenen als Minimum.

Von aller Flüssigkeit aus Nahrung und Getränken verliert ein Erwachsener durchschnittlich pro Tag einen Liter über die Haut (Schweiß, Dampf), über die Lunge (Atemluft) und den Darm (Stuhl). Die restlichen 1,5 Liter scheidet er als Harn aus.

Der Bedarf hängt auch vom Gewicht ab

Nicht jeder Mensch muss gleich viel trinken. Im Vergleich zum Durchschnitt brauchen etwa stillende Mütter mehr Flüssigkeit, weil sie Milch für ihre Babys herstellen.

Der Flüssigkeitsbedarf hängt von verschiedenen Umständen ab:

- Körpergewicht und Alter: Große, gewichtige Körper benötigen mehr Flüssigkeit als kleine, schmächtige. Im Alter kann der Bedarf leicht zurückgehen.
- Aktivität: Bei körperlicher Anstrengung (Beruf, Freizeit) springen die Schweißdrüsen an, sodass mehr Flüssigkeit über die Haut entfleucht.
- Schwangerschaft: Eine Schwangerschaft bedeutet Anstrengung für den Körper, weshalb er in dieser Zeit zusätzlich Flüssigkeit braucht.
- Stillzeit: In der Stillzeit steigt der Bedarf wegen der Milchproduktion auf 650 Milliliter über dem Richtwert.
- Atmung: Die Luft, die wir ausatmen, enthält Wasserdampf. Dadurch geht bei Erwachsenen ein halber Liter Flüssigkeit pro Tag verloren. Besonders stark ist der Verlust in trockener Luft.
- Klima: In heißem, feuchtem Klima gerät man schnell ins Schwitzen, noch schneller, wenn man bei Hitze Sport treibt.
- Gesundheit: Bei Fieber schwitzen wir mehr, bei Durchfall entzieht wässriger Stuhl dem Körper mehr Flüssigkeit als üblich. Auch durch Erbrechen geht Flüssigkeit verloren. Diabetes mellitus, Bluthochdruck und Arteriosklerose schädigen häufig die Nieren, wodurch die Urinmenge meistens abnimmt (Niereninsuffizienz, Nierenversagen). Allerdings haben Menschen mit Diabetes häufig ein verstärktes Durstgefühl, trinken mehr und scheiden mehr Flüssigkeit aus.

FLÜSSIGKEITSBEDARF – DIE FAUSTREGEL

Aufs Tröpfchen genau lässt sich der individuelle Flüssigkeitsbedarf mit dem Energieumsatz berechnen. Weil das im Alltag unpraktisch ist, gibt es eine Faust-

RICHTWERTE FÜR DIE ZUFUHR VON WASSER[1]					
Alter	Wasserzufuhr durch		Oxidationswasser[4]	Gesamtwasseraufnahme[5]	Wasserzufuhr durch Getränke und feste Nahrung
	Getränke[2]	feste Nahrung[3]			
	ml/Tag	ml/Tag	ml/Tag	ml/Tag	ml/kg u. Tag
Säuglinge					
0 bis unter 4 Monate[6]	620	–	60	680	130
4 bis unter 12 Monate	400	500	100	1000	110
Kinder					
1 bis unter 4 Jahre	820	350	130	1300	95
4 bis unter 7 Jahre	940	480	180	1600	75
7 bis unter 10 Jahre	970	600	230	1800	60
10 bis unter 13 Jahre	1170	710	270	2150	50
13 bis unter 15 Jahre	1330	810	310	2450	40
Jugendliche und Erwachsene					
15 bis unter 19 Jahre	1530	920	350	2800	40
19 bis unter 25 Jahre	1470	890	340	2700	35
25 bis unter 51 Jahre	1410	860	330	2600	35
51 bis unter 65 Jahre	1230	740	280	2250	30
65 Jahre und älter	1310	680	260	2250	30
Schwangere	1470	890	340	2700[7]	35
Stillende	1710	1000	390	3100[7]	45

[1] Bei bedarfsgerechter Energiezufuhr und durchschnittlichen Lebensbedingungen. Die Werte wurden absichtlich wenig gerundet, um die Nachvollziehbarkeit ihrer Berechnungen zu gewährleisten. [2] Wasserzufuhr durch Getränke = Gesamtwasseraufnahme – Oxidationswasser – Wasserzufuhr durch feste Nahrung [3] Wasser in fester Nahrung etwa 78,9 ml/MJ (≈ 0,33 ml/kcal)

[4] Etwa 29,9 ml/MJ (≈ 0,125 ml/kcal) [5] Gestillte Säuglinge etwa 360 ml/MJ (≈ 1,5 ml/kcal), Kleinkinder etwa 290 ml/MJ (≈ 1,2 ml/kcal), Schulkinder, junge Erwachsene etwa 250 ml/MJ (≈ 1,0 ml/kcal), ältere Erwachsene etwa 270 ml/MJ (≈ 1,1 ml/kcal) einschließlich Oxidationswasser (etwa 29,9 ml/MJ bzw. 0,125 ml/kcal) [6] Hierbei handelt es sich um einen Schätzwert [7] Gerundete Werte

(Quelle: Deutsche Gesellschaft für Ernährung e. V., Bonn)

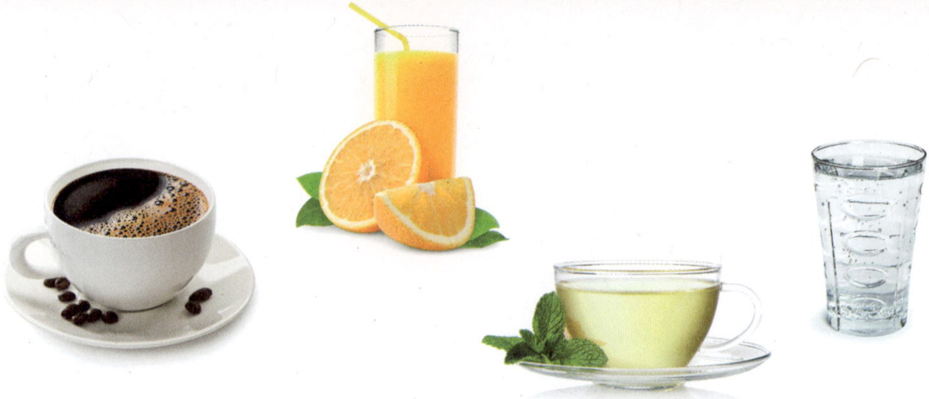

regel. Danach haben Erwachsene einen Bedarf von 35 Milliliter pro Kilogramm Körpergewicht. Eine Frau mit 57 Kilo sollte täglich durch Essen und Trinken entsprechend zwei Liter (genau: 1,995 Liter) zu sich nehmen. Unter 19 Jahren und über 50 Jahre gelten andere Orientierungswerte (Tabelle, Seite 23).

Richtig trinken und das Richtige

Neben der Menge kommt es darauf an, das Richtige und richtig zu trinken. Einen Liter auf einmal herunterzuleeren, überfordert den Körper: Das meiste rauscht nutzlos durch. Die nötige Flüssigkeit sollte in kleinen Portionen über den Tag verteilt getrunken werden. Auch die Art der Getränke spielt eine Rolle. Zwar kann laut dem Europäischen Rat für Lebensmittelinformation grundsätzlich jedes wasserhaltige Getränk zu Deckung des Flüssigkeitsbedarfs dienen. Doch es gibt bessere und schlechtere:

- Wasser, zuckerfreie oder zuckerarme Säfte und Tees haben die besten Eigenschaften, um gesund den Durst zu stillen.
- Kaffee und Tee haben ihren Ruf als Wasserräuber verloren. Die entwässernde Wirkung erwies sich in Studien als unbedeutend. Sie zahlen zu den Durstlöschern.
- Alkoholische Getränke mit zehn oder mehr Prozent erhöhen den Flüssigkeitsverlust. Leichte alkoholische Getränke wie Radler/Gespritztes, dünne Weinschorle sind zulässig.
- Milch, unverdünnte Frucht- und Gemüsedrinks gelten wegen des hohen Nährstoffgehalts als Nahrungsmittel. Sie sind nicht empfohlen, um den Flüssigkeitsbedarf zu decken.
- Limonaden, Cola und andere Süßgetränke sind ungünstig wegen ihres hohen Gehalts an Zucker oder Süßstoffen.

Bier, Harnmenge und Harnverhalt

Bier wirkt harntreibend und entwässernd. Dafür sind der Alkohol und andere Inhaltsstoffe verantwortlich. Manche davon entspannen zudem die Blasenmuskulatur. Deshalb macht sich Harndrang beim Biertrinken oft erst spät bemerkbar. Der Konsum großer Mengen kann sogar dazu führen, dass sich die Blasenwandmuskulatur überdehnt. Dann lässt sich die Blase nicht leeren (Harnverhalt, Seite 36), obwohl großer Druck herrscht. Das ist mitunter sehr schmerzhaft. Biertrinker und Biertrinkerinnen, die so etwas vermeiden wollen, sollten schon auf die Toilette gehen, bevor sich die Blase meldet.

DAS MENSCHLICHE „ABWASSERSYSTEM"

Am häufigsten entsteht Inkontinenz durch Störungen im Harnsystem. Aber auch die Geschlechtsorgane und Nervenschäden können dazu führen. Wer in Grundzügen weiß, wie der Unterleib aufgebaut ist und funktioniert, kann eher nachvollziehen, wodurch und wann dort Schwierigkeiten auftreten. Damit wird auch verständlicher, welchen Sinn verschiedene Behandlungen und die Vorbeugung haben.

Der Weg des Harns

Die mit Abstand meisten Ursachen für Inkontinenz finden sich im unteren Abschnitt des Beckens. Hier liegen die Harnblase und Harnröhre. Wenn sie nicht richtig funktionieren oder sich entzünden, können Probleme beim Wasserlassen bis hin zu Inkontinenz auftreten. In unmittelbarer Nähe zum Harnapparat befinden sich die Geschlechtsorgane. Zwischen beiden bestehen viele Verbindungen. Deshalb können Störungen an den Geschlechtsorganen ebenfalls zu Inkontinenz führen – genauso wie Schäden im Nervensystem, das auch an der komplizierten Steuerung von Blasenfüllung und -entleerung beteiligt ist. Weil Frauen und Männer bei der Fortpflanzung andere Funktionen erfüllen, hat die Natur sie zum Teil mit verschiedenen Eigenschaften und Organen ausgestattet. Einige dieser Unterschiede bedingen, dass Frauen öfter Inkontinenz entwickeln und sich ihre Harnwege häufiger entzünden. Dieses Kapitel beschreibt den Aufbau des weiblichen Unterleibs, einschließlich der Geschlechtsorgane. Es geht kurz auf den Weg des Harns von seiner Entstehung in den Nieren bis zum Austritt aus dem Körper am Ende der Harnröhre ein. Den männlichen Unterleib beschreibt Kapitel neun (Seite 139).

Großes Becken, kleines Becken, Nierenbecken

Auf seinem Weg durchläuft der Harn mehrere Bereiche im Unterleib, in deren Namen „Becken" auftaucht:

- Becken: So heißt der Abschnitt des Körpers zwischen dem Bauch und den Beinen. Manchmal ist mit „Becken" auch nur das knöcherne Becken, der Beckengürtel, gemeint. In seiner Mitte befindet sich das Kreuzbein, ein unterer Abschnitt der Wirbelsäule, an den sich noch das Steißbein anschließt. Das Kreuzbein ist auf beiden Seiten über Gelenke mit dem rechten und linken Hüftbein verbunden. Die Hüftbeine bestehen aus je drei Knochen, die in der Jugend zu einem verwachsen. Die Darmbeine bilden seinen oberen Teil, die Beckenschaufel. Sie ist bei schlanken Frauen gut sichtbar. Darunter schließen sich die Sitzbeine an. Diese formen die Sitzbeinhöcker, die unter dem Polster der Pobacken fühlbar sind. Das knöcherne Becken setzt sich nach vorne mit den Schambeinen fort. Sie laufen an der Körpervorderseite zur Schambeinfuge zusammen, die man ertasten kann. Das

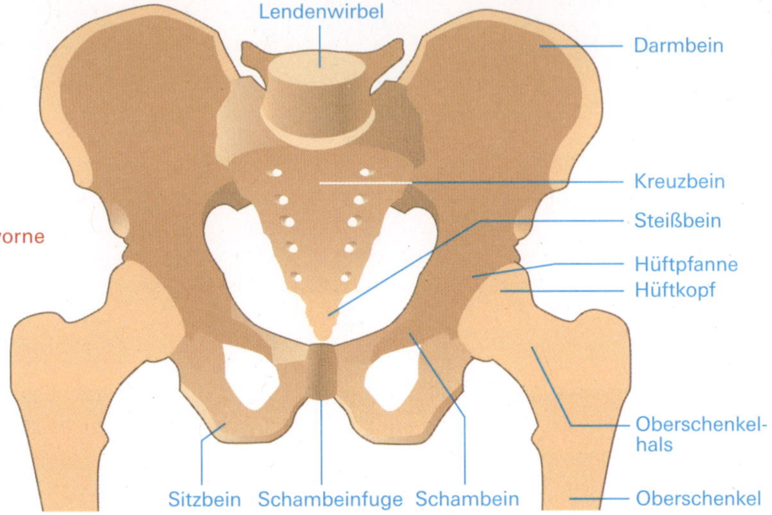

Becken von vorne

weibliche Becken ist größer als das männliche, damit Embryonen genug Platz haben, um heranzuwachsen. Doch mehr Raum bedeutet weniger Stabilität. Zudem strapazieren Schwangerschaften und Geburten die Bänder und Muskeln enorm, die alle Organe im Unterleib in ihrer Lage halten.

- Großes Becken: Es liegt im oberen, weiten Teil des Beckens über der Beckeneingangslinie und zählt zum Bauchraum.
- Kleines Becken: Das kleine Becken ist der Bereich unterhalb der Beckeneingangslinie, wo das Becken etwas trichterförmig zuläuft. Hier sitzen Organe wie der untere Abschnitt des Enddarms (Mastdarm, Rektum), Harnblase, Eierstöcke (Ovarien), Gebärmutter (Uterus) und Scheide (Vagina).
- Nierenbecken: Die zwei Nieren befinden sich oberhalb des Beckens auf beiden Seiten der Wirbelsäule. Der Ausdruck „Nierenbecken" bezeichnet die oberen Enden der Harnleiter, wo sie sich an den Nieren zu einer Art Sammeltrichter für den Urin erweitern.

HARNORGANE UND ABLEITENDE HARNWEGE

Harn entsteht in den Nieren. Er fließt über die Harnleiter zur Blase und von dort weiter durch die Harnröhre, an deren Ende die Flüssigkeit den Körper verlässt. Zu den Harnorganen gehören die Nieren, die Harnleiter, Harnblase und Harnröhre. Dagegen bilden Nierenbecken, Harnleiter, Harnblase und Harnröhre die ableitenden Harnwege. Sie beginnen also erst am Ausgang der Nieren mit den Nierenbecken.

Die Nieren

Die paarweise angelegten Nieren sind von zentraler Bedeutung für den Organismus und den Harnapparat. Sie

- steuern den Wasserhaushalt des Körpers durch die Menge des Urins, die sie herstellen und über die Harnwege zur Ausscheidung bringen
- entsorgen harnpflichtige Substanzen, also solche, die der Körper über den Harn ausscheiden muss (z. B. Stoffwechsel-

endprodukte wie Harnsäure, Harnstoff und Kreatinin, Substanzen aus Medikamenten und Nahrungsgifte)

- regulieren den Blutdruck, das Blutvolumen, den pH-Wert des Blutes, der nur geringfügig schwanken darf, und seinen Elektrolytgehalt, indem sie die Konzentration einiger Mineralien und Salze (z. B. Natrium, Kalium, Phosphat, Bikarbonat) in engem Rahmen halten. Zudem tragen sie zur Steuerung des körperlichen Säuren-Basen-Haushalts bei.

Darüber hinaus stellen die Nieren Hormone (z. B. Vitamin D, Erythropoetin, Prostaglandine) und Zucker her, sodass sie an weiteren Körperfunktionen beteiligt sind.

Blutfilteranlage und Recyclinghof

Die Nieren gewinnen Harn aus dem Blut. Dazu filtern sie den Lebenssaft in mehreren Stufen. Im ersten Schritt sieben die Nierenkörperchen alle größeren Blutbestandteile wie Blutzellen und große Bluteiweiße aus und halten sie zurück. So entsteht der Primärharn. Er enthält viele kleine Moleküle, von denen der Körper einige noch benötigt. Deshalb trennen die Nierenkanälchen im nächsten Schritt die unnützen von den nützlichen Kleinsubstanzen. Zu Letzteren gehören etwa Zucker, Mineralien und Eiweißbausteine. Diese nimmt der Blutkreislauf kontrolliert wieder auf. Auch der überwiegende Teil des Wassers aus dem Primärharn wird resorbiert, also in den Körper zurückgeholt. Die Nieren von Erwachsenen produzieren jeden Tag um 180 Liter Primärharn. Etwa ein Hundertstel davon beträgt die Menge des Endharns, mit dem nutzlose und giftige Substanzen den Körper verlassen.

Die Aktivität der Nieren hat einen regelmäßigen Tagesrhythmus mit Aufs und Abs. Wenn Krankheiterreger die Nieren infiziert haben (Seite 42), kann die Qualität ihrer Filterarbeit und -leistung leiden. In Urinuntersuchungen sind dann Blutkörperchen, Bluteiweiße und meistens auch die verantwortlichen Keime nachweisbar.

Nierenbecken und Harnleiter

An den trichterförmigen Nierenbecken der Nieren beginnen die Harnleiter (Ureter). Es sind dünne Schläuche von 25 bis 30 Zentimeter Länge. Sie haben drei natürliche Engstellen, an denen Nierensteine stecken bleiben und Schmerzen auslösen können. Die Harnleiter führen zur Blase, treten in sie ein und verlaufen noch ein Stück innerhalb der Muskulatur der Blasenwand. Wenn die Blase gefüllt ist oder sich ihre Wandmuskulatur zur Entleerung zusammenzieht, werden die Harnleiter „abgeklemmt“. So fließt fast kein Urin von der Blase zurück in die Leiter. Manchmal wandern Krankheitserreger dennoch von der Blase aufwärts durch die Harnleiter und lösen Entzündungen des Nierenbeckens und Nierengewebes aus (Seite 42).

Harnblase und Harnröhre

Die Harnblase ist ein Hohlorgan. Sie hat die Aufgabe, den Urin, der über die Harnleiter ankommt, bis zur Entleerung zu

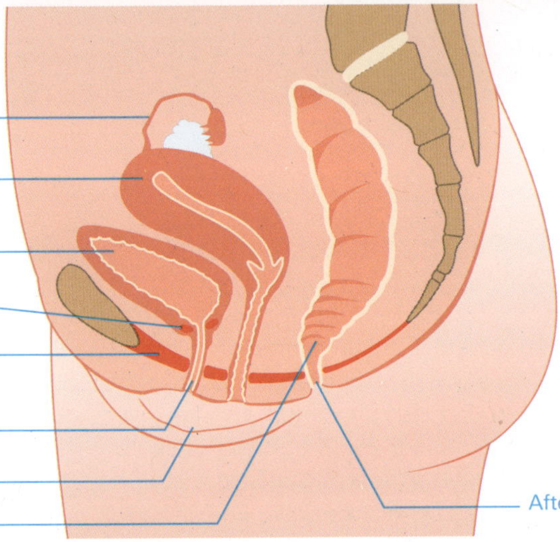

sammeln und einen Rückfluss zu verhindern. Bänder und Muskeln halten die Blase in ihrer Position und verbinden sie mit den umliegenden Organen (z. B. Gebärmutter, Scheide, Enddarm) und den Beckenknochen. Die Harnblase liegt direkt der Gebärmutter an. Die Harnröhre (Urethra) verläuft parallel zum unteren Scheidenabschnitt, bis sie zwischen Klitoris und Scheide in den Scheidenvorhof mündet. Störungen an der Harnblase und Harnröhre sind die häufigsten Ursachen für Miktionsbeschwerden und Inkontinenz.

Aufbau von Blase und Harnröhre

Die Blase fasst normalerweise bis zu einem halben Liter Flüssigkeit, in Ausnahmen auch mehr als ein Liter. Blasensteine und -tumore können das Fassungsvermögen verringern. Vereinfacht ist die Blase ein Ballon mit dehnbarer Wand. Diese kann im Leerzustand zehnfach dicker sein als in gefülltem und der Blasenumfang halb so groß. Innen kleidet eine Schleimhaut die Blase aus. Sie schützt vor aggressiven Substanzen und Keimen im Harn. Die mittlere Wandschicht besteht aus Muskeln. Sie erzeugen hohen Druck, wenn sie sich anspannen, und pressen Urin aktiv nach außen. Die gesamte Blasenwand heißt auch Austreibermuskel (Detrusor). Er zählt mit den Harnröhrenschließmuskeln und der Beckenbodenmuskulatur (Seite 32) zu den wichtigsten Bestandteilen des Verschlusssystems. Muskulatur und Schleimhaut der Blasenwand enthalten „Druckfühler" (Rezeptoren). Sie melden dem zentralen Nervensystem, wie voll die Harnblase ist. Außen umgibt die Blase eine Bindegewebsschicht, das Bauchfell. Es garantiert, dass benachbarte Organe und Blase problemlos aneinander vorbeigleiten, wenn sich ihre Größe ändert. Unten, am Blasenboden, liegt der Blasenhals, an den sich der der innere, ringförmige Schließmuskel der Harnblase anschließt. Er lässt sich nicht willentlich steuern. Er dichtet die Blase aber selbst sehr verlässlich und gut ab. Wenige Zentimeter danach, am Blasenende, umgibt der äußere Schließmuskel die Harnröhre. Er arbeitet mit Muskelfasern der Beckenbodenmuskulatur (Seite 32) zusammen, und wir können ihn nach unserem Willen an- und entspannen. Die Schließmuskeln bilden den Übergang von Blase zu Harnröhre, die bei Frauen recht kurz ist.

Der Blasenzyklus – Füllen, Speichern, Leeren

Damit wir nicht jedes Mal sofort zur Toilette sprinten müssen, wenn sich die Blase meldet, gibt es Vorboten für den Harndrang. Sie können schon bei halber Blasenfüllung anklopfen. Noch ist das Klopfen leise und verhallt meistens ungehört. Etwas lauter tönt es bei einem Füllzustand von etwa zwei Dritteln. Selbst dann bleibt noch Zeit. Dringlich wird der Druck erst, sobald der Füllstand 90 Prozent der Blasenkapazität übersteigt.

Allerdings sind die individuellen Unterschiede groß. Gesunden erlaubt der langsam zunehmende Harndrang, Bedürfnis und Gelegenheit unter einen Hut zu bringen – nur in passenden Situationen auf die Toilette zu gehen. Zu diesem Zweck existieren mehrere Regelkreise aus Sensoren, Nerven und Muskeln. Sie kontrollieren den Blasenzyklus, den komplizierten Füll- und Leerungskreislauf der Blase.

Bei Störungen entwickeln sich meist Miktionsbeschwerden wie etwa übermäßiger Harndrang und Inkontinenz. Auch Schäden am Harnapparat und den Genitalien können auftreten.

Unbewusste und gewollte Steuerung

Die Blase füllt sich, bis wir dem Harndrang nachgeben und sie entleeren. Dieser Zyklus wiederholt sich ständig. In ihm spielen unbewusste Befehle eine entscheidende Rolle. Sie kommen vom vegetativen Nervensystem, das sich nicht bewusst steuern lässt. Ebenso wichtig sind aber die gewollten Befehle – das Kommando zur Entleerung, das Gesunde willentlich geben.

- In der Füll- und Speicherphase senden verschiedene Fühler in der Blasenwand dem vegetativen Nervensystem Signale. Sie bewirken, dass die Muskeln der Blasenwand erschlaffen. Das Hohlorgan kann sich dehnen und Urin aufnehmen. Parallel zieht sich der innere Schließmuskel an der Harnröhre zusammen, damit kein Urin austritt.
- Die Entleerungsphase leiten erwachsene Menschen im Normalfall willentlich ein. Bei starkem Druck und bei günstiger Gelegenheit entspannen wir den äußeren Schließmuskel bewusst. Damit erhält das vegetative Nervensystem den Anstoß, zu befehlen, dass sich die Muskulatur der Blasenwand zusammenzieht. Gleichzeitig erschlafft der innere Schließmuskel und die Beckenbodenmuskulatur entspannt sich. Jetzt kann der Urin ungehindert durch die Harnröhre ausströmen.

Signalwege im Blasenzyklus

Damit sich die Blase nicht unwillkürlich von allein entleert, hemmt das vegetative Nervensystem die Blasenmuskulatur.

Ab einem gewissen Druck melden die „Fühler" der Blasenwand den Füllzustand der Blase an das Gehirn, sodass wir ihn bewusst wahrnehmen. Wenn die Zeit für den Toilettengang gekommen ist, sendet das Großhirn ein Signal an das Blasenzentrum, das im Rückenmark sitzt. Es löst den Reflex zur Blasenleerung aus. Die Blasenwandmuskulatur zieht sich zusammen, der innere Schließmuskel der Harnröhre öffnet sich und – sofern wir es willentlich zulassen – auch der äußere. Die Blase leert sich. In diesem System sind verschiedene Funktionsstörungen möglich. Zum Beispiel kann das Gehirn die Signale der Druckfühler falsch wahrnehmen (z. B. verfrühtes Füllungsgefühl, sensorische Dranginkontinenz, Seite 71), die Reizleitung vom Gehirn zum Blasenzentrum kann gestört sein (reflexartiger Harnabgang ohne Harndrang, Reflexinkontinenz, Seite 88) oder die Reizübertragung vom Blasenzentrum zur Blasenmuskulatur. Dann kann Blasenmuskulatur erschlaffen und nicht mehr ansteuerbar sein (Blasenatonie), was auch nach Verletzungen im Rückenmark, Operationen oder durch bestimmte Nervengifte möglich ist. Meist entwickelt sich eine Überlaufinkontinenz (Seite 88).

WEIBLICHE GESCHLECHTSORGANE UND MIKTION

In ihrer Funktion sind der weibliche Harnapparat und die Geschlechtsorgane unabhängig voneinander. Scheide und Harnröhre verlaufen bis zu ihren Ausgängen getrennt.

Und dennoch stehen die Harn- und Geschlechtsorgane in enger Beziehung: Sie liegen sehr nah beieinander, sind miteinander und mit dem Becken über Bänder und Muskeln verbunden. Die Muskulatur des Beckenbodens stabilisiert Harn- und Geschlechtsorgane. Verlieren Haltebänder oder Beckenbodenmuskulatur an Spannung, können sich die Muskulatur oder Organe des kleinen Beckens absenken (Seite 68). Damit ändern sich die Druckverhältnisse von Blase und Harnröhre, was häufig Inkontinenz auslöst.

Zudem können auch Veränderungen der Geschlechtsorgane (z. B. gutartige Wucherungen der Gebärmutter, Fisteln) die Funktion des Harnapparats beeinträchtigen.

Scham

Alle äußerlichen weiblichen Geschlechtsorgane werden gemeinsam als Scham (Vulva) bezeichnet:

Venus- oder Schamhügel, die großen Schamlippen und die kleinen Schamlippen, die den Scheidenvorhof bilden und an deren oberem Ende die Klitoris (Kitzler) liegt. Im Scheidenvorhof befinden sich die getrennten Ausgänge von Scheide und Harnröhre. An die Scham schließt sich der Damm an. Er beginnt am hinteren Zusammenschluss der äußeren Schamlippen und erstreckt sich bis zum After.

Scheide

Die Scheide (Vagina) ist ein etwa 10 Zentimeter langer Schlauch, den Muskel- und

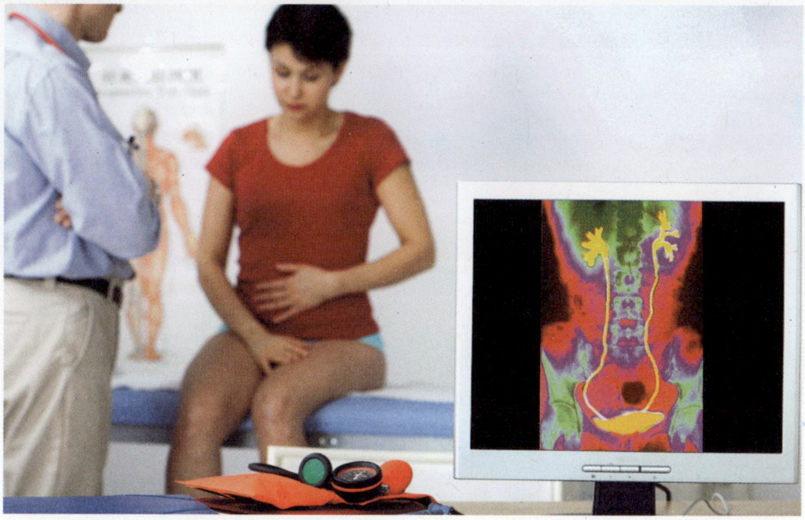

Bindegewebe umgibt. In den vorderen Bereich, etwas oberhalb der Scheidenöffnung, mündet die Harnröhre. Die Scheide bildet den Übergang der äußeren zu den inneren Geschlechtsorganen.

Außen fängt sie am Scheidenvorhof an und schließt innen mit dem äußeren Muttermund ab, dem untersten Abschnitt des Gebärmutterhalses (Zervix). Ein eigenes Bändergeflecht stabilisiert die Scheide in ihrer Lage und verbindet sie mit der Harnröhre. Innen ist die Scheide mit einer mehrschichtigen Schleimhaut ausgekleidet. Sie wird im Lauf des Menstruationszyklus unter dem Einfluss von Östrogen und Progesteron ständig umgebaut.

Die oberste Schleimhautschicht stellt ein Zuckermolekül (Glykogen) her. Es dient den Milchsäurebakterien (Döderlein-Bakterien) der Scheidenflora als Nahrung, und sie stellen daraus Milchsäure her. Dadurch erhält die Scheide ihr saures Milieu (pH-Wert um 4), in dem viele Krankheitskeime nicht wachsen können. Eine intakte Scheidenflora schützt vor Scheideninfektionen, die auch auf die Blase und Nieren übergreifen können (Seite 42). Antibabypille, Antibiotika, extreme Genitalhygiene und dauerhafter Stress können das Scheidenmilieu nachteilig verändern. Nach Ansicht vieler Fachleute hat die Scheide und besonders ihre Vorderwand große Bedeutung für die Kontinenz. Sie stützt die Organe oberhalb und soll dazu beitragen, dass sich die Harnröhre beim Wasserlassen öffnet. Sind die Bänder zwischen Scheide und Harnröhre gelockert oder verliert die Scheidenvorderwand ihre Elastizität, kann es zu Belastungsinkontinenz kommen.

Gebärmutter, Eileiter und Eierstöcke

Die Gebärmutter (Uterus) liegt direkt an der Harnblase. Ihr oberer, dicker Abschnitt neigt sich sogar fast immer etwas über die Harnblase. Den unteren Abschluss bildet der Gebärmutterhals. Hier, im Muttermund, öffnet sich der Uterus zur Scheide. In der Gebärmutter reifen im Fall einer Schwangerschaft befruchtete Eizellen heran. Sie nimmt dann enorm an Umfang zu und drückt auch auf die Harnblase. Nach der Geburt schrumpft die Gebärmutter rasch wieder auf Normalgröße. Im oberen Bereich der Gebärmutter gehen auf beiden Seiten die Eileiter ab, die zu den Eierstöcken (Ovarien) führen. In den Eileitern findet die Befruchtung von Eizellen durch Spermien statt und der Transport der befruchteten Eizellen zur Gebärmutter. Ohne Befruchtung stirbt die Eizelle ab und die Gebärmutterschleimhaut wird in Form einer Blutung abgestoßen (Menstruation). Drei Bänder halten die mandelförmigen Eierstöcke in ihrer Position. In den Eierstöcken entstehen abhängig vom Geschlechtszyklus Eizellen und unterschiedliche Mengen Östrogen und Progesteron. Die Geschlechtshormone steuern einige Vorgänge in Gebärmutter und Scheide.

ÖSTROGEN HÄLT DIE SCHLEIMHÄUTE FIT

Östrogen hat großen Einfluss auf die Durchblutung, Dicke, Elastizität und Feuchtigkeit der Schleimhäute in Scheide, Blase und Harnröhre. Oft treten Inkontinenz und Blasenbeschwerden auf, wenn die Östrogenmenge mit den Wechseljahren abnimmt.

BECKENBODENMUSKULATUR: HALTENETZ DES UNTERLEIBS

Das Gewicht der Organe des Bauch- und Beckenraums lastet auf dem Beckenboden. Er muss ihre Lage stabilisieren. Das leistet er hauptsächlich mit Muskeln, Sehne und Bändern, die eine Art Platte formen. Sie hängt in entspanntem Zustand durch die Last der Organe leicht nach unten durch. Der Beckenboden ist am Steißbein, beiden Sitzbeinhöckern und dem Schambein befestigt.

Die Stabilität des Beckenbodens spielt eine wichtige Rolle für die Kontinenz. Außerdem nimmt er direkt am äußeren Verschlussmechanismus der Harnblase teil. Er erfüllt drei Aufgaben:

- Anspannen zur Gewährleistung der Kontinenz
- Entspannen beim Wasserlassen, Stuhlgang und Geschlechtsverkehr
- Reflektorisches Gegenhalten bei Anspannungen wie Husten, Lachen, Heben schwerer Lasten, was sonst zum unwillkürlichen Verlust kleiner Harnmengen führen kann (Belastungsinkontinenz).

Die Muskulatur des Beckenbodens ist dreischichtig. Die innere, dickste und kräftigste Schicht lässt sich nicht willentlich ansteuern. Sie umschließt den After und beteiligt sich daran, den Enddarm zu verschließen. Die mittlere Schicht kann bewusst angespannt werden. Einige ihrer Muskeln sind Teil der Schließmuskeln von Harnröhre und After. Die dritte, äußere Schicht können wir ebenfalls nach unserem Willen an- oder entspannen. Sie hat eine wichtige Funktion beim Sex, aber nur geringe Bedeutung für die Kontinenz.

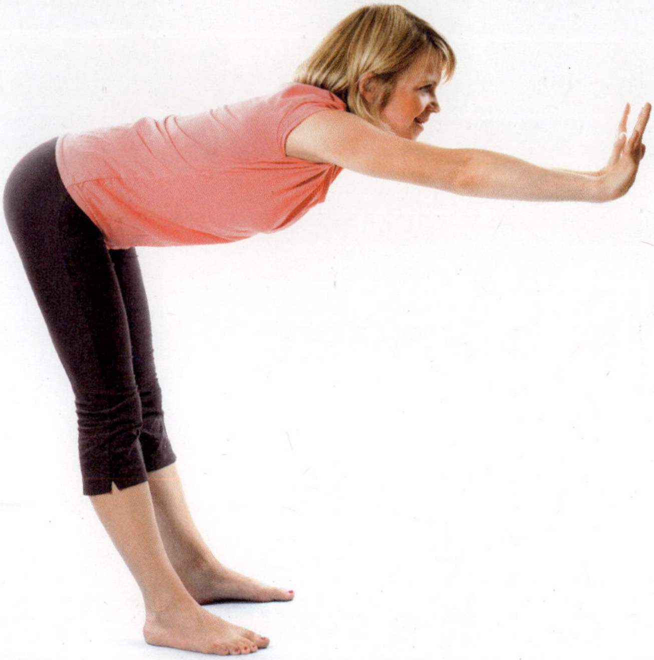

Besonderheiten des weiblichen Beckenbodens

Der männliche Beckenboden hat zwei Durchbrechungen, der weibliche drei – jene von Enddarm, Harnröhre und Scheide. Dadurch ist er weniger fest und robust. Außerdem wird er durch Schwangerschaften und Geburten stark gedehnt. Um diesen Strapazen standzuhalten, besitzt der weibliche Beckenboden mehr flexibles, elastisches Bindegewebe. Senkt er sich, treten oft Inkontinenz oder andere Störungen im Harnapparat auf, die Beckenbodentraining (Seite 98) häufig beheben oder bessern kann.

STICHWORT: BINDEGEWEBSSCHWÄCHE

Bindegewebe ist kein schlaffer, weicher Füllstoff. Aus ihm bestehen beispielsweise die Haltebänder zum Fixieren der Harn- und Geschlechtsorgane. Doch Bindegewebe büßt an Spannkraft ein, wenn es häufig oder stark gedehnt wird. Bei angeborener Bindegewebsschwäche geht die Spannung besonders schnell verloren und der Beckenboden senkt sich manchmal so rasch ab, dass Inkontinenz schon in jungen Jahren auftritt.

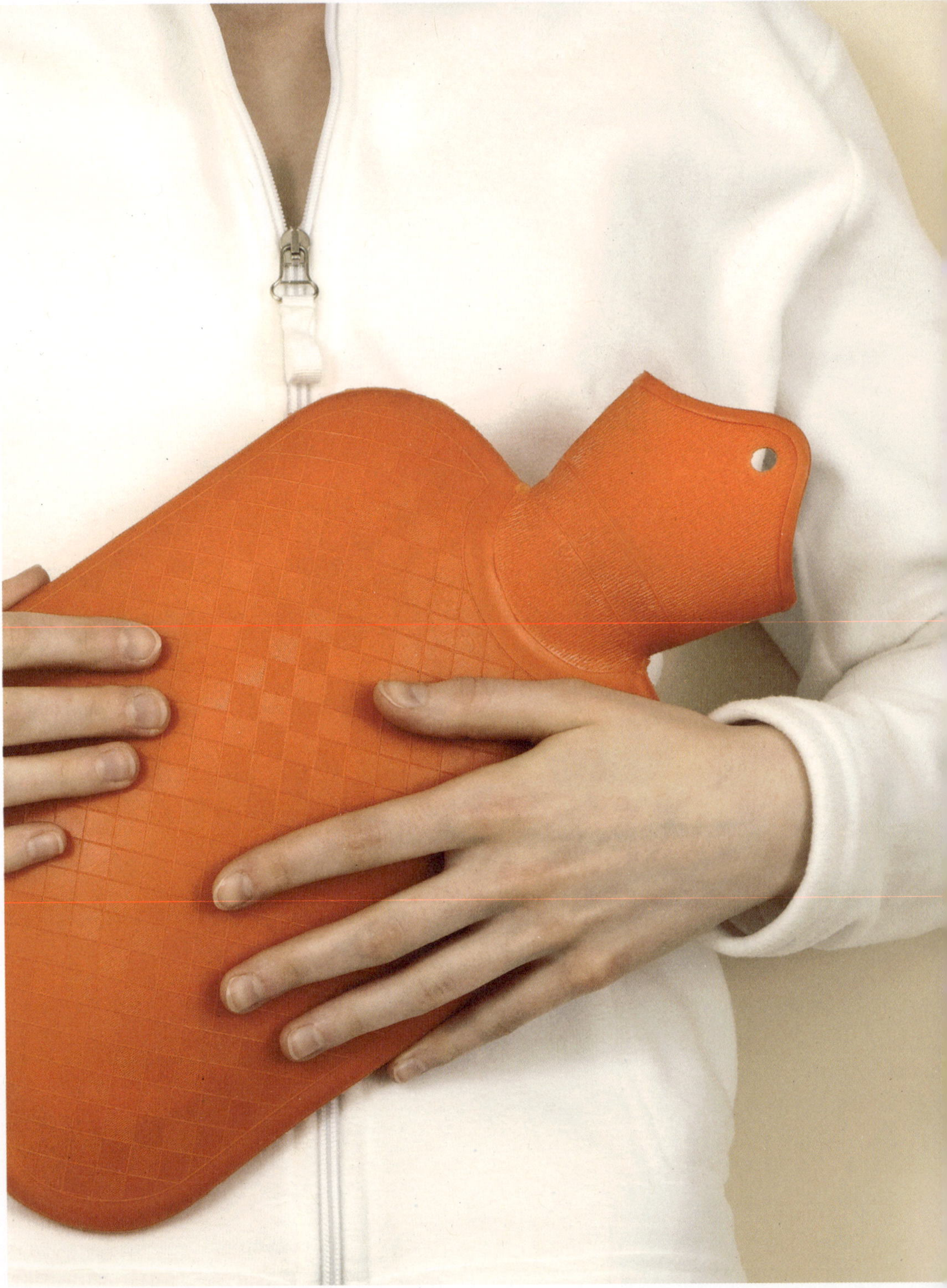

VON SCHMERZEN BIS ZU HARNVERHALT

Nicht immer läuft beim Wasserlassen alles problemlos. Der Vorgang kann schmerzen und brennen. Bei manchen Personen entleert sich die Blase erschwert, unvollständig oder gar nicht. Ebenso kann Harndrang unangenehm stark werden und Menschen sehr oft – häufig auch nachts – zum Gang auf die Toilette zwingen.

MIKTIONSBESCHWERDEN

Als Miktionsbeschwerden fassen Fachleute sämtliche Probleme zusammen, die Bezug zur Harnentleerung (Miktion) haben. Dazu zählen etwa Harnwegsinfektionen, Inkontinenz, Harndrang und Restharn. Die Ursachen und Symptome können völlig verschieden sein. Ebenso können sich verschiedene Miktionsbeschwerden in ihren Anzeichen ähneln oder miteinander zusammenhängen. So führen manche Probleme beim Wasserlassen oft zu Inkontinenz, worauf die folgenden Kapitel eingehen. Umgekehrt können Miktionsbeschwerden auf Erkrankungen zurückgehen, die unbehandelt möglicherweise weitere gesundheitliche Störungen nach sich ziehen. Eine medizinische Behandlung ist trotzdem nicht immer sofort nötig: Die meisten leichten Harnwegsinfektionen ringt unser Immunsystem nieder. Wenn Wasserlassen an einem Tag brennt, am nächsten aber nicht mehr, muss sich niemand den Kopf zerbrechen.

Dagegen ist eine fachliche Ursachenklärung angeraten, sobald die Entleerung häufig oder anhaltend brennt, wenn es juckt oder schmerzt, man dauernd Harndrang spürt, dieser unbeherrschbar erscheint oder wenn der Harndrang regelmäßig den Schlaf unterbricht. Schließlich soll Wasserlassen nicht plagen, sondern erleichtern und befreien.

Formen von Miktionsbeschwerden

Fachleute teilen Miktionsbeschwerden nach verschiedenen Kriterien in Gruppen auf. Für Laien ist es am einfachen, sie nach ihren Symptomen zu unterscheiden.

- **Schwierigkeiten beim Wasserlassen (Entleerungsstörung):** Wasserlassen ist möglich, aber es kann erschwert sein, mit Schmerzen, Brennen und anderen unnatürlichen Empfindungen einhergehen oder wegen starkem Drang zu häufig nötig werden. Die Harnmenge pro Miktion kann zu klein sein, die anschließend verbleibende Menge an Restharn zu groß.
- **Ungewollter Abgang von Harn (Harninkontinenz):** Die Fähigkeit ist gestört, Harn nur kontrolliert abzulassen. Unter bestimmten Umständen oder permanent kommt es zu unerwünschtem Harnverlust (Seite 71).
- **Unfähigkeit, Harn (vollständig) abzulassen (Harnretention, Harnverhalten, Harnsperre oder Ischurie):** Eine volle Blase kann nicht entleert werden oder nur unvollständig, sodass sich Harn staut. Eine Form führt häufig zur Überlaufinkontinenz (Seite 88).

Wie zeigen sich Entleerungsstörungen?

Entleerungsstörungen äußern sich meistens durch typische Beschwerden, sogenannte Leitsymptome. Diese können einzeln und teils zusammen auftreten. Ihre Ursachen kommen oft erst in Untersuchungen ans Licht. Manchmal tragen mehrere Umstände zu Miktionsbeschwerden bei.

Schmerzen und erschwerter Harndrang

Bei Dysurie treten zwei Symptombilder gleichzeitig auf: Einerseits Schmerzen beim Wasserlassen, die gleich anfangs (z. B. bei Harnröhrenentzündungen) oder eher gegen Ende (z. B. bei Blasenentzündungen) erscheinen können (Algurie). Hinzu kommen Schmerzen schon vor dem Wasserlassen und eine erschwerte Entleerung (Strangurie). Dabei verkrampft sich die Blase. Harndrang wird so schmerzhaft, dass er viele Betroffene zum Toilettengang zwingt (imperativer Harndrang). Meist kommen nur geringe Harnmengen. Es sind mehr Miktionen nötig als normal (vgl. Pollakisurie, unten). Um der erschwerten, verlangsamten Entleerung nachzuhelfen, pressen manche Betroffene ihren Bauch.

Häufige Ursachen der Dysurie sind akute und chronische Infektionen der unteren Harnwege. Seltener finden sich Steine, Fremdkörper oder Verletzungen in der Harnröhre, Entzündungen und Steine in den oberen Harnwegen, Krebserkrankungen von Harnröhre oder Blase oder Störungen im Nervensystem. Zu Dysurie, Algurie und Strangurie können mehrere Ursachen beitragen. Auch psychosomatische kommen als Auslöser oder Verstärker in Betracht.

Zu häufiges Wasserlassen bei kleinen Harnmengen

Obwohl die Blase nicht voll ist, fühlt sie sich voll an und Harndrang macht sich bemerkbar. Die abgelassene Harnmenge ist erniedrigt. Betroffene müssen häufiger Wasser lassen (Pollakisurie). Oft ist der Harnstrahl schwächer, die Restharnmenge erhöht und Schmerzen treten auf. Die Ta-

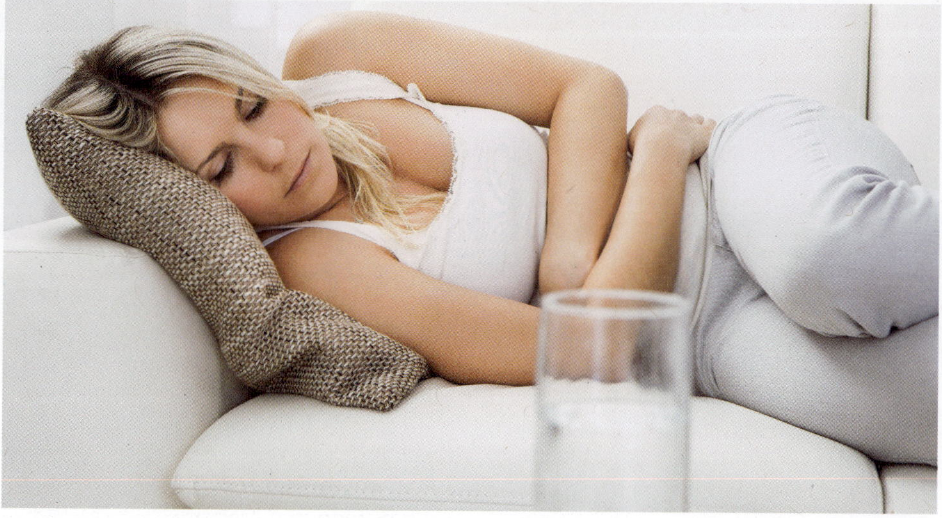

gesmenge an Harn ändert sich nicht (vgl. Polyurie, Seite 18). Häufige Ursachen sind Harnwegsinfektionen, Reizblase, Stress, Schwangerschaft und Östrogenmangel nach den Wechseljahren (Seite 55). Zu den selteneren Auslösern zählen Harnröhrenverengung, Steine oder Fremdkörper in Harnröhre oder Blase, verringerte Blasenkapazität (Seite 29), Krebserkrankung der Blase oder Störungen im Nervensystem (Seite 25). Bei Diurie, einer Unterform der Pollakisurie, müssen Betroffene nur tagsüber öfter Wasser lassen.

Vermehrtes nächtliches Wasserlassen

Nächtlicher Harndrang zwingt zu häufigen Toilettengängen (Nykturie) und unterbricht den Schlaf. Lebensqualität und Gesundheit können stark leiden. Die Risiken für nächtliche Stürze, Unfälle und Knochenbrüche sind erhöht. Ältere Menschen mit Nykturie erkranken öfter und haben eine höhere Sterblichkeit. Häufige Ursachen sind allgemein oder nächtlich erhöhte Harnproduktion (Polyurie, Seite 18), überaktive Blase (Seite 73), Infektionen der unteren Harnwege, verringerte Blasenkapazität (Seite 29), Pollakisurie (Seite 36) und Herzschwäche. Auch bestimmte Medikamente können Nykturie verursachen.

Unfähigkeit, die Blase zu entleeren

Die Blase füllt sich, aber es ist unmöglich, den Harn abzulassen (Harnverhaltung, Harnretention, Ischurie), sodass er sich staut. Man unterscheidet zwei Formen:

- Akute oder komplette Harnverhaltung löst starke Beschwerden aus. Der Harn dehnt die übervolle Blase schmerzhaft. Sie reagiert empfindlich auf Druck von außen. Auch der Harndrang kann erheblich schmerzen. Akute Harnverhaltung gilt als Notfall, weil sich Harn möglicherweise bis hoch in die Nieren staut und dort Gewebe zerstört. Den gestauten Harn lassen Ärzte über Harnröhren- oder Bauchdeckenkatheter ab (Seite 124). Anschließend klären sie die Ursachen und behandeln diese.
- Chronische oder inkomplette Harnverhaltung löst schwächere oder keine Schmerzen aus (z. B. bei Nervenschädigung). Betroffene können kleine Mengen Harn ablassen. Zunächst erhöht die große Restharnmenge das Risiko für Harnwegsinfekte. Mit der Zeit staut sich Harn ge-

fährlich auf. Er kann Harnleiter und Nieren schädigen. Auch die Blasenwand überdehnt sich oft unbemerkt, bis der Schließmuskel den Druck nicht mehr halten kann. Es kommt zu Harntröpfeln (Überlaufinkontinenz, Seite 88). Im schlimmsten Fall verliert die Blasenwandmuskulatur ihre Spannung. Betroffene können ihre Blase nicht mehr selbstständig entleeren (Blasenatonie, Seite 30).

Viele potenzielle Auslöser für Entleerungsstörungen

Häufigste Ursachen sind Entzündungen der unteren Harnwege und bei Frauen kommen noch Organsenkungen (Seite 68) als Ursache infrage. Andere Auslöser gelten als weniger häufig bis selten. Dazu zählen mechanische Abflussbehinderungen (z. B. Verletzungen, Verengungen von Harnröhre oder Blasenhals), Steine oder Tumore in Harnröhre oder Blase, nervlich bedingte Funktionsstörungen (z. B. bei Multipler Sklerose, Diabetes, Querschnittslähmung, nach Schlaganfällen oder Bandscheibenvorfällen), Medikamente (z. B. Anticholinergika, Neuroleptika, Antidepressiva), psychische Gründe (Scham, Angst, vgl. Seite 13), Schließmuskelkrämpfe nach Operationen oder als Reflex auf Schmerzen und Alkohol, besonders Bier (Seite 24).

INFEKTIONEN DER HARNWEGE

In den meisten Fällen gehen Miktionsbeschwerden auf Harnwegsinfektionen (Abk. HWI) zurück. Sie können alle Leitsymptome auslösen. Gelegentlich riecht der Harn zudem ungewöhnlich und stark, trübt ein oder verfärbt sich sogar durch Blut. Es können Schmerzen an der Blase auftreten, bei Nierenbeteiligung auch oberhalb der Blase und weitere Beschwerden wie etwa Fieber. Die Stärke der Symptome variiert stark. Üblicherweise sind Harnwegsinfektionen unangenehm und schmerzhaft, aber harmlos. Manche verlaufen sogar ganz ohne Beschwerden (Seite 42). Doch ebenso können sie zu Komplikationen führen, die Nieren schädigen und lebensbedrohliche Blutvergiftungen (Urosepsis) verursachen. Bei Harnwegsinfektionen finden sich die Verursacher, meist Bakterien, im Urin. Sie stammen fast immer aus dem Darm. Bei vier von fünf Infektionen handelt es sich um das Bakterium Escherichia coli (E. coli). Die Keime steigen vom Darm über die Harnröhre in die Harnwege auf. Erreger aus dem Blut befallen nur selten den Harntrakt.

Frauen sind am häufigsten betroffen

Von der Geschlechtsreife bis zu den Wechseljahren ziehen sich Frauen vierfach öfter Harnwegsinfekte zu als Männer.

Schuld daran sind Risikofaktoren (siehe rechts) wie Geschlechtsverkehr und Verhütung, erhöhte Anfälligkeit in der Schwangerschaft und anatomische Eigenheiten: Die weibliche Harnröhre ist kürzer als die männliche und endet näher am Anus. Daher gelangen Darmbakterien leichter in die Harnröhre. Im Schnitt leiden fünf von hundert Frauen an einer Harnwegsinfektion. Als häufigste Form gilt die akute unkomplizierte Blasenentzündung der Frau. In der gesamten Lebensspanne verteilt sich die Häufigkeit von Harnwegsinfekten allerdings wellenförmig über beide Geschlechter. Bei Kleinkindern liegen die Jungs wegen Fehlbildungen der Harnwege deutlich vorne. Vom Kindesalter bis zur Geschlechtsreife sind entsprechende Infekte bei Mädchen und Jungen relativ selten. Ab 60 bis 70 Jahren gehen die Männer wieder in Führung, weil Erkrankungen und Veränderungen der Prostata oft ihren Harnabfluss behindern. Das Risiko für Infekte der Harnwege ist aber auch bei Frauen nach den Wechseljahren erhöht (Seite 41).

HARNWEGSINFEKTION OHNE BESCHWERDEN

Wenn Personen Bakterien mit dem Urin ausscheiden (Bakteriurie), aber keine Symptome spüren, spricht man von einer asymptomatischen Bakteriurie (alte Bezeichnung: asymptomatischer Harnwegsinfekt). Sie bleibt meistens unbemerkt und muss nur in Ausnahmen behandelt werden, etwa in der Schwangerschaft (Seite 45) oder vor bestimmten Eingriffen am Unterleib. Vorwiegend betroffen sind ältere Frauen. Nervenschäden, wie sie Menschen mit Diabetes oft haben, können Schmerzgefühle bei diesen Infektionen verringern oder ganz unterdrücken.

Viele Faktoren begünstigen Harnwegsinfektionen

Einige Umstände erhöhen die Gefahr, sich eine Harnwegsinfektion zuzuziehen. Manche davon sind nicht beeinflussbar. Gegen andere können Frauen etwas tun. Gut ist es, Bakterien den Eintritt in die Harnröhre zu erschweren, die natürliche Beschaffenheit und Schutzfunktion der Scheidenflora zu erhalten und auf eine gute Durchströmung der Harnwege zu achten:

- **Keine falsche und übertriebene Hygiene:** Damit keine Keime vom Darm in die Harnröhre gelangen, sollten sich Frauen immer „von vorne nach hinten“ – von der Scheide her zum After hin – säubern und abtrocknen, aber nie umgekehrt. Auch Intimsprays, Scheidenspülungen und parfümierte oder basische Seifen können die Scheidenflora verändern und ihre Schutzfunktion schwächen.
- **Ausreichende Trink- und Flüssigkeitsmenge:** Je mehr Flüssigkeit die Harnwege durchströmt, desto besser spült sie Erreger aus.
- **Häufig Wasserlassen und vollständig entleeren:** In Harn, der lange in der Blase steht, insbesondere in Restharn, vermehren sich Keime besser. Selbst wenn eine Infektion vorliegt und das Wasserlassen

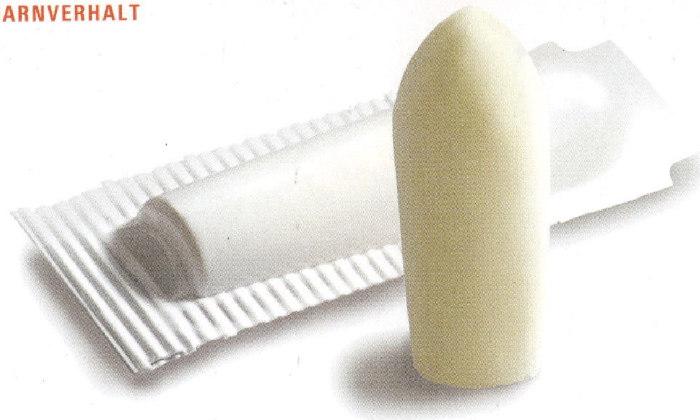

unangenehm ist, sollten Betroffene Toilettengänge nicht hinauszögern, sondern die Blase regelmäßig und möglichst völlig entleeren.

- **Unterkühlung vermeiden:** Bei Kälte ziehen sich die Blutgefäße in der Haut und den Schleimhäuten der Harnwege zusammen. Das Immunsystem ist örtlich geschwächt, weil Blut viele Abwehrzellen transportiert. Keime können sich leichter ausbreiten. Dagegen hilft, sich unten herum warm einzupacken, nasse (Bade-)Kleidung baldmöglichst auszuziehen, kalte Sitzgelegenheiten und generell Unterkühlung zu meiden.
- **Umsicht beim Geschlechtsverkehr:** Beim Sex werden Bakterien verschleppt und ausgetauscht. Zudem reizt er die Harnröhre, was Infektionen begünstigen kann. Fachleute empfehlen Frauen, gleich nach dem Geschlechtsverkehr Wasser zu lassen, um Keime auszuschwemmen. Die Gefahr für eine Harnwegsinfektion erhöht sich durch intensiven Sex und gewisse Praktiken wie ungeschützten Analverkehr. Unmittelbar im Anschluss an Anal- oder Oralverkehr sollte kein ungeschützter Sex stattfinden.
- **Passend Verhüten:** Frauen, die Spermien tötende Scheidendiaphragmen (Pessare), Scheidenzäpfchen, Cremes oder Gele verwenden, leiden häufiger unter Infektionen der Harnwege. Diese spermiziden Mittel können – wie auch entsprechende Hygienepräparate – die Scheidenflora so ungünstig verändern, dass sich Keime eher festsetzen. Das gilt auch für Kondome mit Spermiziden. Häufig bieten sich alternative Verhütungsmethoden an wie z. B. Intrauterinpessare (Spirale), Kondome für die Frau (Femidom) oder Portiokappen ohne Spermizid, was aber den Schutz verringert.
- **Stress:** Seelische Belastungen und dauerhafter Stress können die Scheidenflora zumindest bei Schwangeren nachteilig verändern, womöglich bei allen und damit Infektionen Vorschub leisten.
- **Örtliche Hormonbehandlung:** Wenn nach den Wechseljahren oder aus anderen Gründen ein Mangel an Östrogenen herrscht und verstärkt zu Harnwegsinfekten führt, können lokal in der Scheide angewandte Hormonpräparate (z. B. Cremes, Zäpfchen) helfen.

Nicht beeinflussbare Risikofaktoren

Die Gefahr für Harnwegsinfekte verändert sich mit dem Alter und durch hormonelle Umstellungen:

- **Schwangerschaft:** Schwangerschaftshormone führen dazu, dass sich die Harnwege weiten und Eigenschaften des Urins ändern. Gleichzeitig wandeln sich die Druckverhältnisse im Unterleib, was einen Harnstau in den Nieren begünstigt. Diese

Änderungen erhöhen die Häufigkeit von Infekten gegenüber Nichtschwangeren nur leicht. Deutlich stärker wächst die Gefahr für Komplikationen. Bei rund einer von drei Schwangeren führen Harnwegsinfekte zur akuten Nierenbeckenentzündung (Seite 42). Solche Infektionen sollten in der Schwangerschaft rasch und sinnvoll behandeln werden.

- Nach den Wechseljahren (Postmenopause), Alter: Durch den Rückgang der Östrogenproduktion lässt der Schutz der vaginalen Schleimhäute und der Scheidenflora (Seite 32) gegen Harnwegsinfekte nach. Das Risiko ist erhöht und steigt mit dem Alter wegen des Östrogenmangels langsam weiter an.
- Zurückliegende Harnwegsinfekte, familiäre Häufung: Wenn in der Familie häufig Harnwegsinfekte vorkamen, ist das eigene Risiko ebenfalls größer. Es nimmt auch durch eigene, frühere Infektionen zu, besonders wenn sie bereits in der Jugend auftraten. Selbst Funde von Bakterien im Harn, ohne dass Beschwerden auftraten, steigern die Gefahr für wiederkehrende Harnwegsinfekte (Seite 42).

Weitere Risikofaktoren: Erkrankungen, Medikamente und Eingriffe

- Harnabflussstörungen: Blasensenkungen, Harnsteine, Tumore, Verengungen der Harnröhre und andere Erkrankungen oder Fehlbildungen, die den Abfluss des Harns behindern, können zu Restharnbildung und Harnrückfluss in den Harnleiter führen.
- Stoffwechselerkrankungen: Diabetes mellitus (Zuckerkrankheit), Gicht und andere Erkrankungen des Stoffwechsels können die Anfälligkeit für Harnwegsinfekte vergrößern. Gicht erhöht das Risiko für Harnsteine. Bei Diabetes enthält der Urin Zucker, der Bakterien als Nahrung dient. Diabetiker neigen wegen einer geschwächten Abwehr zu komplizierten Harnwegsinfektionen mit anderem Erregerspektrum und haben überdurchschnittlich oft asymptomatische Bakteriurie (Seite 39).
- Abwehrschwäche: Chronische Krankheiten und Medikamente (z. B. Immunsuppressiva, Kortison) können das Immunsystem schwächen. Seine Funktion ist auch bei Säuglingen, Kleinkindern und älteren Menschen eingeschränkt.
- Medikamente: Medikamente (z. B. Antibiotika) können die Scheidenflora verändern.
- Eingriffe an den Harnwegen: Harnblasenkatheter, Blasenspiegelungen und andere Eingriffe an den Harnwegen können Erregern zum Eintritt verhelfen.
- Krankenhausaufenthalte: Obwohl sich Krankenhäuser um eine sterile Umgebung bemühen, stecken sich viele Patienten dort mit Harnwegsinfekten an.

Unten, oben, kompliziert?

Die Diagnose und Behandlung von Harnwegsinfekten variiert je nachdem, welche Organe betroffen sind, welche Symptome vorliegen und ob die Ärzte die Erkrankung als kompliziert einstufen. Nach ihrer Lage unterscheidet man zwei Gruppen, die sich aber anhand ihrer Beschwerden nicht sicher auseinanderhalten lassen.

- Eine untere Harnwegsinfektion betrifft meistens die Harnblase (Zystitis, Blasenkatarrh), seltener zusätzlich oder ausschließlich die Harnröhre (Urethritis). Typische Zeichen sind etwa neue, akute Schmerzen beim Wasserlassen, unbändiger Harndrang, erschwertes Ablassen kleiner Mengen und Schmerzen knapp oberhalb der Schambeinfuge. Die Beschwerden beschränken sich auf den unteren Unterleib, den unteren Harntrakt.
- Von einer oberen Harnwegsinfektion sind die Nierenbecken (Nierenbeckenentzündung, Pyelonephritis) und manchmal die Harnleiter (Ureteritis) mit betroffen. Sie entwickelt sich meistens aus einer unteren Harnwegsinfektion, indem Keime von der Blase weiter aufsteigen. Zu den Beschwerden unterer Harnwegsinfektion kommen häufig noch Fieber, seitliche Schmerzen unterhalb der Rippen (Flankenschmerzen) und Schmerzen bei Druck auf den Nierenbereich (Nierenlager) dazu. Möglich sind auch Übelkeit und Erbrechen. Ebenso kann eine Nierenbeteiligung ohne besondere Beschwerden verlaufen und unbemerkt bleiben.

Unkomplizierte Harnwegsinfektionen

Als unkompliziert gelten Infektionen der Harnwege, wenn keine schwierigen Verläufe oder Folgeschäden zu erwarten sind. Davon geht man grundsätzlich nur bei gesunden Frauen aus, die nicht schwanger sind. Neuerdings zählen die Experten auch gesunde Schwangere, gesunde jüngere Männer und ansonsten gesunde Diabetiker mit stabiler Stoffwechsellage zu den unkomplizierten Patientengruppen.

Komplizierte Harnwegsinfektionen

Alle anderen Harnwegsinfektionen gelten als eher kompliziert, also etwa jene bei älteren Männern, Zuckerkranken mit instabiler Stoffwechsellage und Menschen mit anderen Begleitumständen, die Harnwegsinfektionen oder Komplikationen begünstigen. Dazu gehören Abflussbehinderungen (z. B. durch Harnsteine, Missbildungen, Narben, Tumore oder Blasenentleerungsstörungen), Rückzugsbereiche für Bakterien (z. B. Harnsteine, Fremdkörper wie Katheter, Tumore), Abwehrschwäche (z. B. durch Medikamente nach Transplantationen, Immunschwächen wie AIDS oder andere Erkrankungen), Stoffwechselerkrankungen (z. B. Gicht) und Nierenerkrankungen. Diese Personen sollten sich früh, also schon bei eher leichten Beschwerden, ärztlich untersuchen lassen.

Wiederkehrende Infektionen

Harnwegsinfektionen kommen leider oft zurück. Geschieht das innerhalb von zwei Wochen, haben sich wahrscheinlich die ursprünglichen Erreger wieder ausgebreitet (Relapse). Dauert die Rückkehr der Beschwerden mehr als zwei Wochen, handelt es eher um eine Neuinfektion (Rezidiv). Die neuen Erreger können aber den früheren gleichen. Eine von vier Frauen leidet unter wiederkehrenden Infektionen – also mindestens zwei Mal pro Halbjahr oder drei Mal pro Jahr. Solange sich die Infektionen stets auf die unteren Harnwege und besonders die Blase beschränken, sind keine schweren Komplikationen zu befürchten. Meist verursachen Störungen der Scheidenflora (z. B. durch Antibiotika, häufigen Geschlechtsverkehr, Östrogenmangel) wiederkehrende Harnwegsinfektionen. Neben den genannten Ratschlägen empfehlen Fachleute zur allgemeinen Vorbeugung gegen Rückfälle:

- Möglichst entspannt Wasser lassen. Pressen mit der Bauchmuskulatur oder Entleeren in angespannter Haltung sollte vermieden werden.
- Die Intimzone nur mit Wasser reinigen. Es genügt, zum Säubern die Hände und warmes Wasser zu verwenden, das anschließend abgetupft wird. Auch bei Wannen- oder Sitzbädern sind reinigende oder duftende Zusätze überflüssig.
- Harten Stuhl und Verstopfung meiden. Verstopfungen stehen im Verdacht, Harnwegsinfektionen zu begünstigen. Die richtige Ernährung sorgt für weichen Stuhl.
- Zweitweise Enthaltsamkeit beim Sex. Sexpausen können verhindern, dass eine Infektion schnell zurückkommt, da Geschlechtsverkehr ein Risikofaktor ist. Führt er jedes Mal zur einer Harnwegsinfektion, sollten Frauen eine urologische Untersuchung des Partners anregen. Vorhautverengungen am Penis oder Entzündungen im Bereich der Eichel können wiederkehrende Infekte der Frau fördern. Männer sollten täglich die Eichel bis zur Kranzfurche reinigen und jedes Mal vor dem Sex.

Wenn die Symptome trotz konsequenter Behandlung nicht verschwinden oder häufig zurückkehren, sollte für eine gezielte Behandlung die Art der Erreger, ihre Zahl und Empfindlichkeit für Antibiotika in einer Urinuntersuchung ermittelt werden. Wiederkehrende Harnwegsinfektionen gehen zum Teil auf andere Keime zurück als einmalige. Möglicherweise werden weitere Untersuchungen nötig, um körperliche Gründe für die häufige Rückkehr der Infektionen (z. B. unerkannte Blasenentleerungsstörungen oder Zuckerkrankheit, Fehlbildungen) zu finden. Liegt hier nichts vor, können Antibiotika (Seite 46) Rückfällen vorbeugen. Die Mittel werden niedrig dosiert für drei bis zwölf Monate eingenommen. Trimethoprim ist für diesen Zweck „mit Einschränkung geeignet" und Nitrofurantoin „wenig geeignet", weil noch nicht ausreichend Studienergebnisse zu der Therapie vorliegen (Methodik der Bewertung unter www.medikamente-im-test.de). Lokale Anwendungen von Östrogen (Zäpfchen mit Estriol) können die Rückfallrate ebenfalls verringern. Für pflanzliche Mittel wie Extrakte aus Cranberry (Seite 44) und Bärentraubenblätter gibt es höchstens unsichere oder keine Belege für eine vorbeugende Wirkung. Sie gelten als „wenig geeignet", weil die Einnahme mit Risiken verbunden ist. Bärentraubenblätter können etwa Bauchschmerzen, Durchfall, Erbrechen und weiter Beschwerden auslösen. Bei anderen

Mitteln (L-Methionin) reichen die Daten für Empfehlungen noch nicht aus.

Impfung gegen Harnwegsinfektionen

Gegen Harnwegsinfekte sind Bakterienextrakte zur Immunstimulation oder Impfung erhältlich. Die Studiendaten reichen derzeit nicht aus, um die Wirkung abschließend zu beurteilen. Es gibt ein Extrakt zur Einnahme (Schluckimpfung) und eines, das in Muskeln gespritzt wird. Letzteres enthält inaktivierte Bakterien der fünf Hauptverursacher. In Patientenbeobachtungen trat bei mehr als der Hälfte der Geimpften im ersten Halbjahr nach der Behandlung keine Harnwegsinfektion auf. Bei anderen ließen Häufigkeit und Dauer nach. Häufigste Nebenwirkungen waren Schwellungen an der Einstichstelle, Rötungen, Schmerzen und Fieber. Die Kosten betragen 130 bis 150 Euro für die Grundimmunisierung (3 Injektionen). Hinzu kommen ca. 50 Euro für die alljährliche Auffrischung.

Die Krankenkassen tragen die Kosten in der Regel nicht, manche übernehmen Anteile. Vor- und Nachteile sind vor dem Hintergrund der unklaren Wirkstärke gründlich abzuwägen.

CRANBERRY – UNSICHERE BEERENKRAFT

Für Cranberryextrakte gibt es aus Studien schwache Hinweise auf eine vorbeugende Wirkung gegen Harnwegsinfektionen, für Cranberrysaft dagegen nicht. Die Extrakte, deren optimale Dosis unbekannt ist, können verstärkte Nierensteinbildung und Blutungen verursachen. Von einem Einsatz zur Vorbeugung ist abzuraten. Bei wiederkehrenden Harnwegsinfekten, bei denen die Datenlage zwar etwas positiver ausfällt, reichen die Ergebnisse dennoch für keine Empfehlung aus. Kaum oder keine verlässlichen Studien gibt es zu einheimischen Beeren (z. B. Preiselbeeren). Auf sie werden die angeblichen, aber unsicheren Eigenschaften der Cranberrys oft einfach übertragen.

Harnwegsinfektionen erkennen

Die Diagnose beginnt mit Fragen zur Art der Beschwerden beim Wasserlassen, zu Schmerzen, Jucken oder Brennen der Vagina, zu Trinkverhalten, Miktionshäufigkeit, Harntrübung wie -geruch und zu Risikofaktoren, die Komplikationen begünstigen (Anamnese). Mit einer Messung des pH-Werts (Säurewert) der Scheide oder einem Abstrich schließen Ärzte aus, dass die Scheidenflora krankhaft verändert ist. Wenn alles gegen eine Nierenbeteiligung und gegen eine komplizierte Infektion spricht, handelt es sich ziemlich sicher um eine unkomplizierte akute Blasenentzündung. Bei nicht schwangeren Frauen sind weitere Tests unnötig. Bei Schwangeren sollten eine körperliche Untersuchung und eine Urinuntersuchung mit Kultur erfolgen. Beide Untersuchungen finden oft auch statt, wenn Patientinnen das erste Mal die Praxis aufsuchen oder die Beschwerden erstmals aufgetreten sind.

Obere Harnwegsinfektionen

Weisen Symptome auf eine obere Harnwegsinfektion hin, also mit Nierenbeteiligung, untersuchen Ärzte normalerweise immer den Körper und Urin (Mikroskop und Kultur). Auf Bakterien deutet Nitrit im Urin hin. Finden sich da keine weißen Blutkörperchen (Leukozyten), ist eine Harnwegsinfektion ausgeschlossen. Bei unkomplizierten oberen Infektionen fordern die medizinischen Fachverbände, Nieren und bei Frauen nach den Wechseljahren auch die Blase mit Ultraschall zu untersuchen. Dort finden sich oft Ursachen für Harntransportstörungen, die Nierenbeckenentzündungen begünstigen.

Diagnose komplizierter Harnwegsinfektion

Bei komplizierten Harnwegsinfektionen finden neben grundlegenden Diagnoseverfahren häufig noch spezielle statt, zumindest Ultraschalluntersuchungen, häufig noch Harnröhren- und Blasenspiegelungen. Meistens geht es darum, mögliche Ursachen für Komplikationen zu erkennen oder auszuschließen, oder darum, Behandlungserfolge zu überprüfen.

INFO

Diagnose und Therapie in der Schwangerschaft

Harnwegsinfekte erhöhen möglicherweise die Gefahr für Komplikationen in und um die Schwangerschaft herum (z. B. Schwangerschaftsbluthochdruck, Frühgeburt, verringertes Geburtsgewicht, geburtsnaher Säuglingstod). Das Infektionsrisiko ist zwar nur leicht erhöht. Es steigt aber durch vorhergehende Harnwegsinfektionen oder Diabetes deutlich an. Außerdem entwickelt sich bei einer bis zwei von fünf Schwangeren aus einer asymptomatischen Bakteriurie (Seite 39) eine Nierenbeckenentzündung. Daher werden Schwangere routinemäßig auf Bakterien im Urin untersucht. Finden sich Bakterien, ist eine Einnahme von Antibiotika ratsam, auch wenn keine Beschwerden spürbar sind. Als Mittel der ersten Wahl gelten Wirkstoffe aus der Familie der Cephalosporine. Für die Urinuntersuchung reichen Teststreifen laut den medizinischen Fachgesellschaften nicht aus. Sie empfehlen mikroskopische Urinuntersuchungen und Urinkulturen mit Bestimmung der Empfindlichkeiten und Resistenzen von Erregern gegenüber Antibiotika. Nach der Therapie sollten weitere Urinkulturen klären, ob die Erreger wirklich beseitigt sind. Die Fachverbände raten schon bei geringem Verdacht auf Nierenbeckenentzündung zu Ultraschalluntersuchungen der Nieren und Harnwege.

BEHANDLUNG VON HARNWEGSINFEKTIONEN

Die Behandlung unterscheidet sich je nachdem, ob eine unkomplizierte Infektion der Harnwege, eine Nierenbeteiligung oder eine komplizierte Infektion vorliegt.

Viel Trinken kann ausreichen

Die meisten unkomplizierten Harnwegsinfektionen, die auf die Blase beschränkt sind, verschwinden innerhalb weniger Tage von selbst. Es besteht keine Gefahr für die Gesundheit. Weitere Mittel sind unnötig. Grundsätzlich unterstützt viel Flüssigkeit die Heilung. Günstig ist, täglich mindestens zwei Liter zu trinken, damit die Harnmenge auf jeden Fall 1,5 Liter beträgt. Bei Harndrang sollte man gleich zur Toilette gehen, auch wenn das Wasserlassen schmerzt. Manche Fachleute glauben, dass sich durch reichliches Trinken nahezu alle unkomplizierten Harnwegsinfektionen kurieren lassen: Antibiotika sollen die Genesung höchstens etwas beschleunigen. Bei bestimmten Erkrankungen (z. B. Herzinsuffizienz, eingeschränkte Nierenfunktion) können hohe Flüssigkeitsmengen den Körper stark belasten. Im Zweifel empfiehlt es sich, ärztlichen Rat einzuholen.

Rezeptfreie Mittel

Die Schmerzen lassen sich oft mit Schmerzmitteln und Wärme (z. B. Wärmflasche) lindern. Die Wirkung aller pflanzlichen Mittel (z. B. Extrakte aus Bärentraubenblättern, Goldrute, Brennnessel, Schachtelhalm etc.) gegen Harnwegsinfektionen oder zur „Harnwegsspülung" ist nicht ausreichend belegt. Sie gelten als „wenig geeignet".

Behandlung mit Antibiotika

Antibiotika kommen zum Einsatz, falls unkomplizierte Harnwegsinfektionen länger dauern oder wiederkehren, bei oberen Infektionen – besonders mit Nierenbeteiligung – und komplizierten Harnwegsinfekten. Die Behandlung dauert je nach Wirkstoff einen bis zehn Tage.

Die Wahl des Wirkstoffs hängt vom Gesundheitszustand der Erkrankten ab, der Art der Erreger und davon, wie verbreitet Resistenzen sind und welche Nebenwirkungen auftreten können. Oft fließt auch die Resistenzlage bei anderen Krankheiten ein, damit Problemkeime nicht unbeherrschbar werden, weil Unempfindlichkeiten überhandnehmen. Häufig beginnen Antibiotikatherapien vor der Erregerbestimmung. Hier wählt man Mittel, die jene Verursacher von Harnwegsinfekten am besten bekämpfen, die aktuell am weitesten verbreitet sind. Diese Erreger- und Resistenzsituation kann sich von Region zu Region unterscheiden und sich mit der Zeit ändern. Für alle Harnwegsinfektionen als „wenig geeignet" gelten die Antibiotika Neomyzin, Nitroxolin und die fixe Kombination von Nitrofurantoin mit Vitamin B_6 (Pyridoxin-Hydrochlorid).

PARADOXE ANTIBIOTIKAWIRKUNG

Obwohl Antibiotika gegen Harnwegsinfekte eingesetzt werden, erhöhen sie ihrerseits das Risiko für Harnwegsinfekte. Die Infektionen treten etwa zwei bis vier Wochen nach der Behandlung vermehrt auf. Wahrscheinlich begünstigt eine veränderte Scheidenflora ihre Entstehung.

Antibiotika bei unkomplizierten Infektionen

„Geeignet" für unkomplizierte Infektionen der Harnwege sind Trimethoprim und Nitrofurantoin, die drei bis sieben bzw. drei bis fünf Tage eingenommen werden. Eine längere Therapie erhöht die Wirkung normalerweise nicht, wohl aber das Risiko für Nebenwirkungen. Einige Fachleute befürchten, dass gegen Trimethoprim schon zu viele Bakterien resistent sind. Andere halten die Wirkung nach wie vor für ausreichend.

Weil es häufiger zu Nebenwirkungen führt, ist Cotrimoxazol – die Kombinationen von Trimethoprim mit Sulfamethoxazol – nur „mit Einschränkung geeignet" –, ebenso wie der Wirkstoff Fosfomyzin und Antibiotika aus den Familien der Chinolone und Cephalosporine. Um die Resistenzlage nicht zu verschlechtern, sollten andere Antibiotika bei Harnwegsinfekten nicht eingesetzt werden. So können die Stoffe weiterhin bei schweren inneren und komplizierten Infektionen wirken. Die medizinischen Fachgesellschaften beurteilen die Einmalgabe von 3000 Milligramm Fosfomyzin bei unkomplizierten Infektionen als Therapie der ersten Wahl.

Antibiotika erforderlich

Bei Infektionen der oberen Harnwege mit Nierenbeteiligung und bei komplizierten Infekten ist eine Antibiotikatherapie sinnvoll. Das eingesetzte Antibiotikum sollte sich danach richten, welche Erreger sich in der Urinuntersuchung fanden. Dann kommt prinzipiell eine Reihe an Wirkstoffen aus verschiedenen Familien in Betracht (Chinolone, Cephalosporine, Penizillin, Sultamizillin u. ä.). Die Auswahl erfolgt anhand von Verträglichkeit, Wirkungsspektrum, Wirkstärke und Resistenzlage.

DIE SEXTANER- ODER KONFIRMANDENBLASE

Als Personen mit Sextaner- oder Konfirmandenblase werden abschätzig oder spaßhaft solche Menschen bezeichnet, die sehr häufig Wasser lassen müssen, ohne ungewöhnlich viel zu trinken. Wenn keine organische Ursache existiert, ist die Sextanerblase eine überaktive Blase (Seite 73). Körperliche Gründe können Harnwegsinfekte, andere Entzündungen (z. B. interstitielle Zystitis, Seite 73), eine erhöhte Harnproduktion (Polyurie), geringes Fassungsvermögen der Blase oder eine verstärkte Wahrnehmung der Blasenfüllung sein.

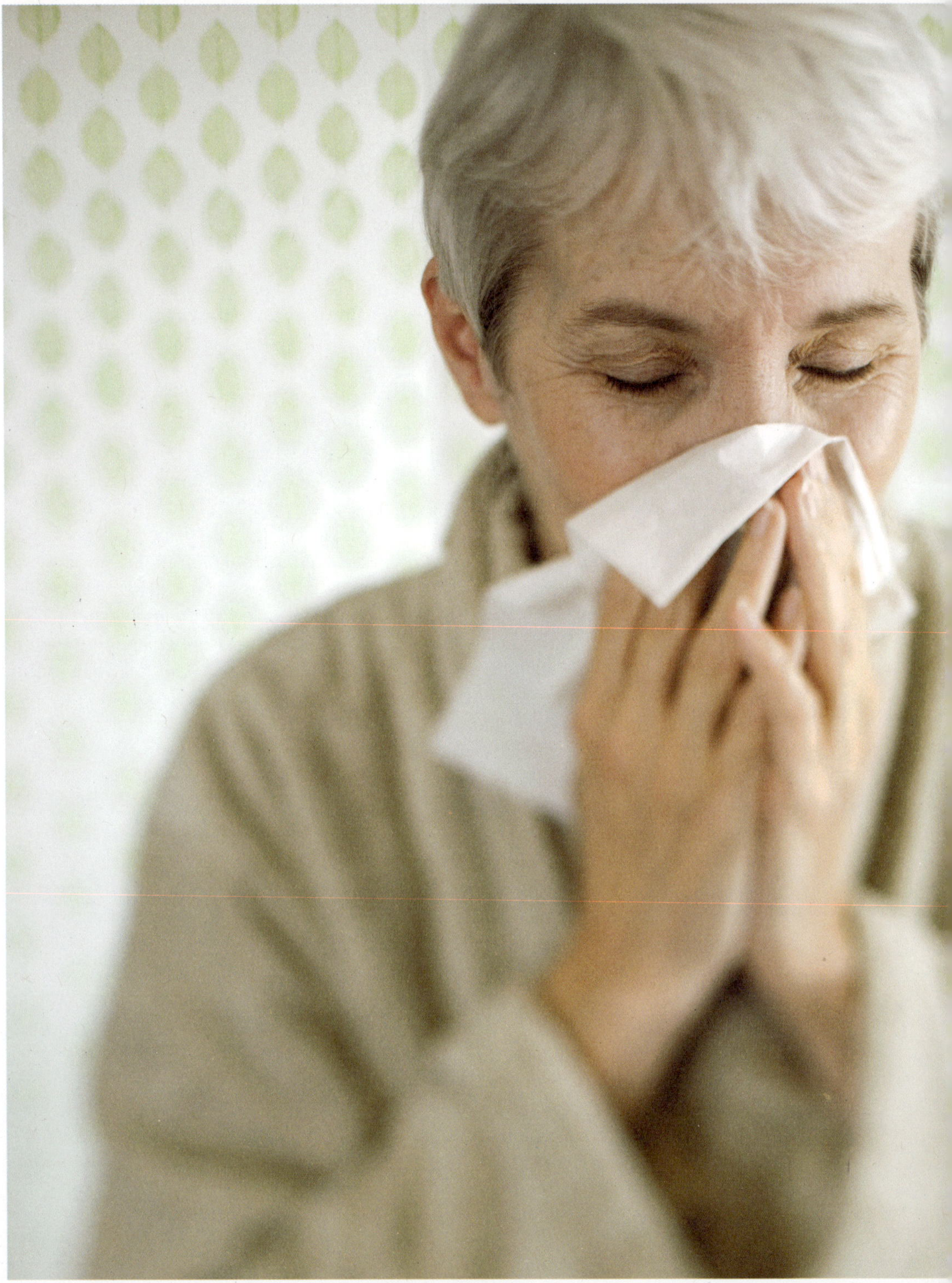

HEBEN UND NIESEN EIN PROBLEM?

Wenn beim Heben oder Husten Harn abgeht, liegt meistens Belastungsinkontinenz vor. Sie ist von allen Formen am weitesten verbreitet. Oft lässt sie sich aber mit Übungen und Medikamenten gut kontrollieren. Falls nicht, versprechen einfache Operationsverfahren hohe Aussichten auf Heilung.

BELASTUNGSINKONTINENZ IST VERBREITET

Belastungsinkontinenz (BI, früher Stressinkontinenz) ist die häufigste Form von Inkontinenz. Sie liegt bei etwa jeder zweiten inkontinenten Frau vor.

1,3 Millionen waren im Jahr 2008 gemäß des Statistischen Bundesamts betroffen. Vor dem 20. Lebensjahr entwickelt sich Belastungsinkontinenz nur selten. Ihre Häufigkeit nimmt ab dem 3. Lebensjahrzehnt zu und steigt mit dem Alter weiter, ebenso wie die Zahl der Frauen, die stark unter Belastungsinkontinenz leiden. Ihre wichtigsten, typischen Kennzeichen sind

- Harnverlust bei körperlicher Belastung, (z. B Heben, Husten und Niesen).
- Harnverlust kündigt sich nicht durch Harndrang oder andere Vorzeichen an.
- Die ausgetretene Menge ist meist gering, auch weil Betroffene den Harnverlust in der Regel stoppen können.

Diese Symptome treten in unterschiedlicher Stärke neben Drangbeschwerden auch bei Mischinkontinenz auf.

„STRESS" AUF ENGLISCH

Stress bedeutet auf Englisch „Druck", „Anspannung", aber auch „Belastung" und „Anstrengung". Im Deutschen steht Stress nur für psychischen Druck. Es könnte der Eindruck entstehen, Stressinkontinenz habe ausschließlich oder überwiegend psychische Ursachen. Um das zu vermeiden, bevorzugen viele deutsche Fachleute die treffendere Bezeichnung Belastungsinkontinenz.

ABGANG BEIM LACHEN

Wenn Harnverlust beim Lachen auftritt, kann eine „Giggle-Inkontinenz" (Seite 91) vorliegen – eine Variante der überaktiven Blase, die nur situationsbedingt erscheint. In diesem Fall ist der Harnverlust mit Harndrang verbunden, der bei einem Belastungsinkontinenz-Anfall durch Lachen ausbleibt.

Einteilung nach Schwere

Danach, wie intensiv die körperliche Belastung ist, bei der Harnverlust auftritt, unterscheiden Fachleute drei Schweregrade:

- Grad I: Harnverlust nur bei starker Drucksteigerung im Bauchraum (z. B. Husten, Niesen, Pressen, Lachen, Springen, Tragen, Heben schwerer Gegenstände)
- Grad II: Harnverlust bei mäßiger Drucksteigerung (z. B. Gehen, Aufstehen, Hinsetzen, Laufen, Treppensteigen)
- Grad III: Harnverlust schon bei sehr schwacher Drucksteigerung oder ganz ohne Druckanstieg wie im Liegen.

Als unkompliziert stufen Fachärzte eine Belastungsinkontinenz ein, wenn die Frau noch nicht wegen Inkontinenz operiert wurde, keinen Kinderwunsch hat, keine neurologischen Symptome vorhanden sind und mögliche Organsenkungen bisher keine Beschwerden auslösten. Trifft eines oder mehrere der Kriterien zu, gilt die Belastungsinkontinenz als kompliziert.

Woher kommt die Schwäche?

Bei Belastungsinkontinenz ist der Verschlussmechanismus der Blase zu schwach. Körperliche Belastungen wie Husten, Niesen und Pressen erhöhen den Druck im Bauchraum. Dieser Anstieg überträgt sich über das Bindegewebe passiv auf die Blase und im Normalfall auch auf Blasenhals und Harnröhre. Der Innendruck der Blase steigt ruckartig an, ohne dass sich die Blasenwandmuskulatur anspannt. Andererseits wird – übertrieben ausgedrückt – die Harnröhre zugedrückt, was ihre Verschlussfunktion verstärkt und Kontinenz bewirkt.

Bei Belastungsinkontinenz übertragen sich Druckanstiege im Bauchraum nur noch auf die Blase. Sie „drücken" die Harnröhre nicht mehr zusammen. Dafür ist meist ausschlaggebend, dass die Muskulatur des Beckenbodens und das Bindegewebe die Blase und Harnröhre nicht ausreichend stützen. Bei körperlicher Anstrengung können sich Blasenhals und Harnröhre verlagern (hypermobile Harnröhre) und absenken (Genitalsenkung, Seite 68). Die Druckübertragung auf die Harnröhre entfällt. Als Folge übersteigt der Innendruck der Blase den Verschlussdruck der Harnröhre, also die Kraft, mit der sie Harn zurückhalten kann. Sie hält dem Druckanstieg nicht mehr stand, und Harn tritt aus.

Anders kann mangelnder Halt durch den Beckenboden, eher aber Störungen der nervlichen Steuerung dazu führen, dass die Harnröhre unabhängig von ihrer Lage nicht genug Verschlussdruck aufbauen kann (intrinsische Sphinkterinsuffizienz, hypotone Urethra). Bei Druckanstieg tritt dann ebenfalls Harn aus. In schweren Fällen kann es zu dauerhaftem Harnverlust kommen. Eine hypotone oder im Extremfall atone Harnröhre (ohne Spannung) ist selten und schwieriger zu behandeln als eine Belastungsinkontinenz, die allein auf einen geschwächten Beckenboden zurückgeht.

Nach anderen Vorstellungen (Hängemattentheorie) stabilisiert die Vorderwand der Vagina die Harnröhre maßgeblich. Ist die Aufhängung der Vagina gelockert oder geschwächt, erfüllt sie diese Aufgabe nicht mehr: Die Harnröhre kann keinen ausreichenden Verschlussdruck aufbauen.

Eine dritte Theorie (Integraltheorie) weist mehreren Gruppen an Muskeln und Bändern im Unterleib wichtige Aufgaben zu, die von der Vagina koordiniert werden. Verliert die Vagina an Halt oder verändert ihre Lage, ist diese Koordination gestört und Belastungsinkontinenz eine mögliche Folge.

DIE RICHTIGE BEWEGUNG FINDEN

Personen, die körperlich inaktiv oder bettlägerig sind, tragen ein erhöhtes Risiko für Belastungsinkontinenz. Es sinkt aber nicht durch x-beliebige Bewegung: Eine Belastungsinkontinenz ist auch unter Sportlerinnen verbreitet. In Befragungen gab mehr als die Hälfte der Spitzenathletinnen an, bei sich Belastungsinkontinenz-Symptome zu spüren. Zwei von drei tragen deshalb Einlagen zum Schutz. Sportarten, die mit kurzen, starken Belastungen oder Stößen auf den Unterleib verbunden sind (z. B. Joggen, Aerobic, Volleyball, Trampolinspringen, Gewichtheben) gelten als nachteilig. Sportarten mit gleich bleibender Belastung oder sanften An- und Abstiegen (z. B. Schwimmen, Nordic Walking, Yoga, Radfahren, Gymnastik) sind günstig zur Vorbeugung. Am wirkungsvollsten ist es, die Muskulatur des Beckenbodens gezielt zu stärken (Seite 98).

Was den Beckenboden schwächt ...

Alles, was das Bindegewebe im Unterleib und die Beckenbodenmuskulatur strapaziert oder schwächt, erhöht das Risiko:

- Übergewicht (Seite 12)
- Wechseljahre, Hormonmangel und Alter (Seite 12).
- Geburtenzahl (Seite 12).
- Dauerhaftes Husten (Seite 14)
- Schwere körperliche Tätigkeiten (S. 14)
- Verstopfung und Pressen beim Stuhlgang und Wasserlassen (Seite 13)
- Bindegewebsschwäche (Seite 33)
- Körperliche Inaktivität (Seite 12)
- Medikamente können eine Belastungsinkontinenz begünstigen.

In einer Übersicht zur Inkontinenz hat das Robert-Koch-Institut Medikamente zusammengestellt, die das Leiden fördern können. Bei Belastungsinkontinenz sind das:

- ACE-Hemmer, Anwendung z. B. bei Herzschwäche, Hypertonie, befördern eine Belastungsinkontinenz zusätzlich, weil der Druck im Bauchraum infolge des ACE-Hemmer-Hustens zunimmt.

- Benzodiazepine, Anwendung z. B. bei Schlafstörungen, Angst, Nervosität, Muskelverspannungen, Epilepsie.
- Alpha-Blocker (Alpha-Sympatholytika), Anwendung z. B. bei Hypertonie, sowie Blasenentleerungsstörungen durch Prostatavergrößerung
- Einige Muskelrelaxanzien, Anwendung z. B. bei Muskelverspannungen.

Bewegung kräftigt den Beckenboden

Die Risikofaktoren zeigen die Möglichkeiten zur Vorbeugung gegen Belastungsinkontinenz: Sie bestehen darin, die Beckenbodenmuskulatur durch geeignete Bewegung zu kräftigen (Seite 98), Übergewicht zu vermeiden oder abzubauen, Rauchen einzustellen, chronischen Husten behandeln zu lassen, schwere körperliche Tätigkeiten richtig auszuüben (z. B. Anheben mit aufrechtem Oberkörper, schwere Gegenstände am Körper tragen), aber nicht dauerhaft, bei Stuhlgang und Wasserlassen nicht zu pressen und Verstopfung entgegenzuwirken, indem man sich ballaststoffreich ernährt und ausreichend trinkt.

WIE WIRD BELASTUNGSINKONTINENZ FESTGESTELLT?

Eine Belastungsinkontinenz ist durch typische Symptome gekennzeichnet. Sind nur sie vorhanden, aber keine weiteren Beschwerden, liegt der Fall ziemlich eindeutig. Um den Verdacht abzusichern, werden Ärzte dennoch Fragen stellen und einige Tests machen. Einzelheiten zu Diagnoseverfahren ab Seite 155.

In erster Linie geht es darum, mit üblichen Untersuchungen Punkte wie diese zu klären:

Wie stark und welcher Art sind die Beschwerden?

- Befragung oder/und Fragebogen (In welchen Situationen tritt Harnverlust auf? Welche Menge geht ab? Haben sich die Beschwerden im Lauf der Zeit verstärkt oder verändert? Sind möglicherweise doch andere Symptome vorhanden wie plötzlicher, unbändiger Harndrang oder Schwierigkeiten beim Wasserlassen?)
- Untersuchungen (Stress-, Vorlagentest)

Wie sehr stört die Belastungsinkontinenz im Alltag, wie schwer leiden Betroffene?

- Befragung oder/und Fragebogen zur Selbsteinschätzung
- Miktionstagebuch

Welche Behandlungen und Maßnahmen gegen Inkontinenz haben stattgefunden oder laufen aktuell?

- Befragung oder/und Fragebogen
- Unterlagen zu aktuellen und zurückliegenden Therapien

Welche Umstände könnten zur Belastungsinkontinenz beitragen oder bei ihrer Entstehung eine Rolle gespielt haben?

- Körperliche Untersuchung
- Allgemeine und urogynäkologische

Anamnese (Befragung oder/und Fragebogen zur allgemeinen Gesundheit, Erkrankungen im Unterleib einschließlich der Harnwege, von Stoffwechsel, Nervensystem und Herz-Kreislauf-System, Zahl der Geburten, Wechseljahre, Operationen etc.)

- Urogynäkologische Untersuchung (äußere Veränderungen der Genitalien, Beschaffenheit und Geschmeidigkeit der Vaginalwand, Senkung von Beckenorganen, Abtasten der Beckenbodenmuskulatur und Prüfung ihrer Stärke)
- Urinuntersuchung (z. B. auf Harnwegsinfektionen und Blut)
- Ultraschalluntersuchungen (Restharnbestimmung, Senkung von Beckenorganen, Steine, Verwachsungen und andere Veränderungen der Blase)
- Harnspeicherung, Blasenentleerung und Beschwerden dabei oder danach (Miktionstagebuch, gegebenenfalls urodynamische Untersuchungen).

Weiterführende Untersuchungen

Bei Restharn, Verdacht auf Fehlbildungen, Tumoren, Verletzungen im Unterleib, nach fehlgeschlagenen Behandlungen, Senkungen von Beckenorganen, wiederkehrenden Infektionen und zur Planung von Operationen können weiterführende oder spezielle Untersuchungen wie bildgebende Verfahren notwendig und sinnvoll sein.

- Urodynamische Untersuchungen (Seite 168) können helfen, objektive Befunde zu den Beschwerden und ihrer Stärke zu erhalten. Damit lassen sich teils Diagnosen eingrenzen und Zusammenhänge von körperlichen Veränderungen mit Symptomen erkennen. Verläuft etwa ein Stresstest positiv, aber der Blasenwandmuskel (Detrusor) bleibt in der Urodynamik beim Harnverlust inaktiv, erhärtet das die Diagnose Belastungsinkontinenz. Allerdings schwanken die Ergebnisse urodynamischer Untersuchungen von Person zu Person und bei Wiederholungen stark. Die Wirkung konservativer Therapien konnten sie in Studien nicht verbessern. Hier sind sie überflüssig. Die medizinischen Fachgesellschaften halten sie aber für notwendig vor operativen Eingriffen und wiederholten Operationen gegen Inkontinenz (Rezidiveingriffe). Sie raten besonders dann zu urodynamischen Tests, wenn Ergebnisse zu erwarten sind, die wichtige Faktoren offenbaren, um das beste Verfahren zu wählen, seine Erfolgsaussichten vorherzusagen und mögliche Komplikationen bei wie nach dem Eingriff auszuschließen (z. B. Symptome einer überaktiven Blase, Verdacht auf Blasenentleerungsstörungen, mangelnde Harnröhrenverschlussfunktion). Der Wert der Urodynamik für die Prognose von Behandlungserfolgen ist allerdings strittig.
- Ultraschall (Sonographie) des Damm- und Scheidenbereichs (Seite 159) gilt als unverzichtbar zur Planung von Inkontinenz-Operationen, bei wiedergekehrter Inkontinenz, bei Blasenentleerungsstörungen nach Operationen, bei schmerzhaftem Wasserlassen (Dysurie, Seite 36), bei sexuellen Funktionsstörungen und wenn erstmals Drangbeschwerden aufgetreten

sind. Ultraschall gibt Auskunft über Lage und Funktion von Blase, Harnröhre und Beckenbodenmuskulatur (Anspannungs- und Entspannungsfähigkeit), Harnröhrenbeweglichkeit und andere Faktoren, die sich auf die Wahl der OP-Methode und ihren Erfolg auswirken.

- Zystographie und Miktionszystourethrographie (Seite 167) sind zur Diagnose einer unkomplizierten Belastungsinkontinenz nicht erforderlich.
- Harnblasen- und Harnröhrenspiegelung (Urethrozystoskopie, Seite 167) sind dann ratsam, wenn entweder Drangbeschwerden, Blasenentleerungsstörungen oder wiederkehrende Harnwegsinfektionen vorliegen oder wenn Blut im Urin vorhanden ist. Sie liefern Hinweise auf viele körperliche Ursachen (Steine, Verengungen, Tumore, chronische Entzündungen und andere Veränderungen der Blasenschleimhaut etc.).

KONSERVATIVE THERAPIE DER BELASTUNGSINKONTINENZ

Zuerst versuchen Ärzte alle konservativen Mittel auszuschöpfen, um die Belastungsinkontinenz ohne Operationen in den Griff zu bekommen. Die Chancen stehen gut bei leichter bis mittelschwerer, unkomplizierter Form: Oft genügen Übungen oder Umstellungen im Lebensstil, um unfreiwilligen Harnverlust abzustellen oder stark zu verringern. Therapeutische Hilfsmittel, der Wirkstoff Duloxetin und örtlich wirkende Östrogene können ebenfalls nützlich sein. Andere Medikamente gelten bei Belastungsinkontinenz als ungeeignet.

Individuelle Faktoren entscheiden

Wie Ärzte bei der Behandlung vorgehen, hängt stark von individuellen Faktoren ab. Manchmal kann die Operation sogar erste Option sein – etwa wenn sich Organe stark gesenkt (Seite 68) haben und weitere Beschwerden außer Inkontinenz verursachen. Patientinnen sollten sich spätestens parallel zur Therapie bemühen, ungünstige Lebensumstände zu beseitigen oder abzuschwächen. Dazu gehört beispielsweise, belastende Tätigkeiten zu meiden oder mit geringerer Belastung auszuführen. Chronischer Husten muss behandelt werden. Sind zusätzlich Drangsymptome vorhanden (Mischinkontinenz, Seite 87), gestaltet sich die Therapie oft anders.

Stärkung des Beckenbodens

An den meisten Fällen der Belastungsinkontinenz ist eine Schwäche des Beckenbodens beteiligt. Sie lässt sich durch gezieltes Training der Beckenbodenmuskulatur verbessern oder beheben. Beckenbodentraining (Seite 98) ist deshalb häufig die erste Wahl unter den Therapiemöglichkeiten, auch nach Geburten und Operationen im Unterleib. Die medizinischen Fachgesellschaften empfehlen mindestens drei Monate unter fachlicher Anleitung und zusätzlichem Blasentraining. Beim Biofeedback-Training machen Apparate sicht- oder hörbar, wie kräftig Übende ihre Beckenbodenmuskulatur anspannen können. Auch mit Scheidengewichten (Seite 102) lässt sich die Kraft des Beckenbodens stärken. Elektrostimulation (Seite 81) ist ein Verfahren, das die Beckenbodenmuskulatur mit Stromimpulsen passiv trainiert.

Verringern des Körpergewichts

Übergewicht zählt zu den Risikofaktoren einer Belastungsinkontinenz und fördert, dass sich das Leiden verschlechtert. Entsprechend zeigten Studien: Wenn übergewichtige Frauen mit Belastungsinkontinenz 5 bis 10 Prozent abnehmen, kann sich die Häufigkeit ihrer unfreiwilligen Harnverluste mehr als halbieren! Die medizinischen Fachverbände empfehlen Frauen mit Übergewicht und BI, ihr Körpergewicht um mindestens 5 Prozent zu reduzieren – also bei 80 Kilo mindestens vier Kilo abzuspecken. Auch Beckenbodentraining trägt zur Fettverbrennung bei.

ÖSTROGEN-EINNAHME UND INKONTINENZ

Östrogene tragen maßgeblich zur Elastizität und Gesundheit der Schleimhäute im Genital- und Harntrakt bei sowie zur Verschlusskraft der Schließmechanismen des Harnapparats. Mit Anbruch der Wechseljahre sinkt der Östrogenspiegel stark. Die postmenopausale Hormonersatztherapie versucht diesen Verlust mit Hormonpräparaten zum Einnehmen auszugleichen und Wechseljahrbeschwerden zu lindern. Die Therapie hat in Studien mehrere negative gesundheitliche Effekte gezeigt – auch auf die Kontinenz: Sie verdoppelte die Zahl der von Inkontinenz betroffenen Frauen und verschlechterte das Leiden bei jeder dritten Frau, die schon vorher betroffen war.

Örtlich wirkende Östrogene

Östrogene, die weiblichen Sexualhormone, spielen eine wichtige Rolle für die Verschlussmechanismen des Harntrakts. Östrogenmangel kann zu Inkontinenz führen. Bei einem erwiesenen Mangel und bei allen betroffenen Frauen nach den Wechseljahren kommen daher Behandlungen mit Östrogenpräparaten zur örtlichen Anwendung in der Scheide (z. B. Zäpfchen, Cremes) in Betracht. Sie können Inkontinenz lindern oder heilen, unabhängig davon, ob die Vaginalschleimhaut bereits durch Hormonmangel verändert ist. Die Mittel verbessern das Scheidenmilieu und die Durchblutung der vaginalen Schleimhäute – sie kräftigen die Vagina. Weil die Hormone gegen Inkontinenz nur örtlich angewandt werden, sind unerwünschte Wirkungen in der Regel schwach. Einige Patientinnen gaben an, dass ihre Brust während der Behandlung zeitweise spannte. Je nach Bedarf wenden Patientinnen die Mittel täglich, mehrfach wöchentlich oder nur in bestimmten Situationen an. Im Gegensatz zu örtlichen haben sich Östrogenpräparate zum Einnehmen, die also im ganzen Körper wirken (systemische Anwendung), in Studien ungünstig auf Kontinenz und Inkontinenz ausgewirkt (Seite 55).

Duloxetin

Der Serotonin-Noradrenalin-Wiederaufnahmehemmer Duloxetin ist für die Behandlung von Belastungsinkontinenz „mit Einschränkung geeignet" (Methodik unter www.test.de). Er sorgt dafür, dass die Botenstoffe Serotonin und Noradrenalin länger wirken, weil die Zellen, die sie ausgeschüttet haben, die zwei Substanzen nicht so schnell wieder aufnehmen. An den Empfängerzellen läuft eine stärkere Reaktion ab. Serotonin und Noradrenalin sind an der Regulation einiger Schließmuskeln beteiligt. Durch die Wirkung von Duloxetin spannt sich der Harnröhrenschließmuskel so an, dass er Druckanstiege im Bauchraum eher aushält. In mehreren Studien verringerte Duloxetin die Häufigkeit von Attacken bei Belastungsinkontinenz und Dranginkontinenz. Die medizinischen Fachgesellschaften empfehlen das Mittel jenen Frauen, die Inkontinenzbeschwerden vorübergehend bessern wollen. Das Medikament, das auch bei Männern wirkt (siehe Seite 139), hat allerdings häufig unangenehme Nebenwirkungen – besonders Übelkeit, aber auch Erbrechen, Verstopfung, Schwindel, Schlaflosigkeit und Müdigkeit. Die Behandlung sollte deshalb einschleichend mit langsam ansteigenden Dosen beginnen. Viele Fachleute raten auch dazu, sie mit abnehmenden Dosierungen zu beenden. Wegen der Nebenwirkungen bricht eine von vier Patientinnen die Therapie rasch ab. Ein Jahr nach Behandlungsbeginn nimmt weniger als die Hälfte das Mittel noch.

Behandlung und Alltagshilfe

Einige Gegenstände können eine leichte bis mittlere Belastungsinkontinenz „abstellen" oder deutlich bessern. Auch bei Organsenkungen (Seite 68) sind sie oft hilfreich. Manche Betroffene tragen sie dauerhaft und sind damit kontinent oder lindern Senkungsbeschwerden. Andere setzen sie zu bestimmten Gelegenheiten (z. B. Sport, Husten, Erkältung) ein. Die Objekte gehören zu den „Behandlungsmöglichkeiten". Ebenso zählen sie zu den „Hilfsmitteln", die Betroffenen den Alltag erleichtern und ihre Lebensqualität erhöhen. Sie können eine Aktivierung der Beckenbodenmuskulatur unterstützen, aber kein fachlich betreutes Beckenbodentraining ersetzen. Ist der Einsatz medizinisch begründet, übernehmen gesetzliche Kassen die Kosten oder Teile (Seite 137).

Scheidenpessare

Viele Frauen kennen Pessare als mechanische Verhütungsmittel in verschiedenen Formen (Diaphragma, Portiokappe, Spirale/Intrauterinpessar). Pessare können ebenfalls krankhafte Senkungen der Gebärmutter oder Scheide mechanisch korrigieren (Seite 134). Bei Belastungsinkontinenz kommen sie hauptsächlich zum Einsatz, wenn sich Blase oder Harnröhre wegen Beckenbodenschwäche gesenkt haben. In der Scheide stützen Pessare durch ihre anatomische Form die Scheidenwand. Sie heben die Blase und üben leichten Druck auf die Harnröhre aus. Dadurch bessert sich Belastungsinkontinenz in vielen Fällen erheblich. Bei leichten bis mäßigen Schweregraden versprechen Pessare oft raschen Erfolg. Vergleiche der Wirksamkeit mit anderen konservativen Methoden gibt es nicht. Pessare eignen sich, wenn Organsenkungen nicht operativ korrigiert werden müssen, Operationen unwillkommen (z. B. Familienplanung) oder zu riskant (z. B. hohes Alter) sind. Unerwünschte Erscheinungen können Ausfluss, Entzündungen, Infektionen und auf Dauer Druckgeschwüre sein. Letzteren beugt eine nächtliche Entnahme vor, den anderen Nebenwirkungen regelmäßige Wechsel und Säuberungen. Die Pessare gegen Inkontinenz bestehen heute vorwiegend aus Silikon oder Kunststoff. Am weitesten verbreitet sind schalen-, ring- und würfelförmige Gebilde in unterschiedlichen Größen und teils auch Längen. Wichtig ist, dass erfahrene Ärzte die Form und Größe individuell anpassen und Patientinnen in den Umgang damit einweisen. Viele Fachleute raten dazu, zunächst das kleinste Pessar zu wählen, das zuverlässig festsitzt. Wenn es die Beschwerden nicht befriedigend lindert, erfolgt üblicherweise ein Wechsel auf die nächste Größe. Er kann ebenso nötig werden, wenn sich umliegendes Gewebe durch Pessare gedehnt hat. Von Größe und Form hängen die Erfolgsaussichten und die Bequemlichkeit ab. Pessare dürfen nicht drücken. Anwenderinnen können sie nach Bedarf tragen, also nur zu bestimmten Anlässen (z. B. Sport, Erkältung) oder dauerhaft mit Unterbrechungen: Pessare müssen regelmäßig gewechselt werden, was die meisten Patientinnen selbst erledigen. Sie entnehmen Pessare üblicherweise abends, reinigen sie gründlich mit warmem Wasser – eventuell zusätzlich mit milder Seife – und führen sie morgens nach dem ersten Wasserlassen wieder ein. Dabei sollten die Hände sauber sein. Von ihnen und den Pessaren sind alle Seifenreste zu entfernen. Nach Scheideninfekten kann man Pessare zur Sterilisation auskochen. Vor dem Einführen bestreichen Patientinnen das Pessar mit einem Gleitgel oder oft auch einem östrogenhaltigen Gel. Würfelpessare, die häufig mit örtlichen Östrogenbehandlungen kombiniert werden, haben wie Tampons einen Rückholfaden, der den Wechsel erleichtert. Ring- und Schalenpessare sind etwas schwieriger im Umgang. Manche Pessare können ohne Wechsel länger in der Scheide bleiben (z. B. Siebschalen-Pessare), was bei eingeschränkter Beweglichkeit günstig ist. Dann sind regelmäßige Kontrolltermine beim Arzt nötig. Je nach Häufigkeit der Anwendung halten Pessare sechs bis neun Monate. Verfärbungen sind unbedeutend. Wenn das Pessar oberflächliche Risse bekommt, ist ein Austausch ratsam.

Vaginaltampons

Vaginaltampons, die Kontinenz herstellen sollen, sind quasi kleine Vaginalpessare mit Sonderfunktion. Wie Pessare wirken sie durch ihre Form. Gleichzeitig haben Vaginaltampons noch eine geringe Saugfunktion: Sie fangen kleine Mengen verlorenen Harns auf und verteilen, wenn sie damit bestrichen sind, östrogenhaltige Gele gut in der Scheide. Vaginaltampons sehen ähnlich aus wie übliche Tampons, bestehen aber aus einem schwammartigen Kunststoff, der sich bei Feuchtigkeit ausdehnt. Vollgesaugte Vaginaltampons kann man unter fließendem Wasser auswaschen. Abends sollten sie mit heißem Wasser ohne Zusätze gereinigt werden. Einige Hersteller empfehlen, die Hilfsmittel anschließend auszudrücken, für mehrere Minuten in Essigwasser zu legen, erneut auszudrücken und über Nacht trocknen zu lassen. Dann können Frauen einen Vaginaltampon ungefähr eine Woche lang verwenden, aber für maximal 16 Stunden pro Tag. Viele Frauen mit leichter bis mäßiger Belastungsinkontinenz setzen sie eher für bestimmte Situationen ein (z. B. Sport, Husten). Die Zufriedenheit mit den kleinen, handlichen, diskreten Hilfsmitteln ist bei vielen Benutzerinnen hoch.

Harnröhrenpessar

Ist eine zu bewegliche (hypermobile) Harnröhre Ursache der Belastungsinkontinenz, kann ein Harnröhrenpessar (Urethra-Pessar) infrage kommen. Es wird auch in die Scheide eingeführt, besitzt aber eine Verstärkung, die in korrekter Position direkt unter der Harnröhre liegt. So stabilisieren diese Pessare die Harnröhre auch bei Belastung. Das Einführen, Positionieren und Entfernen gilt als einfach.

OPERATIVE BEHANDLUNG VON BELASTUNGSINKONTINENZ

Wenn konservative Methoden keine ausreichende Besserung bringen, stehen mehrere operative Verfahren zur Verfügung. Das Grundprinzip und der Ablauf der Methoden, die derzeit als aussichtsreich gelten, stellt der folgende Abschnitt vereinfacht dar. Lange galten Eingriffe wie die Blasenhebung (Kolposuspension), bei denen Ärzte den Blasenhals anheben, als Goldweg in der operativen Therapie. Diese Rolle haben heute Implantationen von Vaginalbändern übernommen. Fachleute führen den Eingriff, bei dem sie die Harnröhre anheben, seit Mitte der 1990er durch. In Langzeitstudien haben die Bänder gut und anhaltend gewirkt. Der Eingriff dauert kürzer, ist weniger invasiv als die Blasenhebung. Er gilt als etwas sicherer und die Patientinnen erholen sich ein bisschen schneller. In Vergleichsstudien liefern beide Verfahren ähnliche Erfolgsraten. Allerdings ist die Blasenhebung, die schon seit den 1960ern durchgeführt wird, besser untersucht als die jüngeren Methoden. Dennoch ziehen viele Fachleute andere Verfahren als die Bandeinlage nur noch in Betracht, wenn eine Implantation von Vaginalbändern unmöglich ist oder wenig aussichtsreich erscheint.

Allgemeine Operationsrisiken

Trotz aller Vorsichtsmaßnahmen bringt jede Operation Risiken mit sich – spezifische, die sich von Methode zu Methode unterscheiden, und allgemeine, die mit allen Eingriffen einhergehen:

- Nachblutungen, Blutergüsse, Schwellungen
- Örtliche Schmerzen und Taubheitsgefühle
- Wundinfektionen
- Selten Bildung von Blutgerinnseln (Thrombose), die Gefäße verstopfen können (Embolie), was in der Lunge (Lungenembolie) lebensgefährlich werden kann
- Bei Vollnarkose noch Übelkeit oder Erbrechen als unerwünschte Wirkung von Narkosemitteln, Schluckbeschwerden, Halsreizung und Heiserkeit durch den Intubationsschlauch
- Je nach Veranlagung noch Wundheilungsstörungen, Narbenbildung und selten allergische Reaktionen.

Vaginalbänder

Die Einlage von Vaginalbändern (Schlingen, suburethrale Bänder) gilt heute als beste Möglichkeit zur operativen Behandlung der Belastungsinkontinenz. Die minimalinvasiven Eingriffe (Schlüssellochverfahren) finden bei der großen Mehrheit der Frauen statt, die wegen Belastungsinkontinenz operiert werden. Die medizinischen Fachgesellschaften raten dazu, unter den möglichen Eingriffen die Einlage von Vaginalbändern zuerst anzubieten – falls keine medizinischen Gründe dagegen sprechen. Der Name stammt daher, dass Ärzte die Bänder über einen kleinen Schnitt in der Scheidenwand einführen (vaginaler Eingriff). Sie implantieren die Kunststoffbänder aus Polypropylen, aber nicht in die Vagina, sondern legen sie unter der Harnröhre (suburethral) ein. Hier ersetzen sie die natürlichen Bänder, die an Haltekraft eingebüßt haben. Die Harnröhre erhält wieder ausreichend Stützung und kann Druckanstiegen bei Belastung widerstehen. Vaginalbänder werden weder angeklebt noch vernäht. Sie haften wegen ihrer Netzstruktur von selbst am Gewebe und verbinden sich mit ihm. Nach spätestens drei Monaten sind sie vollständig eingewachsen.

Erfolgsaussichten und Voraussetzungen

Nach dem Eingriff bezeichnen sich fast neun von zehn Patientinnen selbst als geheilt. So sehen das mehr als drei von zehn Operierten noch nach elf Jahren. Bei etwa einer von zwanzig bringt der Eingriff jedoch keine Besserung. Die volle Wirkung stellt sich erst nach etwa sechs Wochen ein. Die Erfolgsaussichten lassen sich durch Stresstests mit Reposition (Sei-

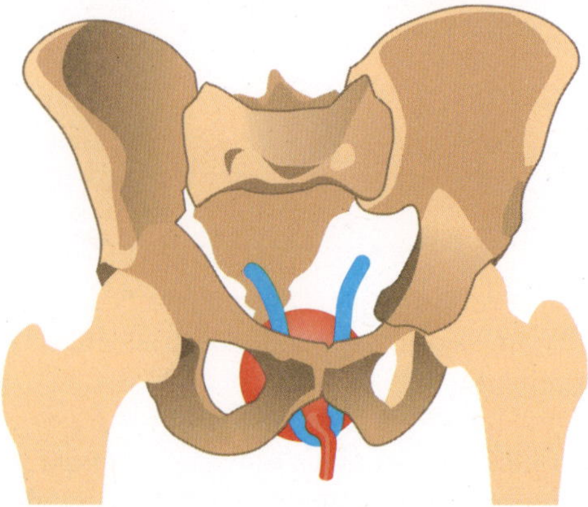
TVT

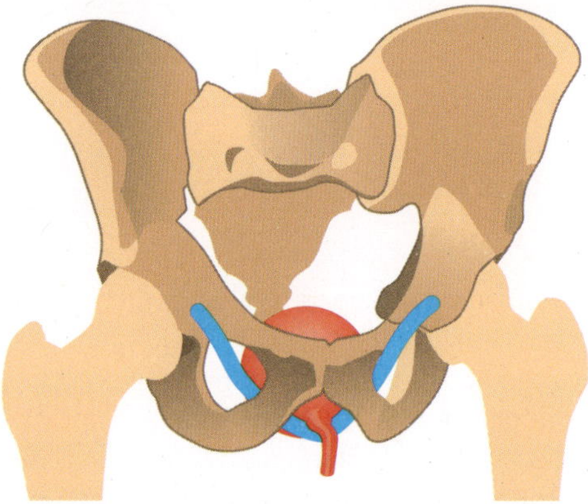
TOT

te 160) vor und während der Operation abschätzen. Mögliche Gründe für ein Versagen können besondere körperliche oder funktionelle Beeinträchtigungen sein wie beispielsweise Zuckerkrankheit (Diabetes mellitus), Bandscheibenvorfälle und neurologische Erkrankungen (z. B. Morbus Parkinson, Multiple Sklerose). Auch Übergewicht und Dranginkontinenz schmälern die Erfolgschancen. Drangbeschwerden (Mischinkontinenz) sollten vorab behandelt worden sein. Wenn eine Schwangerschaft besteht oder geplant ist, kann die Operation nicht stattfinden. Vor dem Eingriff müssen bestimmte Diabetesmittel und Medikamente, welche die Blutgerinnung hemmen (z. B. Azetylsalizsäure), gegebenenfalls abgesetzt werden. Bei ausgeprägten Organsenkungen im Beckenbereich oder Verletzungen der Harnröhre ist eine besonders sorgfältige Diagnose nötig, um die Erfolgsaussichten genauer zu beurteilen. Belastungsinkontinenz verschwindet nicht immer, nachdem Organsenkungen operativ korrigiert wurden.

TVT und TOT – zwei Operationsverfahren

Ärzte können Vaginalbänder auf zwei Wegen anbringen. Geschieht das über die Scheide, spricht man vom Tension Free Vaginal Tape (Abk. TVT) Verfahren.

Bei der Transobturatorischen Technik (Abk. TOT) gelangt das Band durch einen Hüftmuskel in den Körper, der zur Innenseite der Oberschenkel hinabläuft (Musculus obturator). Auch die endgültige Lage des Bandes unterscheidet sich. TVT ist das ältere Verfahren. Es geht mit einem höheren Risiko für Verletzungen von Blase, Darm oder Blutgefäßen während des Eingriffs einher als TOT. Bei dieser Technik besteht nach einer Operation langfristig eine höhere Wahrscheinlichkeit für Schmerzen und sexuelle Funktionsstörungen (Schmerzen beim Verkehr, ausbleibender Orgasmus).

Die Erfolgsraten der Verfahren sind ungefähr vergleichbar. Bei den häufigsten Ursachen der Belastungsinkontinenz – hypotone und hypermobile Harnröhren – zeichnen derzeit leichte Vorteile für die TVT ab, was die Erfolgsdauer angeht. Allerdings liegen zur TOT weniger Langzeitdaten vor. Bei alten Patienten mit mehreren Begleiterkrankungen raten die medizinischen Fachverbände zur TOT. Beide Eingriffe dauern selten länger als 30 Minuten.

Vor der Operation

Besondere Vorbereitungen sind nicht nötig. Patientinnen erhalten spätestens am Tag vor der Operation eine Aufklärung über Ablauf, Erfolgsaussichten und Risiken. Der Eingriff kann unter örtlicher Betäubung, Betäubung des Unterleibs durch Injektion eines örtlichen Betäubungsmittels in die Lendenwirbelregion (Rückenmarksbetäubung, Spinalanästhesie) oder unter kurzer Vollnarkose stattfinden. Patientinnen müssen für den Eingriff nüchtern sein. Gegen Infektionen erhalten sie vorbeugend Antibiotika und weitere Medikamente gegen Blutgerinnsel (Thrombose). Direkt vor dem Eingriff wird das Arbeitsfeld rasiert und desinfiziert.

Ablauf der TVT-Operation

Zunächst legen Ärzte einen Katheter durch die Harnröhre zur Blase und machen zwei kleine Skalpellschnitte in die Bauchdecke oberhalb des Schambeins. Als Nächstes schneiden sie in die Haut der vorderen Scheidenwand unterhalb der Harnröhrenöffnung ein. Sie präparieren die Harnröhre und die Kanäle frei, in die sie später das Band legen. Dieses gelangt mit einem Operationsdorn (Trokar) durch die Scheidenwand in den Körper. Die Ärzte platzieren es unter der Harnröhre. Beidseitig davon verläuft das Band u-förmig aufwärts durch den Raum hinter dem Schambein, bis seine Enden schließlich etwas aus den Schnitten in der Bauchdecke herausragen. Daran können Ärzte die Spannung einstellen. Sie gilt als optimal, wenn im Ruhezustand keine Spannung vorliegt, die Harnröhre bei Belastung aber ausreichend Halt bekommt, sodass kein Harn austritt. Um das zu garantieren, finden teils mehrfach Stresstests (Seite 160) und Kontroll-Blasenspiegelungen statt (Seite 167). Letztere schließen zudem aus, dass Blase oder Harnröhre verletzt wurden. Innere Wunden schließen die Ärzte mit Fäden, die sich auflösen; äußere vernähen sie. Zuletzt legen sie Vaginaltamponaden.

Ablauf der TOT-Operation

Der Ablauf des TOT-Verfahrens sieht grundsätzlich ähnlich aus. Allerdings setzen die Ärzte ihre Skalpellschnitte woanders und legen andere Kanäle an, durch die das Band am Ende nahezu waagerecht von der Harnröhre seitlich zum Becken läuft. Weil die Verletzungsgefahr beim TOT-Eingriff kleiner ist, sind routinemäßige Kontroll-Blasenspiegelungen verzichtbar. Sie finden nur statt, wenn Schwierigkeiten auftreten.

Nach dem Eingriff

Am Tag nach der Operation werden Tamponaden und Blasenkatheter entfernt. Die Patientinnen sind wieder komplett selbstständig. Sie führen ein Miktionsprotokoll und lassen mehrfach ihren Restharn mit Ultraschall bestimmen. Gemeinsam mit dem Fachpersonal planen sie einen Zeitpunkt für die Entlassung.

Vorübergehend können nach der Operation Schmerzen in der Schnittgegend (Schambeinfuge, Oberschenkel) auftreten. Die kleinen Einschnitte hinterlassen normalerweise keine Narben, die länger sichtbar sind. Möglicherweise müssen Patientinnen allerdings für wenige Tage Schmerzmittel einnehmen und eventuell Antibiotika. Nach ein paar Wochen können sich in der Scheide Stücke von Fäden finden, die sich auflösen. Das ist kein Grund zur Beunruhigung, ebenso wenig wie der verstärkte Ausfluss, der um diese Zeit vorübergehend auftreten kann. Spezielle Maßnahmen zur Rehabilitation sind nicht nötig. Viele Ärzte raten zu Beckenbodengymnastik und zu einer lokalen Behandlung der Scheide mit Östrogen für acht bis zwölf Wochen. Meistens schreiben sie Patientinnen für zehn bis 14 Tage krank. Der Zeitraum hängt vom Beruf und seinen Belastungen ab. Etwa vier Wochen nach den Eingriffen finden Kontrolluntersuchungen statt.

INFO Schonung nach der OP?

Der Unterleib soll sich von Operationen gegen Inkontinenz erholen. Dafür empfehlen viele Ärzte den Patientinnen etwa Auszeiten bei Tätigkeiten wie schwerem Heben, Sex und Sport. Die Maßnahmen schränken die Lebensqualität ein. Ihre schützende Wirkung ist nicht immer erwiesen, weshalb die Arbeitsgemeinschaft der Wissenschaftlichen Medizinischen Fachgesellschaften (AWMF) teils andere Ratschläge gibt.

- **Heben:** Statt in den ersten zwei bis vier Wochen höchstens Lasten bis fünf Kilo zu heben, empfiehlt die AWMF eine Anleitung durch Physiotherapeuten. Damit können Heben und andere Aktivitäten schonender ausgeführt werden. Der Druckanstieg beim Heben ist nicht größer, als wenn man vom Bett oder aus einem Stuhl aufsteht.
- **Sport:** Hier fehlen Daten, die den Einfluss verschiedener Sportarten auf die Heilung zeigen. Deshalb gilt das Gleiche wie beim Heben – extreme Belastungen sind zu vermeiden, aber übliche möglich, sofern sie richtig ausgeführt werden. Pensum und Intensität hängen von der Sportart ab. Joggen und Radfahren gelten als ungünstig.
- **Sex:** Verzicht auf Geschlechtsverkehr für zwei Wochen oder länger ist sinnvoll, weil sonst Wundinfektionen auftreten und Nähte aufgehen können.
- **Ernährung und Stuhlgang:** Eine Ernährung, die den Stuhl weich hält und Pressen beim Stuhlgang überflüssig macht, ist nicht zwingend, aber auch kein Nachteil.
- **Baden:** Duschen ist jederzeit erlaubt. Vollbäder, Schwimmen und Saunabesuche sollten für einige Zeit unterbleiben.
- **Menstruation:** Vorlagen sind für den Zeitraum der Abheilung günstiger als Tampons.

Operationsrisiken

Neben den Operationsrisiken bringen TVT und TOT spezifische Risiken mit:

- Neu auftretende Miktionsbeschwerden, wenn das Band nicht völlig spannungsfrei liegt (Drangbeschwerden oder Dranginkontinenz, Unfähigkeit die Blase trotz Harndrangs zu entleeren, erneute Inkontinenz, Beschwerden durch Abflussbehinderung)
- Auflösung (Erosion) und/oder Wanderung von Bandmaterial in die Harnröhre, Blase oder Scheidenwand
- Wundinfektion
- Verletzung von Blase, Harnröhre, Blutgefäßen oder anderen benachbarten Strukturen im Verlauf der Operation (bes. TVT)
- Sexuelle Funktionsstörungen (Dyspareunie), Verletzungen der Vagina (TOT).

Sonderform I: Minischlingen

Eine besondere, moderne Form ist die Einlage von Minischlingen (Single-incision-slings). Der Eingriff ist noch weniger invasiv. Er erfordert nur einen Einschnitt. Die Bänder sind kürzer und durchlaufen nicht das Gewebe hinter dem Schambein beziehungsweise einen Oberschenkelmuskel. Der Blutverlust bei der Operation ist geringer und Schmerzen danach sind seltener als bei TVT/TOT.

Die Erfolgsraten gleichen sich im ersten Jahr. Es gibt aber noch keine Daten dazu, ob Minischlingen auf Dauer gleichwertig zu TVT/TOT sind. Wegen dieser Unsicherheit raten die medizinischen Fachgesellschaften eher zu üblichen suburethralen Schlingen.

Sonderform II: Justierbare Schlingen

An justierbaren Schlingen lässt sich die Spannung während und nach der Operation verstellen. Das soll die Fälle verringern, bei denen durch zu geringe oder zu hohe Spannung des Bandes eine Belastungsinkontinenz bestehen bleibt oder Blasenentleerungsstörungen auftreten. Zur Wirksamkeit der verstellbaren Schlingen gibt es bisher nur wenige, schwache Daten. Es ist nicht erwiesen, dass die TVT/TOT überlegen sind, und die medizinischen Fachgesellschaften empfehlen sie derzeit nur zu Studienzwecken.

Blasenhebung

Bei einer Blasenhebung (Kolposuspension, Suspensionsplastik) heben Ärzte den Blasenhals und die Vorderwand der Scheide in einer Operation an. Diesen Zustand fixieren sie, indem sie die gehobenen Organteile mit nichtauflösenden Fäden an anderen Körperstrukturen aufhängen. Ein Ende der Fäden wird an der Scheidenvorderwand rechts und links seitlich vom Blasenhals befestigt. Die anderen Enden vernähen die Ärzte oberhalb an einem Band auf der Rückseite des Schambeins (retropubische Kolposuspension oder Schlingenplastik nach Burch) oder an anderen Stellen. Die Ansatzpunkte unterscheiden sich bei verschiedenen Verfahren zur Blasenhebung. Schließlich kommen Scheide und Blasenhals dauerhaft in eine Position, in der sich Druck besser von der Blase auf die Harnröhre überträgt und sie verschließt.

Um die Zeit der Genesung, des Krankenhausaufenthalts und der Katheterisierung zu verkürzen, haben Mediziner neben dem herkömmlichen ein Schlüssellochverfahren entwickelt. Beiden gehen übliche Operationsvorbereitungen mit Infektions- und Thromboseprophylaxe voraus (Seite 61). Blasenhebungen können wie TVT/TOT Erfolgsraten um 90 Prozent erreichen. Auch fünf Jahre nach den Eingriffen sind die Ergebnisse vergleichbar. Allerdings treten infolge von Blasenhebungen eher Blasenentleerungsstörungen und neue Drangsymptome auf. Daher empfehlen die medizinischen Fachgesellschaften die Eingriffe nur dann, wenn eine Einlage von Vaginalschlingen nicht möglich ist.

Offene Blasenhebung

Für die offene Blasenhebung (laparotomische Kolposuspension) erhalten Patientinnen meist eine Vollnarkose, seltener eine Rückenmarksbetäubung. Zudem bekommen sie einen Blasenkatheter gelegt. Etwa zwei Finger oberhalb vom Schambein machen Ärzte einen Schnitt in die Bauchdecke (Laparotomie). Durch diesen Zugang legen sie die Strukturen und Gewebe frei, an denen sie Fäden befestigen wollen – die Vorderwand der Scheide und den Blasenhals. Dann hängen die Ärzte die Scheidenwand im Bereich des Blasenhalses locker auf. Sie wird über Fadenschlingen an Bandstrukturen des Schambeins befestigt und so der „gehobene" Zustand fixiert. Zuletzt schließen Ärzte die Öffnung in der Bauchdecke. Nach rund 45 Minuten ist der Eingriff beendet. Üblicherweise bekommen Operierte einen suprapubischen Katheter (Seite 124) gelegt, mit dem sie ab dem dritten Tag nach der Operation am Blasentraining teilnehmen können. Das vermeidet Blasenentleerungsstörungen. Der Krankenhausaufenthalt nach Kolposuspensionen dauert in der Regel 5–7 Tage. Der Katheter bleibt bis zur Entlassung liegen.

Minimalinvasive Blasenhebung

Beim Schlüssellochverfahren (laparoskopische Kolposuspension), der Blasenhebung mittels Bauchspiegelung (Laparoskopie), erfolgt zuerst nur ein kleiner Schnitt am Bauchnabel. Alternativ können Ärzte einen Zugang zwischen Schambein und Blase schaffen. Durch die Öffnung führen sie ein spezielles Endoskop (Laparoskop) mit Kamera ein.

Auf Monitoren können sie das Operationsgebiet genau inspizieren und den Eingriff vorbereiten, indem sie benötigte Strukturen frei präparieren. Zur Verbesserung der Sicht kommt oft etwas Gas in den Bauchraum (Kohlendioxid). Die medizinischen Werkzeuge zur Anhebung von Blasenhals und Scheidenvorderwand brauchen zusätzliche Zugänge zum Bauchraum. Darum bringen die Ärzte weitere kleine Schnitte an.

Heute unterstützen mitunter Operationsroboter die Operateure bei dem Eingriff. Sie vernähen abschließend alle inneren und äußeren Schnitte. Die Operation dauert um 45 Minuten.

Schon zu Beginn der Operation erhalten die Patientinnen einen Blasenkatheter, der nach dem Eingriff noch ein bis zwei Tage liegen bleibt. In dieser Zeit werden die Patientinnen stationär überwacht. Anschließend können sie die Klinik verlassen, wenn alles normal verlaufen ist. Gegenüber der offenen Blasenhebung ist die Genesungszeit kürzer. Die Liegezeiten und Verweildauern der Katheter sind annähernd gleich.

Operationsrisiken

Neben den allgemeinen Operationsrisiken bringen Blasenhebungen noch weitere spezifische Risiken mit:

- Verletzungen (Blase, Harnröhre, selten Abknicken der Harnröhre), dadurch Nachblutungen und Blutergüsse
- Nervenschädigungen können Lähmungserscheinungen, Taubheitsgefühle und Blasenentleerungsstörungen auslösen, die meist vorübergehen
- Schmerzen und Schwellungen (meist vorübergehend), Narben, Abszesse,
- Blasenentleerungsstörungen und neu auftretende Dranginkontinenz
- Verwachsungen im Bauchraum (laparoskopische K.) oder Bauchdecke (laparotomische K.), Bildung von Verbindungskanälen (Fisteln) zwischen Harnröhre, Blase, Scheide und Darm.

Weitere operative Verfahren

Zur Behandlung von Inkontinenz sind mehr als drei Dutzend Operationsverfahren bekannt. Einige liefern weniger gute Ergebnisse und sind deshalb in die zweite oder dritte Reihe gerückt. In vielen Publikationen tauchen sie dennoch auf. Für manche Verfahren ist viel Aufwand nötig und andere haben zwar allgemein wenig Bedeutung, kommen aber bei speziellen Problemstellungen infrage.

Autologe Faszienschlingen

Die Einlage einer autologen Faszienschlinge ähnelt der Einlage von Vaginalbändern. Das Verfahren arbeitet aber nicht mit Kunststoffbändern, sondern mit körpereigenem, autologem Material, das am Ende zudem vernäht wird. Zunächst entnehmen Ärzte dem Körper das Schlingenmaterial – oft einen Streifen aus der Bindegewebshülle (Faszie) der Bauchmuskulatur. Im nächsten Schritt legen sie den Gewebsstreifen als Stütze u-förmig unter die Harnröhre und vernähen seine Enden mit dem Bindegewebe zwischen den Bauchmuskeln. Der Eingriff ist also recht aufwendig. Die Gefahr, dass sich danach Blasenentleerungsstörungen, Harnwegsinfektion und eine Dranginkontinenz entwickeln, liegt höher als bei der offenen Blasenhebung, also auch höher als bei TVT/TOT. Die Erfolgsraten sind ähnlich. Deshalb und weil vorübergehend oft eine Selbstkatheterisierung (Seite 125) notwendig wird, empfehlen die medizinischen Fachgesellschaften die autologe Faszienschlinge nur, wenn eine TVT/TOT-Einlage nicht in Betracht kommt. Alternativen zu Bändern aus dem eigenen Körper sind konservierte Schlingen aus fremdem menschlichem oder tierischem Material (homo- oder heterologe Schlingen) oder aus Kunststoff (alloplastische Schlingen).

Unterspritzung der Harnröhrenschleimhaut

Das Unterspritzen der Harnröhrenschleimhaut (Implacement-Therapie, periurethrale Injektion) mit künstlichen oder der Natur nachempfundenen Stoffen (bulking agents) kommt in Betracht, wenn andere Verfahren ausgeschlossen oder unmöglich sind. Es findet nur noch selten Anwendung, weil die Wirkung der Spritzen oft nur kurz anhält. Meistens werden Nachinjektionen notwendig. Sie erhöhen die Gefahr für Entzündungen und Vernarbungen, die den Erfolg anderer Behandlungsverfahren gefährden können. Bulking agents können zu wandern beginnen, zur Bildung knotiger Gewebeknöllchen und zu allergischen Reaktionen führen. Die medizinischen Fachgesellschaften raten Frauen, die eine Heilung anstreben, von der Methode ab. Dabei führen Ärzte unter örtlicher Betäubung Injektionsnadeln in die Harnröhre der Patientinnen ein. An mehreren ringförmig angeordneten Stellen spritzen sie Substanzen (z. B. Silikon, Kollagen, Hyaluronsäure, Teflon) unter die Schleimhaut der Harnröhre. Die zusätzlichen Polster rücken die Wände des Blasenhalses enger zueinander. Der äußere Schließmuskel kann die Harnröhre wieder besser verschließen. Nach etwa 15 Minuten ist der Eingriff beendet. Patientinnen sollten vorher klären, ob ihre Krankenkasse die Kosten übernimmt. Das ist normalerweise der Fall, wenn Frauen schon mehrere Inkontinenzeingriffe hinter sich haben oder andere Eingriffe nicht zumutbar sind, etwa wegen hohen Alters oder Erkrankungen.

Nadelsuspension

Um mit kleineren Zugängen im Vergleich zur Kolposuspension auszukommen, entwickelten Mediziner die Nadelsuspension. Hier vernähen Ärzte die Fäden zur Aufhängung mit speziellen Nadeln. Der Blasenhals wird vorher nicht frei präpariert. Bei dem Eingriff kann eine endoskopische Kontrolle stattfinden. Die Nadeln können über die Bauchdecke oder die Scheide eingeführt und gesteuert werden. Nadelsuspensionen erzielen langfristig deutlich geringere Erfolgsraten als Vaginalbänder oder Kolposuspensionen. Das Verfahren wird heute kaum noch durchgeführt.

Künstlicher Schließmuskel

In schweren Fällen von komplizierter Belastungsinkontinenz, etwa bei erschlaffter Harnröhre (atone Urethra) können künstliche Schließmuskel (artifizieller Sphinkter, Schließmuskel-Prothese) der letzte Ausweg sein, um wieder kontinent zu werden. Bei Männern mit schwerer Belastungsinkontinenz gilt das Verfahren als Mittel der ersten Wahl, weshalb Eingriff und System dort ausführlicher beschrieben sind (Seite 148). Nach der Implantation geben mehr als drei von vier Operierten an, mit dem Behandlungserfolg und der Handhabung zufrieden zu sein. Allerdings eignet sich die Methode nicht für alle Patientinnen. Sie müssen geistig und körperlich dazu in der Lage sein, die Prothese zu bedienen und ihre Funktionsweise zu verstehen. Ärztliche Begleitung sollte über Jahre gewährleistet sein. Im Unterschied zu den Männern findet die kleine Kontrollpumpe bei Frauen ihren Platz meistens in der Haut der großen Schamlippen, wo die Druckschalter gut zu ertasten und zu bedienen sind. Als besondere Komplikationen sind Infektionen am Implantat und Schädigungen der Harnröhre durch den Druck der Manschette bekannt.

Beckenboden-Wiederherstellung

Einlagen künstlicher Netze (Sakrokolpopexie) sind Standardverfahren, um Genitalsenkungen (Seite 68) zu beheben und einen Prolaps zu korrigieren. Der Eingriff kann aber auch angebracht sein, wenn eine Belastungsinkontinenz trotz mehrfacher Eingriffe wiederkehrt und zusätzlich deutliche Organsenkungen vorliegen. Zur Abhilfe implantieren Ärzte ein netzartiges Kunststoffgewebe in den Körper. Es verbindet die Scheide mit dem Kreuzbein, hält sie in korrekter Lage und verhindert, dass sich die Scheide und andere Organe senken können. Die Operation kann offen, mit einem Schnitt in die Bauchdecke (abdominale Sakrokolpopexie) und teils unterstützt durch Roboter oder als Schlüssellochtechnik mit einer Bauchspiegelung (laparoskopische S.) erfolgen. Das Verfahren lässt sich mit einer Entnahme der Gebärmutter und/oder einer Blasenhebung kombinieren. Die Komplikationsraten sind niedrig, die Erfolgsraten hoch. Allerdings haben neue Langzeitstudien gezeigt, dass die Wirkung der Operation offenbar mit der Zeit nachlässt.

Anhaltend und wiederkehrend

Nach Eingriffen zur Behebung einer Belastungsinkontinenz kann sie trotzdem wieder auftreten. Bei den häufigsten Operationen beträgt die Versagerquote 10 bis 20 Prozent. Übergewicht, Störungen der nervlichen Steuerung der Verschlussmechanismen im Harntrakt, individuelle Besonderheiten und andere Faktoren beeinflussen die Erfolgsaussichten. Ebenso können Fäden nach einer Kolposuspension reißen, Vaginalbänder falsch liegen, sich verschieben, zu viel Spannung haben, kaputt gehen oder andere Ereignisse Erfolge von Operationen verhindern oder zunichtemachen.

So kann die Inkontinenz wegen Therapieversagen bestehen bleiben oder zurückkehren („echtes" Rezidiv). Oft entwickelt sich auch erstmals eine Dranginkontinenz (de novo D.). Seltener entwickelt sich eine Inkontinenz bei chronischem Harnverhalt oder eine kontinuierliche Inkontinenz, weil sich Verbindungskanäle (Fisteln) zwischen Scheide und Harnröhre gebildet haben. Anhaltende oder wiederkehrende Inkontinenz bedarf einer besonders gründlichen urogynäkologischen Diagnose. Urodynamische Untersuchungen, Harnröhren- und Harnblasenspiegelung sind unumgänglich, um genau zu ergründen, warum die Inkontinenz zurückgekehrt ist. Danach stehen Betroffenen grundsätzlich alle Behandlungsmöglichkeiten offen, die für ihre Form der Inkontinenz infrage kommen. Bei einem Rezidiv kann eine Physiotherapie mit lokaler Östrogenbehandlung also immer noch erfolgreich sein. Soll erneut eine Operation stattfinden, muss die Wahl des Verfahrens folgende Kriterien besonders berücksichtigen: Art der Erstoperation, Beweglichkeit der Harnröhre, ihren Verschlussdruck, mögliche Organsenkungen und Begleiterkrankungen. Nach Rezidiv-Operationen treten öfter Komplikationen auf als nach erstmaligen Operationen. Eingriffe bei wiedergekehrter Inkontinenz sind häufiger wirkungslos und erzielen vermehrt nur unbefriedigende Resultate:

- Eine zweite Einlage von spannungsfreien Vaginalbändern erreicht Heilungsraten von rund 75 Prozent, wobei TVT etwas besser abschneidet als TOT.
- Ein spannungsfreies Band kann nach einer zurückliegenden Kolposuspension etwa 70 Prozent der Patientinnen heilen.
- Die Kolposuspension (nach Burch) erreicht nach vorheriger Implantation eines Bandes Erfolgsraten von etwa 55 Prozent.

GENITALSENKUNG UND SENKUNGSBESCHWERDEN

Die Muskeln und Bänder des Beckenbodens halten die Organe des kleinen Beckens (Darm, Gebärmutter, Blase, Harnröhre) in ihrer Lage. Verliert der Beckenboden an Spannkraft, kann die Scheide zusammen mit einzelnen dieser Organe tiefer treten (Genitalsenkung) und sich vorwölben. Bei leichten Formen, wenn die Wölbung nicht bis zur Scheidenöffnung reicht, sprechen Fachleute von einer Scheidensenkung (Descensus vaginae). Reicht die Wölbung bis zur Scheidenöffnung oder nur leicht darüber hinaus, heißt das Scheidenvorfall oder Prolaps. Bei einem Totalprolaps treten Organe des inneren Beckens (Gebärmutter, Blase, Darm) sogar komplett nach außen über die Scheidenöffnung hinaus.

Senkungsbeschwerden

Selbst starke Organsenkungen müssen keine Symptome verursachen, können aber je nach Ausprägung zu verschiedenen Beschwerden führen wie etwa:

- Harninkontinenz (bei etwa jeder zweiten Betroffenen) und Harndrang
- Fremdkörper- oder Druckgefühl in der Scheide
- Schwer lokalisierbare Unterleibs- oder Rückenschmerzen

- Unvollständige Entleerung von Blase (Restharnbildung) und/oder Darm, Verstopfung
- Blaseninfektionen
- Druckgefühl, Schmerzen und Harnverlust beim Geschlechtsverkehr
- Druckgeschwüre, Blutungen.

Was hat sich gesenkt?

Fachleute unterscheiden Senkungen danach, welches Organ seine Lage zusammen mit der Scheide verändert hat – Harnblase mit abgeknicktem Blasenhals (Zystozele oder Cystocele), Harnblase und Harnröhre (Zystourethrozele), Gebärmutter (Uterozele) oder Abschnitte des Darms (Enddarm – Rektozele, Dünndarm – Enterozele).

Behandlung von Organsenkungen

Die Behandlung richtet sich danach, welches Organ sich wie stark gesenkt hat und nach den Beschwerden. Leichte Formen bessern sich oft durch Beckenbodentraining, (Seite 98), Pessare (Seite 134), Vaginaltampons (Seite 134) und örtliche Behandlungen mit Östrogen. Bestimmte Pessare (Siebschalenpessare, Keulenpessare) können auch bei mittleren bis starken Senkungen helfen. Häufig sind aber Operationen nötig wie eine vordere und/oder hintere Scheidenplastik (anteriore/posteriore Kolporrhaphie). Dabei raffen Ärzte Gewebe in der Nachbarschaft der Blase oder die seitliche Beckenboden- und Dammmuskulatur, indem sie diese Strukturen mit körpereigenem Material unterpolstern, seltener mit synthetischen Substanzen. Ebenso können sie durch die Bauchdecke die Scheidenvorderwand seitlich anheben oder das Scheidenende. Möglich ist auch ein Wiederaufbau eines geschwächten Beckenbodens mit Netzen aus Kunststoff (Sakrokolpopexie, Seite 67). Hat sich die Gebärmutter nach unten verlagert, wird sie in der Regel zuerst entfernt. Wenn die Senkung eine Inkontinenz ausgelöst hat, kann zusätzlich ein Eingriff gegen den Harnverlust nötig werden. Operationen, die Senkungen beheben, beseitigen nicht immer eine Inkontinenz. Umgekehrt können Senkungen Inkontinenz auslösen, müssen aber nicht. Senkungen können sogar eine Inkontinenz verbergen (larvierte Inkontinenz).
Dabei unterstützen gesenkte Organe den Verschluss des Harntrakts unnatürlich. Ist die Senkung aufgehoben, tritt die Inkontinenz zutage. Bei Organsenkungen müssen Stresstests und urodynamische Untersuchungen unbedingt auch unter „Reposition“ stattfinden: Dazu bringen Ärzte gesenkte Organe vorübergehend nahezu in normale, natürliche Positionen zurück. Geht nun, bei aufgehobener Abknickung des Blasenhalses, Urin im Hustentest verloren, liegt eine larvierte Inkontinenz vor.

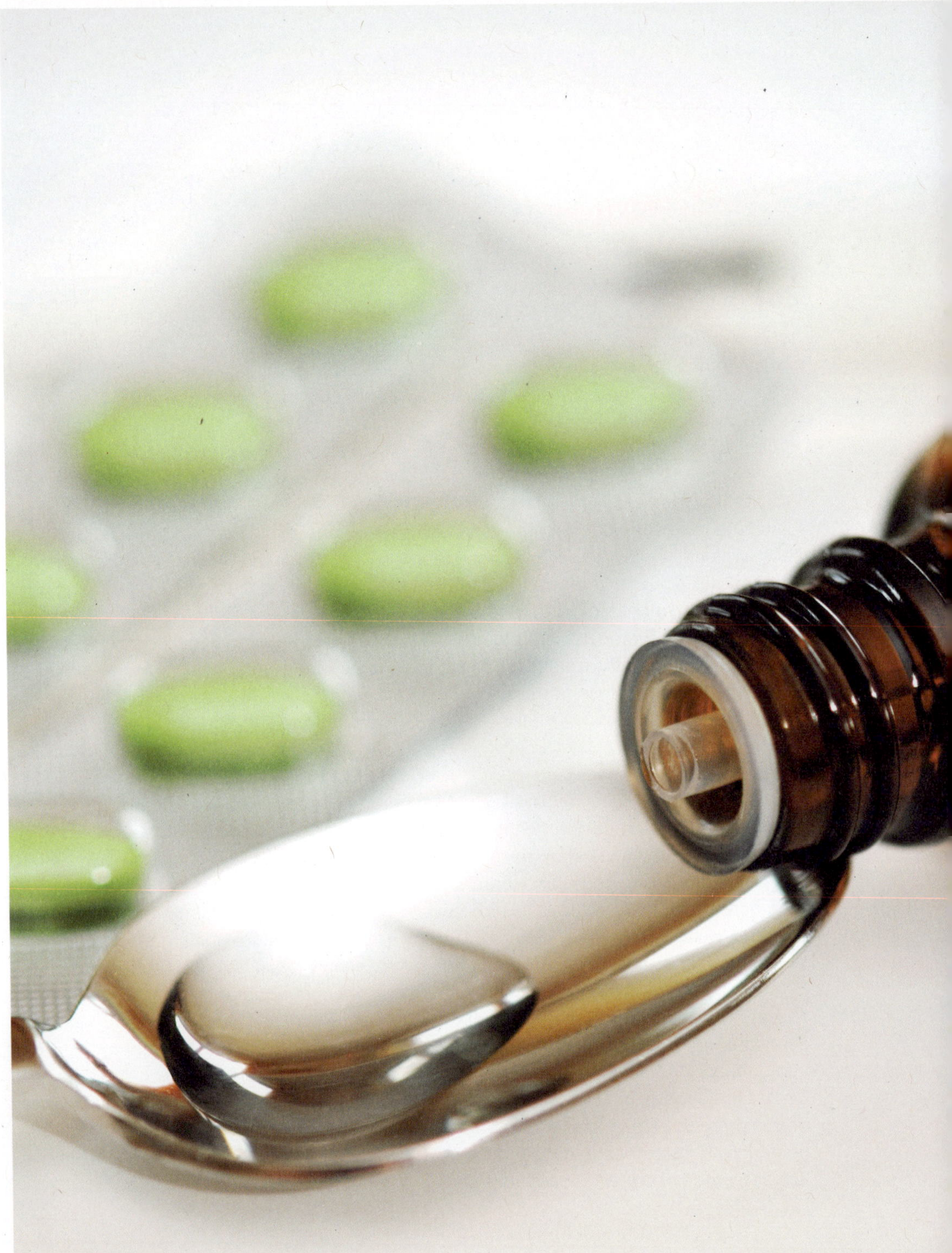

IST DER DRANG UNBEHERRSCHBAR?

Drangbeschwerden können auf nahezu alle Lebenssituationen übergreifen. Egal, ob die Beschwerden mit Inkontinenz verbunden sind oder nicht. Deshalb gelten sie als extrem belastend. Glücklicherweise lassen sich die Beschwerden meist gut mit Medikamenten und begleitendem Verhaltens- und Bewegungstraining in den Griff bekommen.

UNBEHERRSCHBARER, IMPERATIVER HARNDRANG

Bei der überaktiven Blase und der Dranginkontinenz (früher auch Urge-Inkontinenz) steht das Symptom Harndrang im Vordergrund – das Gefühl, unverzüglich Wasser lassen zu müssen. Der Drang wird oft durch ganz bestimmte Auslöser wie beispielsweise Stress, kalte Füße, dem Geräusch von rauschendem Wasser, den Gedanken an Harndrang oder Sorgen plötzlich unbeherrschbar. Wenn sich dann die Harnblase verkrampft und der Gang zur Toilette nicht mehr aufschiebbar ist, spricht man von imperativem Harndrang (Zwang zum Wasserlassen). Aus Furcht vor solchen „Notlagen" weitet sich imperativer Harndrang bei vielen Betroffenen auf zahlreiche Situationen aus und schränkt ihre Lebensqualität massiv ein. Drangbeschwerden werfen meist größere Probleme im Alltag auf als Belastungsinkontinenz (Seite 49). Die Belastungsinkontinenz tritt bei körperlicher Belastung auf, also in Situationen, die oft absehbar sind. Sie lassen sich teils vermeiden oder durch Vorbereitung entschärfen – was allerdings ebenfalls stark einschränken kann. Zwar gibt es auch für Drangbeschwerden manchmal bestimmte Auslöser wie beispielsweise kühles Klima. Die müssen Betroffene aber erst einmal alle erkennen. Zudem können ruckzuck neue hinzukommen. Daher treten immer wieder unvorhersehbare Drangattacken auf – wie aus heiterem Himmel. Das verunsichert extrem. Die Furcht vor Attacken wird zum ständigen Begleiter. Sie fördert, dass sich weitere Auslöser entwickeln. Unsicherheit und Drang dehnen sich auf mehr und mehr Situationen aus. Der Harndrang droht das ganze Leben zu beherrschen. Einige Betroffene trauen sich gar nicht mehr aus dem Haus. Um Harndrang und möglichem Harnverlust zuvorzukommen, trinken sie zu wenig und gehen ständig auf die Toilette. Menschen mit Drangbeschwerden gewöhnen sich schnell ein nachteiliges Verhalten an. Durch die Versuche, bei Harndrang möglichst schnell die Toilette zu erreichen, steigt die Sturzgefahr, speziell nachts und bei Älteren. Nicht zuletzt stören nächtliche Attacken den Schlaf empfindlich. Übermüdung trübt die Lebensfreude, mindert die Leistung und erhöht das Risiko für Unfälle im Haushalt und Verkehr.

Überaktiv, Drang, Reiz?

Alle Menschen, die unter einer schmerzhaften, starken oder nur sehr lästigen Drangsymptomatik leiden, verdienen eine Behandlung – unabhängig davon, ob sie inkontinent sind oder nicht. Aus diesem Grund hat die Internationale Inkontinenzgesellschaft ICS 2002 die „überaktive Blase" (ÜAB) als offizielle Krankheitsbezeichnung eingeführt. Seither können Ärzte allein anhand des Symptoms „Harndrang" Patienten schnell dem Krankheitsbild überaktiven Blase zuordnen, womit eine Therapie medizinisch indiziert ist und eingeleitet werden kann. Darum setzen neuere Texte Dranginkontinenz und überaktiven Blase oft gleich. Andere Quellen verwenden teils noch den umgangssprachlichen Begriff „Reizblase", teils für überaktive Blase, teils für Dranginkontinenz. Um Ordnung in das Durcheinander zu bringen, sind hier kurz die Krankheitsbilder aufgelistet und ihre wichtigsten Unterschiede:

- Trockene überaktive Blase: keine Inkontinenz, keine körperlichen Ursachen
- Nasse überaktive Blase: Inkontinenz, keine körperlichen Ursachen
- Dranginkontinenz: Inkontinenz, körperliche Ursachen nachweisbar
- Mischinkontinenz: Kombination von Belastungs- und Dranginkontinenz (S. 87).

Identische Behandlung der Symptome

Möglicherweise gibt es körperliche Ursachen bei überaktiver Blase? Wenn ja, sind sie mit den Werkzeugen der Medizin derzeit nicht aufzuspüren – im Gegensatz zu denen der Dranginkontinenz. Sie ist grundsätzlich nichts anderes als eine nasse überaktive Blase, deren Auslöser im Körper bekannt sind. Ebenso gleicht die nasse überaktive Blase einer Dranginkontinenz ohne erkenntliche organische Gründe. Der Unterschied Ursache oder nicht hat eine Konsequenz: Bei überaktiver Blase können Ärzte lediglich Beschwerden bekämpfen und bessern. Dagegen haben sie bei Dranginkontinenz die Möglichkeit, das Leiden an seiner Wurzel zu packen. Ist eine ursächliche Therapie ausgeschlossen oder besteht eine Dranginkontinenz danach weiterhin, kann auch hier nur noch eine Behandlung der Beschwerden erfolgen. Sie ist identisch mit der symptomatischen Therapie der überaktiven Blase.

ÜBERAKTIVE BLASE

Die überaktive Blase (Abk. ÜAB oder OAB engl. overactive bladder, auch Syndrom der überaktiven Blase, sensible Blase, hyperaktive Blase oder früher „Blasenschwäche") ist keine Inkontinenz im engeren Sinn. Sie kann mit Dranginkontinenz verbunden sein (nasse Form) oder auch nicht (trockene Form). Die Behandlung erfolgt symptomatisch, weil keine körperlichen Ursachen nachweisbar sind. Die typischen Beschwerden ähneln denen einer Harnwegsinfektion und einer interstitiellen Zystitis (Kasten):

- Harndrang: Dieses Symptom steht im Vordergrund (siehe oben). Um imperativem Harndrang auszuweichen, gewöhnen sich viele Betroffene über Jahre ein schlechtes Trink- und Miktionsverhalten an.
- Häufiges Wasserlassen bei normaler täglicher Gesamtmenge an Harn (Pollakisurie, Seite 36): Betroffene müssen mindestens achtmal in 24 Stunden auf die Toilette, wobei die Harnmenge pro Miktion verringert ist, nicht aber die gesamte Harnmenge pro Tag.
- Nächtliches Wasserlassen (Nykturie, Seite 37): Harndrang weckt Betroffene mindestens zweimal in der Nacht und zwingt sie zur Blasenentleerung.

INFO Interstitielle Zystitis

Die Interstitielle Zystitis (Abk. IC, interstitielle Cystits) ist eine chronische Entzündung der Harnblase mit unbekannter Ursache. Bakterien sind also nicht beteiligt. Die Symptome ähneln der trockenen überaktiven Blase. Doch die Häufigkeit des Wasserlassens liegt noch höher. Im Extremfall müssen Betroffene 50 Mal täglich oder öfter auf die Toilette. Der Harndrang ist stark und häufig von Blasenschmerzen oder Krämpfen begleitet. Schmerzen können den ganzen Unterleib erfassen und beim Geschlechtsverkehr auftreten. Mit einem Miktionstagebuch (Seite 156) können Ärzte überaktive Blase und interstitielle Zystitis manchmal unterscheiden, weil die Miktionsfrequenz bei IC deutlich höher ist. Zudem erscheinen bei überaktiver Blase fast nie Blasenschmerzen. Für die Therapie der interstitiellen Zystitis kommen Medikamente, Blaseninstillationen, Umstellungen der Ernährung und im Lebensstil, Stimulationen von Nerven und Operationen in Betracht. Möglicher Auslöser ist eine nicht näher bekannte Schädigung der inneren Blasenschleimhaut. Dadurch können aggressive Bestandteile des Harns in die Blasenwand eindringen und sie verändern, indem sie chronische Entzündungen verursachen.

- Dranginkontinenz: Bei jeder dritten Betroffenen führt der Harndrang zu Inkontinenz.

Weitere Symptome wie etwa Brennen beim Wasserlassen sind sehr selten, was die überaktive Blase von Harnwegsinfektionen unterscheidet.

Wandelbare Beschwerden

Die Beschwerden bei überaktiver Blase sind nicht immer stabil. Sie können sich verstärken, Harndrang kann zunehmen oder eine trockene in die nasse Form übergehen. Genauso kann eine überaktive Blase abflauen oder sich völlig zurückbilden. Eine Studie verfolgte die Entstehung und Entwicklung der überaktiven Blase bei 400 Frauen im Alter von 21 bis 81 Jahren über fast sieben Jahre. Die Häufigkeit der überaktiven Blase legte von 19 auf 27 Prozent zu. Unter den Frauen, bei denen zu Anfang eine trockene überaktive Blase vorlag, hatte die Hälfte am Ende keine Beschwerden mehr. Bei vier von zehn änderte sich nichts und bei einer von zehn ging die trockene Form in eine nasse über. Von den Frauen mit anfänglicher nasser überaktiver Blase besserten sich oder verschwanden die Symptome nur bei einer von vier.

Zur Ursache gibt es nur Theorien

Zur Entstehung der überaktiven Blase gibt es nur Theorien. Fachleute diskutieren für sie ähnliche Gründe wie für die Dranginkontinenz (Seite 76): Infrage kommen etwa falsche Füllsignale von der Blase ans Gehirn, das daraufhin Harndrangalarm auslöst. Alternativ könnte das Gleichgewicht aus erregenden und hemmenden Nervenimpulsen seine Balance verloren haben, könnten Störungen im Blasenmuskel vorliegen (Detrusorhyperaktivität), ein schlechtes erlerntes Trink- und Miktionsverhalten, eine mangelnde Koordination von Blasen- und Beckenbodenmuskulatur, psychische Gründe oder Kombinationen mehrerer solcher Umstände.

Aus neuen Untersuchungen stammen Hinweise, dass bei Frauen mit Drangbeschwerden möglicherweise andere Bakterien in der Blase siedeln als bei anderen.

Wer bekommt eine überaktive Blase?

In Deutschland sollen rund vier Millionen Menschen von einer überaktiven Blase betroffen sein. Die große europäische EPIC-Studie hat unter Frauen aller Altersklassen einen Anteil von 12,8 Prozent und bei Männern einen von 10,8 Prozent ermittelt. Die Zahl der betroffenen Frauen steigt von einem Wert um die 10 von 100 bei unter 40-Jährigen auf Werte von rund 20 von 100 Frauen bei den über 60-Jährigen. Alter ist ein Risikofaktor.

Frauen könnten geringfügig mehr gefährdet sein, möglicherweise weil sie empfindsamer sind als Männer (Kasten). Doch die Zahlen in Erhebungen schwanken stark, weil sich viele Betroffene nicht an Ärzte wenden – vielleicht vorwiegend die Männer? Inzwischen gehen Fachleute davon aus, dass sich die Fallzahlen speziell im Alter annähernd gleich auf beide

Geschlechter verteilen. Darüber hinaus gibt es Hinweise darauf, dass familiäre Veranlagung eine Rolle spielt.

Möglicherweise fördert oder verstärkt auch harter Stuhl die überaktive Blase. Weitere beeinflussbare Faktoren sind:

- Übergewicht (Adipositas): In Studien senkten Diäten die Frequenz von Inkontinenzanfällen bei nasser überaktiver Blase deutlich.
- Kaffee- und Teekonsum: Kaffee kann Drangsymptome auslösen. In Studien nahmen die Beschwerden mit der Menge an Kaffee zu und milderten sich, wenn Betroffene weniger koffeinhaltige Getränke konsumierten.
- Nikotin: Raucherinnen entwickeln öfter eine überaktive Blase als Nichtraucherinnen. Frauen, die nicht rauchen, haben bei nasser überaktiver Blase nicht einmal halb so oft schwere Inkontinenzprobleme wie starke Raucherinnen (> 15 Zigaretten/Tag). Es gibt Hinweise, dass sich Beschwerden der überaktiven Blase durch Nikotinverzicht bessern.

Diagnose – Ausschluss anderer Erkrankungen

Am Anfang der Diagnose steht ein Verdacht auf überaktive Blase. Sie lässt sich nicht anhand von Ursachen von anderen Erkrankungen unterscheiden. Also müssen Ärzte ausschließen, dass Erkrankungen oder Veränderungen der Harnwege die Beschwerden verursachen. Wichtige Grundlage der Diagnose und Therapie sind Miktionstagebücher, die Patientinnen für drei bis fünf Tage führen müssen. Darin notieren sie die Häufigkeit ihrer Toilettengänge, Zeitabstände, Harnmenge, Empfindungen, Miktionsbeschwerden wie Harndrang, weitere Umstände und ihren Leidensdruck. Das Tagebuch liefert Werte, die für Blasen- und Toilettentraining bedeutend sind (Seite 104). Es identifiziert Auslöser und bietet die Möglichkeit, den Erfolg von Behandlungen zu kontrollieren, noch während sie andauern.

Zudem erkunden die Ärzte mit Fragen oder standardisierten Fragebögen und einer körperlichen Untersuchung die allgemeine Gesundheit, den Zustand von Harntrakt und Genital, das Trinkverhalten, Art und Dauer der Beschwerden durch die überaktive Blase, mögliche andere Beschwerden und Begleiterkrankungen (z. B. Senkungsbeschwerden, neurologische Erkrankungen, zurückliegende Operationen). Üblicherweise folgt eine Urinuntersuchung und Restharnbestimmung mit Ultraschall.

Dann setzt die Behandlung ein, außer es liegen Hinweise auf Blasenentleerungsstörungen, Mischinkontinenz oder neurologische Erkrankungen vor. Dann finden weitere Untersuchungen statt, wie auch, wenn sich in den Urinproben Blut, Bakterien oder andere Auffälligkeiten fanden. Ebenso wird weiter untersucht, wenn die Drangsymptome erst nach einer Inkontinenz-Operation auftraten oder vorhergehende konservative Therapien erfolglos blieben.

DRANGINKONTINENZ

Definiert ist Dranginkontinenz (DI, auch Urgeinkontinenz) als unwillkürlicher Harnverlust, der von imperativem Harndrang begleitet ist oder dem imperativer Harndrang vorausgeht. Der Blasenmuskel zieht sich plötzlich und unwillkürlich zusammen, noch bevor die Blasenkapazität erreicht ist. Schon bei kleinen Füllmengen entsteht ohne ausreichende Vorankündigung imperativer Harndrang, der unkontrollierbar ist. Für Betroffene wird selbst der kürzeste Weg zur Toilette zu weit, sodass unerwünscht ein Schwall Harn austritt. Das kann mehrfach pro Stunde geschehen und ebenso mehrfach nachts. Zusätzlich müssen Betroffene fast immer so häufig Wasser lassen wie bei der überaktiven Blase (mehr als achtmal täglich und oft noch mehr als zweimal nachts). Häufig kommen nur geringe Harnmengen. Dranginkontinenz kann allein auftreten, zusammen mit Belastungsinkontinenz (Seite 49) als Mischinkontinenz (Seite 87) oder im Rahmen des Krankheitsbilds der nassen überaktiven Blase. Von ihr unterscheidet sich „reine" Dranginkontinenz nur darin, dass körperliche Ursachen der Inkontinenz erkennbar sind.

Ursachen der Dranginkontinenz

Im Gegensatz zur Belastungsinkontinenz ist bei Dranginkontinenz der Verschlussmechanismus intakt, und der Beckenboden spielt eine Nebenrolle. Tatsächlich entdecken Ärzte bei der Mehrheit aller Patientinnen mit Dranginkontinenz keine körperliche Ursache (siehe überaktive Blase). Bei den übrigen Fällen gilt als häufigster Auslöser eine Überaktivität des Blasenmuskels (Detrusorüberaktivität, Detrusorhyperaktivität). Je nach Studie findet sich ein übereifriger Blasenmuskel bei drei bis fünf von zehn Betroffenen. Bei einer Variante, der phasischen Detrusorüberaktivität, zieht sich der Blasenmuskel schon während der Füllphase zusammen. Das führt zu kürzeren Abständen von Harndrang und Inkontinenzanfällen, wobei pro Attacke weniger Harn verloren geht als bei terminaler Detrusorüberaktivität. Betroffene, vielfach ältere Menschen, spüren Harndrang erst gegen Ende der Füllphase.

Überaktiver Blasenmuskel

Ein überaktiver Detrusor (Blasenwandmuskulatur) zieht sich spontan zusammen und das deutlich, bevor die maximale Blasenkapazität erreicht ist. Die Kontraktion geschieht schnell und krampfartig. Allerdings liegen die Gründe für die Überaktivität nicht im Blasenmuskel selbst, sondern im übergeordneten, steuernden Nervensystem (neurogene Blase, neurogene Detrusorüberaktivität). Dort hemmen normalerweise Nerven die Signale aus der Blase. Ist diese Hemmung zu schwach, können milde oder normale Füllsignale zu Überreaktionen wie imperativem Harndrang führen. Meistens beruht diese Form, die früher motorische Dranginkontinenz hieß, auf neurologischen Erkrankungen (z. B. Schlaganfälle, Demenz, multiple Sklerose, Morbus Parkinson, Hirntumore), auf Folgen von Stoffwechselerkrankungen (Diabetes, diabetische Polyneuropathie) oder Unfällen (z. B. Querschnittslähmung). Dranginkontinenz kann auf eine bisher nicht erkannte neurologische Erkrankung hinweisen. Ebenso kann die Überaktivität auf Störungen außerhalb des Nervensystems basieren (idiopathische Detrusorüberaktivität), wie etwa Entzündungen (z. B. Blase, Harnröhre, Vagina) oder Harnröhrenverengungen.

Gestörte Blasenempfindung

Es gibt auch Dranginkontinenz ohne überaktive Blasenmuskulatur. Bei dieser Form, die früher sensorische Dranginkontinenz hieß, nimmt die Blase selbst Füllsignale wahrscheinlich falsch oder gesteigert wahr. Eine halbe Füllung führt zu einer erhöhten Flut an Reizen, worauf die Blase wie bei Erreichen ihrer vollen Kapazität mit imperativem Harndrang reagiert. Auslöser können Entzündungen sein (z. B. interstitielle Zystitis, Seite 73), Steine in Blase oder Harnleitern, Tumore der Blase oder Harnröhre und Verengungen der Harnröhre, bei Männern etwa durch eine vergrößerte Prostata. Als weitere Möglichkeit kommt eine unwillkürliche Harnröhrenrelaxierung als Ursache in Betracht. Hier entspannt sich der Verschlussmechanismus der Harnröhre während der Füllphase der Blase, sodass spontan Harndrang auf- und Harn austritt. Dabei ist weder der Blasenmuskel überaktiv noch der Druck im Bauchraum erhöht (vgl. Belastungsinkontinenz). Die Entstehung der Harnröhrenrelaxierung liegt noch weitgehend im Dunkeln.

VORSICHT BEI DRANG-INKONTINENZ

Bei bestimmten Arzneimitteln sollten Sie aufmerksam sein, denn sie können Drangbeschwerden verschlechtern, wie z. B.

- Cholinergika und Cholinesterase-Hemmer (z. B. bei Demenz, bei speziellen neuromuskulären Erkrankungen
- Betablocker (z. B. bei Herzrhythmusstörungen, Bluthochdruck, Herzschwäche, koronarer Herzkrankheit
- Digitaliswirkstoffe, Herzglykoside (besonders bei Herzrhythmusstörungen und Herzschwäche)
- Prostaglandin E1 und E2 (z. B. zur Förderung der Durchblutung)

Quelle: Robert-Koch-Institut, Gesundheitsberichterstattung des Bundes, Heft 39

Diagnose und ursächliche Therapie

Die Beschwerden Harndrang und Inkontinenz führen Ärzte schnell auf die richtige Spur. Sie müssen noch ausschließen, dass zusätzlich Belastungssymptome vorhanden sind, also keine Mischinkontinenz (Seite 87) vorliegt. Dazu reicht ein Stresstest oft aus (Seite 160). Eine Harnblasendruckmessung (Zystometrie, Seite 170) zeigt, ob der erste Harndrang verfrüht erscheint, sich die Blasenwand bei Füllung nicht anpasst, der Blasenmuskel überreagiert und ob die Blasenkapazität erniedrigt ist. Sinnvoll sind auch Ultraschalluntersuchungen, um mögliche Steine, Tumore, Verengungen oder andere Abflussbehinderungen zu erkennen. Ergibt sich ein Verdacht, sind feinere Tests zur Absicherung möglich. Bei Hinweisen auf Störungen im Nervensystem können weitere neurologische Untersuchungen stattfinden. Selbstverständlich schließen sich alle diese Untersuchungen an die übliche Befragung, körperliche und frauenärztliche Untersuchung und Urintests an. Die ursächliche Behandlung besteht in einer Therapie der Grunderkrankung, soweit möglich. Das heißt, Steine, Verengungen und andere Abflussbehinderungen müssen beseitigt werden, Krankheiten wie Diabetes oder Entzündungen behandelt. Bei neurologischen Erkrankungen wie Demenz und multipler Sklerose stoßen Therapien schnell an Grenzen. Oft können sie ein Fortschreiten nur abbremsen. Deshalb bringt es mitunter keinen Vorteil, mit hohem Aufwand nach Ursachen zu suchen. Glücklicherweise können sich viele Betroffene gut mit Medikamenten und anderen unterstützenden Maßnahmen behelfen. Die Behandlung sieht dann aus wie die bei überaktiver Blase.

MEDIKAMENTE GEGEN DEN DRANG

Bei der Behandlung der Symptome von überaktiver Blase und Dranginkontinenz kommen fast immer Medikamente zum Einsatz, aber nicht allein: Die Mittel erzielen bessere Erfolge, wenn gleichzeitig Therapien laufen, die den Beckenboden stärken und ungünstiges Verhalten abstellen (Seite 72), das sich viele Personen mit Drangsymptomatik angewöhnt haben. Das Gefühl, nach fachlicher Anleitung aus eigener Kraft die Zahl ihrer Toilettengänge und Inkontinenzanfälle verringern zu können, beflügelt Betroffene. Es schmälert den Erfolg nicht, wenn dazu unterstützend Medikamente nötig sind. Hauptsache man gewinnt wieder mehr Kontrolle über die Blase und das eigene Leben!

Unter den Medikamenten bei überaktiver Blase stehen Wirkstoffe aus den Familien der Anticholinergika und Östrogene im Vordergrund. Sie lassen sich mit Mitgliedern der jeweils anderen Arzneistoffgruppen, mit Verhaltenstherapien und Physiotherapien kombinieren. Solche Kombinationen verbessern die Erfolgschancen in der Regel. Substanzen aus anderen Wirkstoffgruppen (z. B. Antipsychotika, Trizyklische Antidepressiva, Spasmolytika) gelten bei überaktiver Blase nur noch als Mittel der Reserve. Sie bergen größere Risiken als Anticholinergika, wirken aber nicht stärker. Greifen konservative Verfahren nicht, stehen verschiedene invasive Behandlungen zur Verfügung.

Anticholinergika

Anticholinergika (Muskarin-Rezeptorantagonisten, Antimuskarinika) gelten bei überaktiver Blase als Mittel der 1. Wahl. Die Fachgesellschaften beurteilen sie als wirksam und gut verträglich. Sie empfehlen Anticholinergika unter Abwägung der Nebenwirkungen und Ausschlusskriterien grundsätzlich für die Therapie der überaktiven Blase. Neuere Wirkstoffe, die nur einmal täglich genommen werden, sollen möglicherweise größere Erfolge erzielen und besser verträglich sein. Die Stiftung Warentest bewertet Anticholinergika als „mit Einschränkung geeignet" (www.test.de), weil nicht ausreichend belegt ist, dass sie die Lebensqualität erhöhen und Langzeiteffekte der neueren Substanzen nicht gründlich untersucht sind. Viele Patienten nehmen die Mittel aber dauerhaft.

Hemmung eines Botenstoffs

Die Wirkstoffe aus dieser Gruppe binden an den Muskarinrezeptor. Durch die Bindung kann sich der natürliche Botenstoff Acetylcholin nicht mehr so gut an diesen Rezeptor anlagern. Die Wirkung von Acetylcholin, das Erregungssignale der Blasennerven auf die glatte Muskulatur der Blasenwand überträgt, lässt deutlich nach. Eine überaktive Blase verkrampft sich dann nicht mehr so stark. In Studien verringerten Anticholinergika die Häufigkeit von Inkontinenz- attacken um durchschnittlich 70 Prozent und die Zahl der Toilettengänge um etwa ein Viertel. Die Harnmenge beim Wasserlassen stieg etwas an. Die verschiedenen Anticholinergika unterscheiden sich darin, wie schnell ihre Wirkung eintritt und in den Nebenwirkungen. Allerdings reagieren Patientinnen individuell sehr unterschiedlich auf die Mittel. Wenn Frauen die Behandlung mit Anticholinergika abbrechen, tut es fast die Hälfte von ihnen, weil sie mit der Wirkung nicht zufrieden gewesen sind.

Dosierung und Behandlungsdauer

Die Dosierung richtet sich nach Geschlecht, Alter, Körpergröße, Gewicht und danach, ob Patientinnen noch andere Medikamente einnehmen. Für viele Wirkstoffe sind Retardtabletten erhältlich, die nur einmal täglich eingenommen werden müssen. Die Wirkung tritt nach Stunden oder Tagen ein. Wenn nach vier Wochen keine Besserung spürbar ist, sollte die Dosis erhöht werden. Hat sich die überaktive Blase nach drei Monaten deutlich gebessert, kann versucht werden, die Dosis wieder zu senken. Weil Anticholinergika nicht heilen, sondern nur Symptome lindern, müssen viele Betroffene die Medikamente auf Dauer einnehmen. Doch eine überaktive Blase und selbst die nasse Form mit Dranginkontinenz können sich völlig zurückbilden, was Medikamente möglicherweise unterstützen. Schnell wirkende Anticholinergika eignen sich besonders dazu, sie gezielt vor bestimmten Situationen einzusetzen (z. B. Kinobesuch, Busreise). Unter ihrer Einwirkung führt Training bei überaktiver Blase schneller zu längeren Miktionsintervallen. Daher raten viele Fachzentren zu einer Kombination von Anticholinergika und Blasentraining.

Nebenwirkungen und Ausschlusskriterien

Die Nebenwirkungen der Anticholinergika sind von Person zu Person sehr unterschiedlich ausgeprägt. Es kann sich lohnen, mehrere auszuprobieren, wenn unerwünschte Wirkungen stark sind. Zu den häufigsten gehört Mundtrockenheit. Weiter können bei Anticholinergika Verstopfung, andere Magen-Darm-Beschwerden, Hauttrockenheit und Sehstörungen auftreten. Ernstere Begleiterscheinungen sind selten. Eine von fünf bricht die Therapie dennoch wegen der Nebenwirkungen ab. Häufig steigern Ärzte die Dosierung langsam, um abzuwarten, ob eine zufriedenstellende Wirkung eintritt, ohne dass allzu starke Nebenwirkungen auftauchen. Bei älteren Menschen ist der therapeutische Wert der Anticholinergika unklar, weil die Mittel bei ihnen oft Halluzinationen, Gedächtnisverlust und andere zentralnervöse Störungen verursachen. Ebenso können die Mittel die Restharnmenge erhöhen und selbst drangähnliche Beschwerden auslösen. Deshalb sind Restharnkontrollen während der Therapie sinnvoll, gerade bei älteren Patientinnen. Ausgeschlossen sind Therapien mit Anticholinergika bei Personen mit unbehandeltem grünem Star (Engwinkelglaukom), erhöhten Restharnmengen, bestimmten Herzrhythmusstörungen (Tachykardie), entzündlichen Darmerkrankungen oder der neurologischen Erkrankung Myasthenia gravis.

Vor- und Nachteile einiger Anticholinergika

Detaillierte Angaben zu Wirkstoffen, Einnahme und unerwünschten Wirkungen unter www.medikamente-im-test.de

- Darifenacin: Der Wirkstoff zählt zu den jüngeren dieser Familie. Nebenwirkungen sollen schwächer ausgeprägt sein als bei anderen, aber sind nicht seltener, mit Ausnahme der zentralnervösen Störungen. Daher soll das Mittelbesser für ältere Patientinnen geeignet sein.
- Fesoterodin: Der jüngste Wirkstoff aus der Gruppe hat in Studien gute Wirkungen gezeigt. Sonst hebt er sich nicht von anderen ab. Langzeitdaten sind noch rar.
- Oxybutynin: Der älteste anticholinerge Wirkstoff wirkt schnell (< 1 Stunde), erzielt hohe Pegel im Blut, hat daher aber auch starke Nebenwirkungen. Sie sind deutlich seltener bei Retard-Präparaten und noch geringer beim Oxybutynin-Pflaster, von zusätzlichen lokalen Hautreizungen abgesehen.
- Propiverin: Der Stoff wirkt rasch (1 bis 2 Stunden) und gilt als vergleichsweise arm an Nebenwirkungen.
- Solifenacin: Die Verbindung gehört zu den jüngeren Anticholinergika und erreicht ihre maximale Wirkung nach vier Wochen oder noch später.
- Tolterodin: Das Arzneimittel ist seit etwa 20 Jahren auf dem Markt. Bei Älteren kann es Verwirrung verursachen.
- Trospiumchlorid: Die Substanz passiert nicht die Blut-Hirn-Schranke. Sie löst also keine zentralnervösen Störungen

(z. B. Verwirrung, Halluzinationen) aus, was sie besonders für die Behandlung von älteren Menschen empfiehlt.

Lokal angewandte Östrogene

Bei überaktiver Blase und Dranginkontinenz erreichen lokal angewandte Östrogene höhere Erfolgsraten als gegen Belastungsinkontinenz (zur Therapie Seite 55). Die Hormone verbesserten in Studien bei mehr als jeder zweiten Teilnehmerin nach eigenen Angaben die Beschwerden und die Zahl der Inkontinenzepisoden. Die Gründe sollen darin liegen, dass die Hormone die Durchblutung der Scheidenhaut erhöhen und die Schleimhäute feucht halten. Trockene Schleimhäute neigen zu Reizungen und Entzündungen, die im Verdacht stehen, überaktive Blase und Dranginkontinenz zu begünstigen. Zudem sollen Östrogene auch die Blasendurchblutung verbessern. Die Elastizität der Blasenwand nimmt zu, sodass sie nicht mehr so leicht verkrampft. Häufig kommt der Wirkstoff Estriol als Creme oder Scheidenzäpfchen (Ovulum) zum Einsatz.

NEUERER WIRKSTOFF

Der Wirkstoff Mirabegron entspannt die Muskulatur der Blase, erhöht ihre Kapazität und lindert Drangbeschwerden. Der Effekt ist mäßig, das Risiko für Nebenwirkungen (Kopfschmerzen, Herzrasen, Blutdruckanstieg, Allergie) mit anderen Mitteln vergleichbar. Ausschlusskriterien sind starker Bluthochdruck und Überempfindlichkeit. Für eine Bewertung fehlen weitere Daten.

STIMULATIONEN, OPERATIONEN UND ALTERNATIVEN

Mit Klebe- oder Nadelelektroden auf der Haut lassen sich Nerven von außen ohne Einschnitte elektrisch anregen (Elektrostimulation). Meistens finden solche Stimulationen gleichzeitig mit Beckenbodentraining statt. Das ist auch sinnvoll, um die Wirkung der Übungen zu steigern und zu verlängern.

Behandlungen mit Elektrostimulation erstrecken sich üblicherweise über lange Zeiträume. Jede Einzelsitzung dauert rund 30 Minuten. Das Verfahren ist sicher und bewährt. Die schwachen Stromstöße verursachen nur ein leichtes Kribbeln. In Studien, bei denen der Schienbeinnerv (Tibialisnerv) stimuliert wurde, nahmen bei drei bis vier von fünf Betroffenen die Häufigkeiten der Toilettengänge am Tag ab, ebenso die Zahl der nächtlichen und die der Inkontinenzanfälle. Vom Schienbeinnerv steigt die Erregung dabei ins Rückenmark auf, wo sie Nerven beeinflusst, die zur Blase führen. Zur Not kann die Elektrostimulation sogar eine Therapie mit Anticholinergika ersetzen, falls Patientinnen die Mittel nicht vertragen.

Magnetstimulation

Bei einer Magnetstimulation regt ein Magnetfeld von außen üblicherweise Nerven im Becken an. Daraufhin spannen sich Muskeln im Beckenboden an und werden nach gewisser Zeit stärker. Dazu sind einige Sitzungen nötig. Dieses „passive" Beckenbodentraining konnte in einzelnen Studien die überaktive Blase und Dranginkontinenz bessern, in anderen war es wirkungslos. Ohne zusätzliche, aktive Übungen (Beckenbodengymnastik, Seite 98) lässt die Wirkung, so vorhanden, von Magnetstimulationen nach ein paar Wochen deutlich nach. Für eine Bewertung reichen die Daten derzeit nicht aus. Die gesetzlichen Krankenkassen übernehmen die Kosten der Behandlungen nicht.

OPERATIVE VERFAHREN

Operationen kommen infrage, wenn eine konservative Therapie ausgeschlossen ist, keine zufriedenstellende Besserung erzielt oder die Nebenwirkungen zu stark sind. Einige der Verfahren befinden sich noch im Forschungsstadium. Zur Stimulation von Sakralnerven, dem Ersatz oder der Erweiterung der Blase und besonders zu Injektionen mit Botulinumtoxin gibt es viele positive Erfahrungen, aber fast keine aussagekräftigen Studien. Die medizinischen Fachgesellschaften sprechen zu Eingriffen bei überaktiver Blase und Dranginkontinenz keine Empfehlungen aus. Botulinumtoxin hat aber kürzlich die Zulassung zur Therapie von überaktiver Blase erhalten. Hier übernehmen die Kassen die Behandlungskosten. Vor anderen invasiven Therapien ist es ratsam, sich bei der Krankenkasse zu erkundigen, ob sie die Kosten erstattet. Die weniger gut etablierten Verfahren sollte man nur erwägen, wenn triftige medizinische Gründe dafür sprechen und erfahrene Fachärzte sie anbieten.

Botox-Spritze in die Blasenwand

Das Gift des Bakteriums Clostridium botulinum, Botulinumtoxin oder Botox genannt, blockiert die Übertragung der Erregungssignale von den Nervenzellen zu den Muskeln. Die Muskeln entspannen sich oder ziehen sich nicht mehr so stark zusammen. Bei Injektionen ins Gesicht legen sich Spannungsfalten, bei Injektionen in die Blasenwand der Harndrang und die Blasenkrämpfe. Dadurch verlängert sich die Zeit zwischen dem Moment, zu dem man Harndrang spürt, und dem, bei dem man unaufhaltsam Wasser lassen muss. Nach ein bis zwei Wochen gehen Inkontinenzanfälle um zwei Drittel zurück oder verschwinden. Auch die Blasenkapazität nimmt zu. Der Körper baut das Toxin langsam komplett ab, sodass seine Wirkung nur sechs bis zwölf Monate anhält. Danach muss die Behandlung wiederholt werden. Der minimalinvasive Eingriff (Schlüssellochverfahren) findet ambulant unter örtlicher Betäubung statt und dauert knapp eine halbe Stunde. Ärzte spritzen das Toxin im Rahmen einer Blasenspiegelung (Seite 167) an zehn bis 30 Stellen in die Blasenwand. Vereinzelt findet sich danach zeitweise Blut im Urin. Bei korrekter Dosierung (100 Einheiten) hat weniger als eine von zehn Behandelten vorübergehend erhöhte Restharnmengen und Schwierigkeiten, die Blase zu entleeren. Im Extremfall einer Blasenlähmung müssen Pflegekräfte oder Patienten die Blase mit Kathetern (Seite 122) leeren. Die Behandlung ist indiziert, wenn Anticholinergika und andere konservative Maßnahmen ausgeschöpft sind. Das Verfahren ist nicht möglich bei Frauen mit chronischer, nichtbakterieller Blasenentzündung (interstitielle Zystitis), in Schwangerschaft und Stillzeit, bei unbehandelten Harnwegsinfekten und bösartigen Blasentumoren.

Stimulation von Nerven

Verschiedene Nerven, die zur Steuerung der Blasenentleerung beitragen, lassen sich mit elektrischen oder magnetischen Impulsen gezielt anregen. So kann wieder ein koordiniertes Zusammenspiel der beteiligten Muskeln eintreten. Neuromodulation oder Stimulation, so die Fachbegriffe, ermöglicht Patientinnen, die kontrollierte Füllung und Leerung ihrer Blase von außen zu steuern. In Betracht kommen Stimulationen, wenn sich Drangbeschwerden mit konservativen Mitteln und Botulinumtoxin nicht bessern lassen.

„Blasenschrittmacher"

Die sakrale invasive Neuromodulation (Blasenschrittmacher) eignet sich für hartnäckige überaktive Blase und Dranginkontinenz, bei erschlaffter (atoner) Blase und für Querschnittsgelähmte, die ihre Blase nicht eigenständig leeren können, bei denen aber noch Teile der Nervenverbindungen zwischen Gehirn und Blase bestehen. Das Verfahren kann auch eine Alternative zur dauerhaften (Selbst-)Katheterisierung sein. Es ist sehr aufwendig und die Patienten müssen dabei bereit sein zu kooperieren. Sie erhalten ein Implantat, das aus Batterie, Elektroden und einem Pulsgeber besteht. Dieser sendet schwache elektrische Stöße an jene Kreuzbeinnerven (Sakralnerven), die Signale aus dem Gehirn zur Blase leiten. Die Nerven werden angeregt. Patientinnen können die Stromimpulse von außen mit einer Fernsteuerung regeln und so ihren Blasenzyklus selbst steuern. Vor der endgültigen Operation prüfen die Ärzte mit Testdrähten, ob das Verfahren überhaupt hilft. Dann implantieren sie das endgültige System, das von außen nicht sichtbar ist. Nach dem 20-minütigen Eingriff treten bei drei von hundert Patientinnen zeitnah Komplikationen auf, bei zehn von hundert innerhalb der ersten drei Jahre. Teils ist ein Austausch des Schrittmachers nötig. Die Batterie hält etwa zehn Jahre.

Vorderwurzelstimulator

Vorderwurzelstimulatoren können eine Option sein, wenn die nervlich bedingte Blasenfunktionsstörung immer wieder Harnwegsinfektionen verursacht und sich die Nierenfunktion verschlechtert. Auch bei komplett querschnittsgelähmten Patienten kommt das Verfahren infrage. Es ist aber sehr aufwendig. Ob es hilft, lässt sich vor der Implantation nicht testen, denn die Ärzte müssen zuallererst Nerven durchtrennen, um die Fehlsteuerung der überaktiven Blasenmuskulatur zu beseitigen (sakrale Deafferentation, SDAF). Neue Steuerimpulse erhält die denervierte Blase dann von einem Harnblasenstimulator (sakraler Vorderwurzelstimulator, SARS, Brindley), den die Ärzte beim zweiten Schritt implantieren. Dadurch gewinnen die Patienten die Kontrolle über ihre Blase zurück. Mit dem Stimulator können sie ebenfalls ihre Darmentleerung regulieren und Männer die Erektion.

Invasive Elektrostimulation von Beckennerven

Bei einer invasiven Elektrostimulation von Beckennerven (laparoskopischen Implantation von Neuroprothesen, LION) werden andere Nerven als bei der sakralen Neuromodulation stimuliert. Außerdem legt man die Elektroden direkt an die gewünschten Nerven an. Deshalb findet die Implantation im Rahmen einer Bauchspiegelung statt (Seite 84). Zum dem Verfahren existieren noch nicht genug Daten für eine Beurteilung oder Empfehlung.

Erweiterung oder Ersatz der Blase

Als letzter etablierter Ausweg, um die Lebensqualität von Patientinnen mit unbehandelbarer überaktiver Blase zu heben, bleibt eine Vergrößerung oder ein Ersatz der Blase. Ärzte entnehmen dafür Stücke aus dem Dünndarm, mit denen sie die Blase vergrößern (Blasenaugmentation) oder aus denen sie eine Ersatzblase (Neoblase) zusammensetzen. Die Verbindung zum Harntrakt bleibt erhalten, sodass eine weitgehend natürliche Blasenentleerung stattfinden kann. Eine andere Möglichkeit ist, aus Dünndarmteilen Auffangbehälter für Harn zu bauen, die sich von außen mit Kathetern leeren lassen. Die Eingriffe sind aufwendig. Ihre Nutzen und Risiken müssen sorgfältig abgewogen und der Gesundheitszustand der Patientin berücksichtigt werden.

Medikamente direkt in die Blase

Die meisten bisher genannten Verfahren gelten als einigermaßen gut etabliert. Ihr Nutzen-Risiken-Verhältnis ist weitgehend bekannt. Alternativen stellen nur noch Instillationen dar, die keine größeren Eingriffen bedeuten, aber auch weniger gründlich erforscht sind. Unter Instillation verstehen Fachleute das Einbringen von Wirkstoffen als Lösungen mit Kathetern direkt in die Blase, also nicht in die Blasenwand wie Botox. Instillationen erreichen hohe Wirkstoffpegel in der Blase. Je nach Wirkstoff finden sie mehrfach täglich statt (z. B. Oxybutynin) oder in längeren Abständen bis zu mehreren Monaten (z. B. Capsaicin, Resiniferatoxin). Die Stoffe sollen die Blasen entkrampfen (Oxybutynin, Capsaicin, Resiniferatoxin) oder die Schutzschicht der inneren Blasenwand aufbauen (Heparin, Chondroitinsulfat, Hyaluronsäure, Pentosanpolysulfat). Eine besondere Spielart ist die Instillation mit „Electro Motive Drug Administration"

(Abk. EMDA). Hier bewirkt ein elek- trisches Feld, dass Wirkstoffe tiefer in die Blasenwand eindringen. So sollen sie stärkere Wirkung entfalten. Die Instillationsverfahren sind recht jung. Wirksamkeit, Wirkdauer, Nutzen und Risiken müssen noch genauer erforscht werden. Zurzeit bieten sich Instillationen lediglich in Ausnahmefällen an – wenn sämtliche anderen Möglichkeiten erschöpft oder unmöglich sind, Patientinnen einen hohen Leidensdruck haben und weitere Behandlungen ausdrücklich wünschen.

Training und alternative Angebote

Wie erwähnt, gibt es Ergänzungen zur medikamentösen Therapie. Ebenso existieren alternative Heilverfahren, zu denen die Studienlage in der Regel dünn ist. Oft wurde kein objektiver Wirkungsnachweis in Form von randomisierten Blindstudien erbracht. Häufig bestehen aber dennoch Risiken, wenngleich teils sehr geringe. Bei nicht erwiesener Wirkung stellt die Stiftung Warentest die möglichen Risiken in den Vordergrund und bewerte solche Mittel und Verfahren als „wenig geeignet". Ab Seite 95 erfahren Sie im Zusammenhang mit Kontinenztraining mehr über verhaltens-, physio- und psychotherapeutische Therapien und Übungen.

- Kontinenztraining (mit Verhaltenstherapie und Toilettentraining) ist eine sinnvolle Ergänzung der Behandlung. Es kann ungünstige Gewohnheiten abtrainieren, das Vertrauen über die Kontrolle der Miktion wiederherstellen und die Abstände zwischen Toilettengängen ausdehnen. Verhaltenstherapien können einen ungünstigen Lebensstil umstellen, etwa Körpergewicht, Kaffee- oder Nikotinkonsum verringern und das Trinkverhalten normalisieren. Weniger zu trinken bessert zwar vorübergehend die Beschwerden, hat aber auf Dauer gesundheitliche Nachteile. Zuletzt kann man noch lernen, Situationen zu meiden, die Harndrang auslösen.
- Physiotherapie (Beckenbodentraining) mildert Drangbeschwerden meistens und senkt die Häufigkeit der Toilettengänge. Laut Studien erzielt die Kombination von Beckenbodentraining mit Elektrostimulation bei überaktiver Blase die größten Erfolge.
- Entspannung und Psychotherapie können nützlich sein, wenn psychische Auslöser stark zur Symptomatik beitragen.
- Hilfsmittel sind anfangs empfohlen, um sich sicherer zu fühlen.
- Akupunktur konnte in einigen Studien Inkontinenzereignisse bei nasser überaktiver Blase verringern und die Blasenkapazität steigern. Aufgrund geringer Risiken kann Ausprobieren hilfreich sein. Die medizinischen Fachgesellschaften sprechen zur Akupunktur keine Empfehlung aus.
- Pflanzliche Mittel wie Tees und Extrakte aus Blättern von Bärentraube, Palme und Goldrutenkraut sollen teils günstig sein. Sie gelten als „wenig geeignet". Auf Wunsch können sie aber herkömmliche Behandlungen unterstützen. Dabei sind die Risiken zu beachten, die Extrakte mancher Pflanzen mitbringen (vgl. Seite 43).

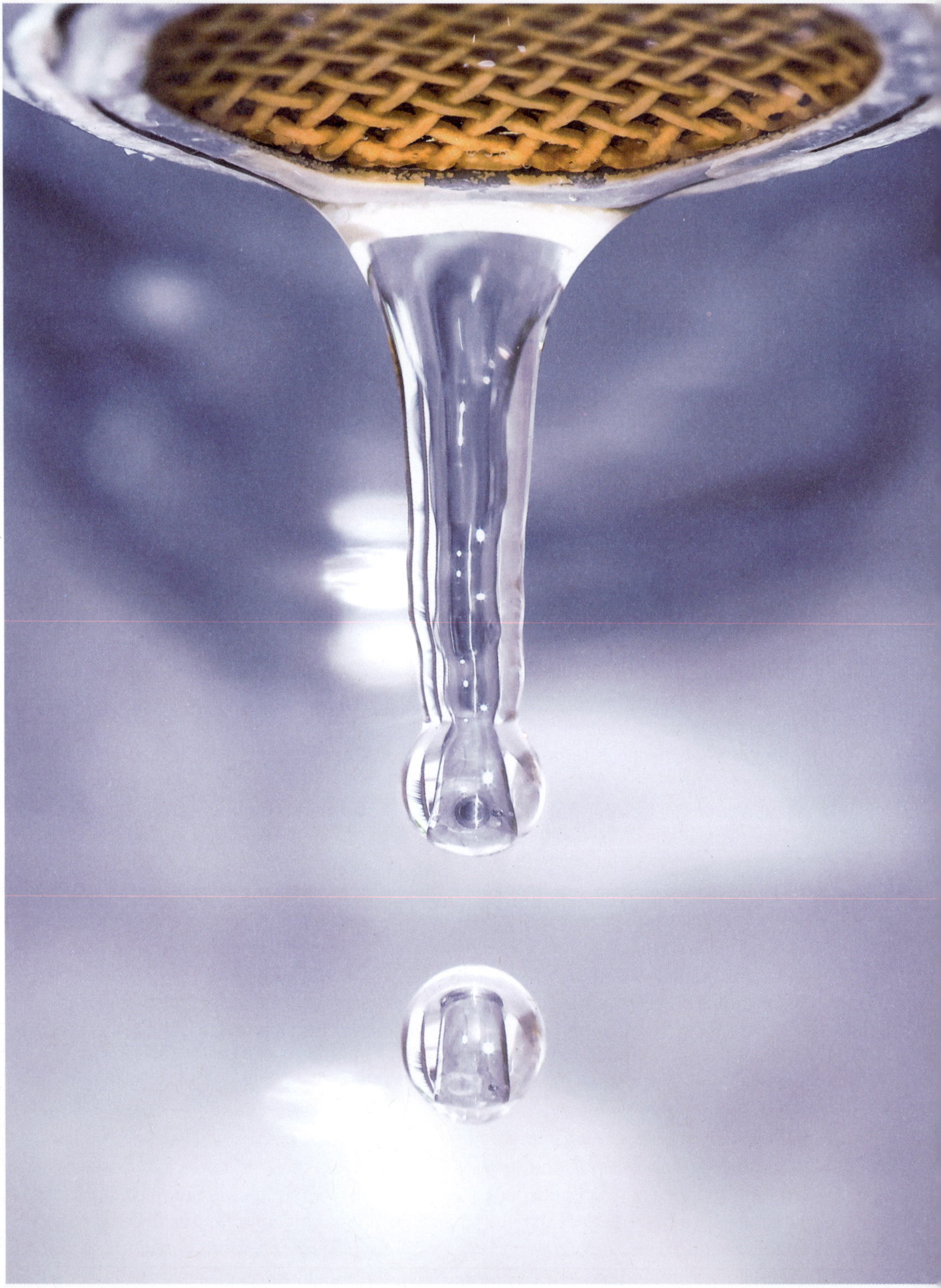

BESONDERE FORMEN – GLEICHES MERKMAL

Wer an einer Mischinkontinenz leidet, bei dem verbinden sich die beiden Formen Belastungs- und Dranginkontinenz zu einer Erkrankung. Dagegen sind die anderen Sonderformen eigenständige Beschwerdebilder mit besonderen Ursachen. Sie kommen allerdings nur selten vor.

MISCHINKONTINENZ

Mischinkontinenz verbindet zwei Formen – Belastungs- und Dranginkontinenz. Die Mischinkontinenz ist gekennzeichnet durch unwillentlichen Harnverlust, der bei körperlicher Belastung auftritt und mit imperativem Harndrang einhergeht. Fast immer steht eine Symptomatik im Vordergrund – bei rund sechs von zehn Betroffenen die Drangbeschwerden, beim Rest die Belastungsinkontinenz. Nicht selten „springt“ die Dranginkontinenz auf eine Belastungsinkontinenz auf. Betroffene erkennen das daran, dass nur wenig Harn bei körperlicher Belastung austritt, aber kurz darauf größere Mengen. Grund ist ein Reflex: Tritt Harn in die Harnröhre ein, geht ein Signal ans Gehirn. Bei ihm entsteht der falsche Eindruck, dass man Wasser lassen will. Das „überraschte“ Gehirn löst imperativen Harndrang aus, um eine Miktion zuzulassen. Die Reaktionskette kann sich festsetzen, sodass auf körperliche Belastungen jedes Mal Harndrang und -verlust folgt. Zur Diagnose ziehen Ärzte die Verfahren heran, die sie bei den zwei Einzelformen einsetzen. Über ein Miktionstagebuch lässt sich meist feststellen, welche Symptomatik dominiert. Daran orientiert sich die Therapie in vielen Fällen. Überwiegt eine Form sehr stark, setzt die Behandlung zunächst teils allein hier an. Bessert sich die Mischinkontinenz dadurch nicht zufriedenstellend, wendet sich die Therapie auch der zweiten Form zu. Bei mäßig ausgeprägtem Ungleichgewicht kann sofort eine Kombinationstherapie beginnen. Für die Behandlung kommen alle gängigen Verfahren infrage.

SELTENE FORMEN DER INKONTINENZ

Neben den häufigen Inkontinenzformen gibt es noch ein paar seltene. Unter ihnen leiden laut Schätzungen nur vier von hundert Menschen mit Inkontinenz. Formen, bei denen Betroffene den Harnverlust nicht spüren und kein Harndrang auftritt, fassen manche Facharztgesellschaften als „unbewusste Inkontinenz" zusammen. Dazu gehören Inkontinenz bei chronischer Harnretention (Seite 37), Inkontinenz bei neurogener Überaktivität des Blasenmuskels (Seite 76) und kontinuierliche Inkontinenz (Seite 89). Die fehlende Wahrnehmung weist auf ernste Störungen im Nervensystem oder in anderen Körperbereichen hin. Daher gelten diese Formen immer als kompliziert.

Inkontinenz bei chronischem Harnverhalt

Wenn bei voller Blase tröpfchenweise Harn abgeht, liegt eine Inkontinenz bei chronischem Harnverhalt (ICH, Inkontinenz bei chronischer Harnretention, früher: Überlaufinkontinenz) vor. Sie tritt hauptsächlich bei Männern auf, weshalb genauere Erläuterungen ab Seite 139 zu finden sind. ICH kommt zustande, wenn Betroffene über längere Zeit ihren Harn nicht vollständig ablassen können. Die Blase füllt sich, ohne zu schmerzen, bis der Schließmuskel dem steigenden Druck nicht mehr standhält. Der Austritt des Harns ist nicht spürbar, sondern nur die nachfolgende Nässe. Die hohen Restharnmengen und der Harnrückstau erhöhen die Gefahr für Harnwegsinfektionen und Nierenschäden. Häufigste Ursache sind Abflussbehinderungen (Seite 146) oder ein Blasenmuskel, der zu schwach ist, den Harn auszutreiben (atoner Detrusor). Dann liegen meistens Störungen im Nervensystem vor (z. B. diabetische Polyneuropathie, Nervenschäden nach schweren Unterleibsoperationen), seltener im Blasenmuskel selbst. Noch seltener hat ICH rein psychische Ursachen (Verhaltensstörung durch erlernten Harnverhalt). Zur Entstehung können auch Medikamente beitragen. Die Therapie besteht zunächst im Ableiten von Harn mindestens fünf- bis sechsmal täglich (Katheterisierung, Seite 122). Ärzte versuchen Ursachen wie Abflussbehinderungen zu beseitigen. Bei Blasenmuskelschwäche können Medikamente die Spannkraft des Muskels erhöhen. Ebenso können Medikamente eine unvollständige Blasenleerung begünstigen.

Neurogene Überaktivität

Vereinfacht ausgedrückt, ist die seltene Inkontinenz bei neurogener Überaktivität des Blasenmuskels (Inkontinenz bei neurogener Detrusorüberaktivität, früher: Reflexinkontinenz) eine nasse überaktive Blase ohne Harndrang. Sie beruht auf Störungen im Nervensystem. Betroffene verlieren oft ihr Blasengefühl und die Kontrolle über ihre Blasenfunktion. Sie können

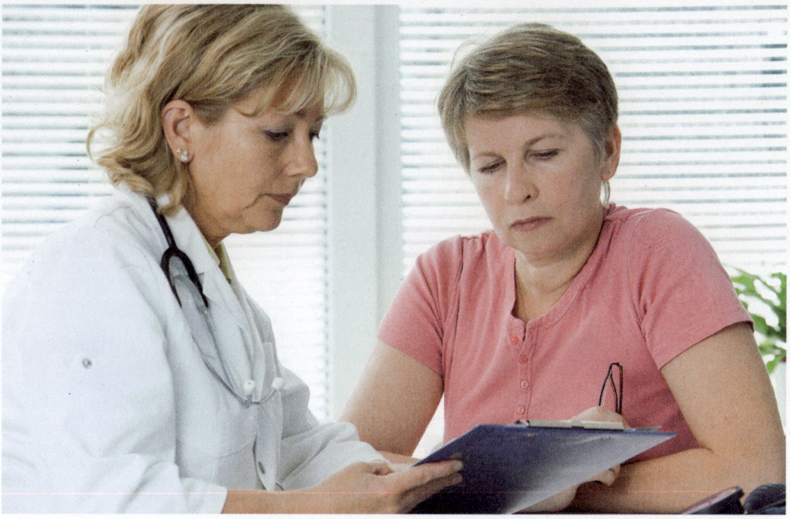

Wasserlassen weder willentlich einleiten noch beenden. Sie spüren den Abgang der unterschiedlichen Mengen an Harn nicht, der sich in verschiedenen Abständen unwillkürlich und reflexartig ereignet. Dabei leert sich die Blase meist unvollständig, weil sich beteiligte Muskeln unkoordiniert zusammenziehen. Der häufig folgende Harnstau kann die Nieren schädigen. Betroffene leiden oft unter weiteren neurologischen Funktionsstörungen.

Störung in Rückenmark oder Gehirn

Nach dem Ort der neurologischen Störung unterscheidet man zwei Formen.

- Spinale Form: Der Schaden liegt oberhalb des Blasenzentrums im Rückenmark. Die Verbindung Blase–Gehirn ist gestört oder unterbrochen. Hemmende Impulse entfallen und aktivierende Refleximpulse aus dem Rückenmark gewinnen die Oberhand. Mögliche Ursachen sind Verletzungen (z. B. Querschnittslähmung), neurologische und andere Erkrankungen (z. B. schwere Bandscheibenvorfälle, multiple Sklerose, Spina bifida, Rückenmarktumore).
- Supraspinale Form: Die Leistung des Gehirn ist so beeinträchtigt, dass die Steuerung des Blasenzyklus ausfällt. Als Ursachen sind neurologische Erkrankungen bekannt, die das Gehirn betreffen (z. B. Demenz, Schlaganfall, Morbus Parkinson, Nervenschäden durch langjährige Zuckerkrankheit).

Behandlung

Die Grunderkrankungen lassen sich schwer behandeln und damit auch die „Reflexinkontinenz". Hier konzentriert sich die Therapie zuerst darauf, die Blase ausreichend zu leeren, um die Nieren zu schützen. Das ist nur mit Kathetern (Seite 122) zu erreichen. Vereinzelt können auch Operationen helfen, die sich nach den individuellen Ursachen und Begleitumständen richten. Hilfsmittel (Seite 115) wie Kondom-Urinale, Einlagen oder Beinbeutel kommen nur infrage, wenn eine ausreichende Blasenleerung sichergestellt ist.

Kontinuierliche Inkontinenz

Bei kontinuierlicher Inkontinenz (extraurethrale Inkontinenz) träufelt Harn ständig aus einem unnatürlichen Ausgang, also nicht aus der Harnröhre. Der Austritt geschieht durch Verbindungsgänge über die Haut, den Darm oder die Scheide.

Dabei handelt es sich um angeborene Fehlbildungen (z. B. zusätzliche Harnröhrenanlagen) oder um Fisteln – zu Lebzeiten angelegte, krankhafte Verbindungsröhren. Dort gibt es keine Schließmuskeln wie in der Harnröhre, was zu dem dauerhaftem Träufeln führt. Männer sind seltener betroffen als Frauen, die öfter Fisteln haben. Solche Gänge können bei ihnen zwischen Harnleitern und Darm, zwischen Harnleitern oder Blase und Bauchhaut, Gebärmutter oder Scheide sowie zwischen Harnröhre und Haut oder Scheide entstehen. Sie sind meistens Folge von Operationen, Bestrahlungen, Verletzungen, Geburten und Blasenentzündungen oder anderen Erkrankungen der Blase.

Die Behandlung zielt darauf ab, die Missbildung zu beheben, sofern der Verschlussmechanismus des Harntrakts intakt ist. Verbindungsgänge werden operativ entfernt oder verschlossen. Wenn das misslingt oder unmöglich ist, besteht die einzige Alternative darin, außerhalb des Körpers spezielle Behältersysteme anzubringen, die den Harn auffangen.

SONDERFÄLLE DER INKONTINENZ

Einnässen

Unter Einnässen (Enuresis) versteht man eine unwillkürliche Blasenentleerung zu unpassenden Zeiten, vor allem nachts. Obwohl hier unwillentlich Harn verloren geht, zählen viele Fachleute die Enuresis nicht im engeren Sinn zur Harninkontinenz. Denn Enuresis ist weder Folge von neurologischen Krankheiten oder epileptischen Anfällen noch von strukturellen Fehlbildungen in den ableitenden Harnwegen. Offensichtliche körperliche Ursachen liegen nicht vor. Enuresis und Harninkontinenz lassen sich aber nicht scharf trennen. Auch bei manchen Formen der Inkontinenz sind körperliche Ursachen unauffindbar. Die internationale Benennung von Krankheiten listet unter Enuresis ebenfalls „nichtorganische Harninkontinenz" bei Kindern und Jugendlichen auf. Manche Fachleute betrachten Enuresis deshalb als besondere Harninkontinenz, die mit Unterbrechungen oder nur in bestimmten Situationen erscheint. Sie betrifft hauptsächlich Kinder und Jugendliche. Die Hauptform, das nächtliche Einnässen, weist meist auf Entwicklungsstörungen oder psychische Probleme hin. Fast immer verschwindet Enuresis von allein wieder. Wenn sie über das Jugendalter hinaus anhält, steigt die Häufigkeit des Einnässens oft an. Rund einer von hundert Erwachsenen leidet unter Enuresis. Auf sie beziehen sich folgende Angaben.

Formen des Einnässens

Wenn Ärzte von Enuresis sprechen, meinen sie in der Regel nächtliches Einnässen. Diese Hauptform heißt in vielen Texten nach alter Namensgebung noch Enuresis nocturna (lat. nocturnus für nächtlich). Hier unterscheiden Fachleute eine momosyptomatische Form (monosymptomatische Enuresis, alte Abk. MEN), bei der Einnässen nur nachts auftritt. Viele Betroffene schlafen „wie Tote": Sie sind nur schwer aufzuwecken und müssen tagsüber oft Wasserlassen (Polyurie).

Passiert Einnässen auch tagsüber, liegt die nicht-monosymptomatische Form vor (non-monosymptomatische Enuresis, alte Abk. non-MEN). Sie ist öfter mit psychischen Auffälligkeiten verbunden. Weitere Miktionsbeschwerden können erscheinen, etwa Harndrang, verzögertes Wasserlassen, Schmerzen, verlängerte Miktionszeiten, unterbrochener Harnfluss und die Unfähigkeit, ohne Pressen Wasser zu lassen. Einnässen ausschließlich am Tag (Blasendysfunktion mit isolierter Tagessymptomatik) kursiert oft weiterhin unter der alten Bezeichnung Enuresis diurna. Als Unterformen gibt es noch die Kicherinkontinenz (Enuresis risoria) und die „faule Blase".

Therapie des Einnässens bei Tag und Nacht

Das Grundproblem besteht darin, dass die Entstehung der Enuresis beziehungsweise ihr Anhalten bis ins Erwachsenenalter erst ansatzweise geklärt ist. Aus Familienanalysen weiß man, dass genetische Faktoren wohl eine Rolle spielen. Zudem können die Beschwerdebilder der Enuresis viele kleine Unterschiede zeigen. In der Regel versuchen Ärzte über ein Miktionstagebuch, Auffälligkeiten beim Trinken und Wasserlassen zu entdecken. Bei positivem Ergebnis folgt eine Verhaltenstherapie, die mit Apparaten arbeitet (apparative Verhaltenstherapie) wie „Klingelhosen". Diese läuten Alarm, sobald nachts Harn verloren geht, und unterbrechen das Einnässen. Durch den Lernprozess legt sich Enuresis bei vielen Betroffenen. Sind die Probleme nicht nur auf das Trink- und Miktionsverhalten beschränkt, sind teils verhaltenstherapeutische Psychotherapien sinnvoll. Biofeedback kann helfen, falls urodynamische Untersuchungen ergeben, dass die Koordination beim Wasserlassen gestört ist (Detrusor-Sphinkter-Dyssynergie). Wenn diese Möglichkeiten versagen, gibt es noch Medikamente, die Enuresis bessern können. Am häufigsten kommt Desmopressin zum Einsatz, ein Eiweiß, das antidiuretisch wirkt: Es hemmt die Wasserausscheidung des Körpers. Seltener nehmen Patienten andere Mittel ein (z. B. Tolterodin, trizyklische Antidepressiva).

Kicherinkontinenz

Wenn sich beim Lachen plötzlich Harndrang einstellt und unwillkürlich ein Harnschwall abgeht, spricht man von Kicherinkontinenz oder „Giggle"-Inkontinenz (engl. to giggle für kichern, auch Enuresis risoria). Erbliche Faktoren tragen zur Entstehung bei. Hauptsächlich betroffen sind Mädchen bis in die Pubertät. Meistens legt sich die Störung dann von allein.

Vereinzelt kann sie bis ins Erwachsenenalter bestehen.

Kicherinkontinenz ist sowohl eine Sonderform der Enuresis als auch der überaktiven Blase oder Dranginkontinenz, die nur in bestimmten Situationen auftritt – eben beim Lachen. Nie mehr lachen zu dürfen, wäre eine traurige Therapie. Doch für Mädchen genügt häufig schon Beckenbodentraining, bei dem sie lernen, wie man ihn beim Lachen anspannt. Für Jugendliche und Erwachsene kommen Medikamente (Anticholinergika) infrage und zuletzt noch Injektionen von Botulinumtoxin in die Blasenwand (Seite 82). Manchmal gelingt es mit Botox, eine Kicherinkontinenz bei erwachsenen Frauen endgültig abzustellen.

Wie bei der überaktiven Blase gibt es zur Entstehung der Kicherinkontinenz nur Theorien. Man nimmt an, dass Gefühle eine Fehlfunktion der Blase auslösen. Ähnlich wie Angst bei überaktiver Blase Inkontinenzattacken fördern oder verursachen kann, führen hier Freude und Lachen zum Harnabgang. Zu unterscheiden ist Kicherinkontinenz von einer Belastungsinkontinenz beim Lachen, bei der aber nur wenige Tropfen Harn verloren gehen.

Die „faule" Blase

Wenn Personen es über lange Zeit immer wieder aufschieben, Wasser zu lassen, können sie das Gefühl für ihre Blasenfüllung verlieren. Auf Dauer wird der Blasenmuskel chronisch überdehnt und büßt seine Spannkraft ein – er ist weniger aktiv, wird „faul". Dann ist Wasserlassen oft nur noch mit Pressen möglich.

In der Folge geht bei Betroffenen in unterschiedlichen Abständen unkontrolliert Harn ab, wobei große Restharnmengen zurückbleiben. Die Gefahr für Harnwegsinfektionen, Harnrückstau und Nierenschäden steigt. Das Beschwerdebild der „unteraktiven Blase" (auch Hinman-Syndrom, nichtneurogene neurogene Blase, Blasenhypotonie, früher: faule Blase oder „lazy bladder syndrome") findet sich bei Erwachsenen nur selten, etwa bei fünf von tausend. Hier können sich Symptome von MEN, non-MEN und isolierter Blasendysfunktion am Tage mischen. Außerdem wandeln sich die Beschwerden zum Teil. Häufig bessern intensives Blasentraining und Biofeedback-Übungen das Leiden zufriedenstellend. Unterstützend kann eine Behandlung mit Medikamenten (Alpha-1-Rezeptorenblocker) stattfinden. Begleitend erfolgt oft eine vorbeugende Therapie gegen Harnwegsinfektionen oder der Restharn wird mit Kathetern abgeleitet. Tritt keine dauerhafte Besserung ein, können noch Therapien helfen, die genau auf die individuell vorherrschenden Symptome und Besonderheiten abgestimmt sind.

Inkontinenz bei Geschlechtsverkehr

Unter Harnverlust beim Geschlechtsverkehr leiden hauptsächlich Frauen ab dem 50. Lebensjahr. Dabei kann es sich um eine besondere Ausprägungen einer Organsenkung handeln oder um eine spezielle Variante der überaktiven Blase.

Im ersten Fall gehen Fachleute davon aus, dass der Schließmuskel der Harnröhre geschwächt ist und sie sich zusammen mit der Blase etwas in die Scheide hinein gesenkt hat. Wenn beim Sex der Penis in die Scheide eindringt, beansprucht er Raum. Dadurch ändern sich die Lageverhältnisse von Harnröhre und Blase zueinander. Der Verschlussmechanismus wird instabiler und kleine Mengen an Harn können austreten, wenn sich der Penis rhythmisch in der Vagina bewegt. Schon Wasserlassen vor dem Sex kann das Problem lösen, weil der Harnverlust oft mit einer großen Füllmenge der Blase zusammenhängt. Sonst kommen Beckenbodengymnastik und die weiteren Verfahren zur Behandlung der Belastungsinkontinenz in Betracht. Bei der Variante der überaktiven Blase reizt die rhythmische Bewegung die Blase, sodass sie sich von selbst leeren will. Die Behandlung erfolgt wie bei der überaktiven Blase.

Nachtröpfeln, Tröpfelinkontinenz

Lästiges Nachtröpfeln von Harn in größeren Mengen findet sich eher bei Männern als bei Frauen. Ursache ist in der Regel eine Abflussbehinderung wie Harnröhrenverengungen oder Verletzungen in der Harnröhre. Einzelheiten siehe Seite 139.

Harninkontinenz bei Harnröhrenrelaxierung

Im sehr seltenen Fall einer Harninkontinenz bei Harnröhrenrelaxierung (früher: instabile Harnröhre) herrscht weder Überdruck im Bauchraum noch spannt sich der Blasenmuskel während der Füllphase an. Harn geht unwillkürlich ab, weil sich die Harnröhre plötzlich öffnet. Die Ursache liegt weitgehend im Dunkeln. Helfen können Beckenbodentraining, Elektrostimulation und Biofeedback.

Rezidivinkontinenz

Als Rezidivinkontinenz bezeichnen Fachleute einen unwillkürlichen Harnverlust, der nach einer Inkontinenzoperation auftritt. Dabei kann es sich um eine andere Form handeln als die ursprüngliche.

Unter den häufigen Formen der Inkontinenz finden die meisten operativen Eingriffe bei Belastungsinkontinenz statt, wo mehr Angaben zur Rezidivinkontinenz stehen (Seite 58).

Nicht kategorisierbare Harninkontinenz

Unter diesem diffusen Sammelbegriff werden alle Formen der Inkontinenz zusammengefasst, bei denen Symptome und klinischen Befunde in keine der bisher genannten Kategorien passen.

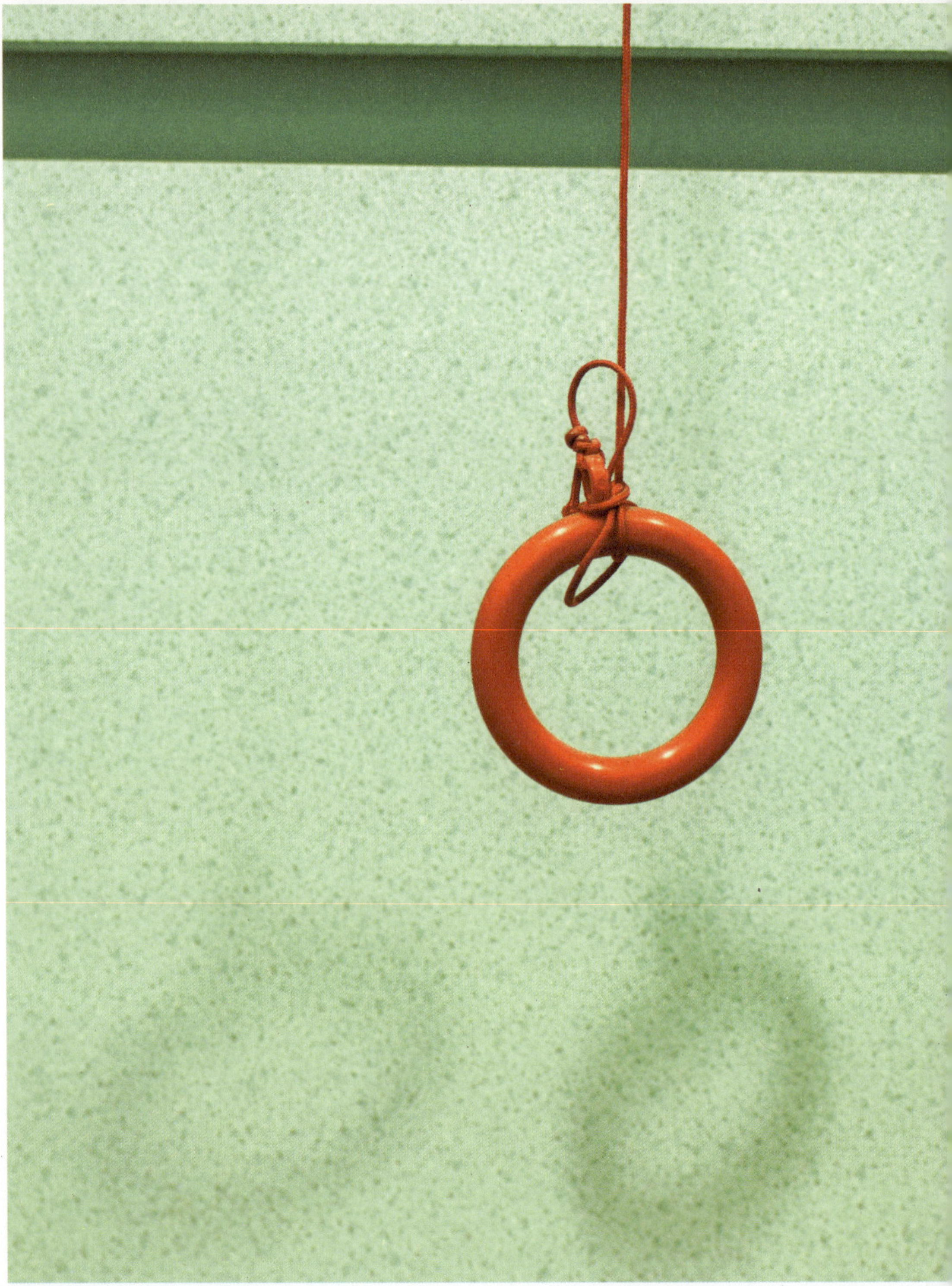

TRAINING, TIPPS UND WISSEN

Training kann ungünstiges Verhalten abstellen und Muskeln stärken. Dadurch verschwindet Inkontinenz häufig. Wenn nicht, gibt es aber hilfreiche Strategien, die das Leben enorm erleichtern. Vorbereitung, kluge Planung und ein paar Kniffe können für Betroffene viele Situationen im Alltag, Beruf und auf Reisen beherrschbar machen und so helfen, ihre Ängste zu verringern.

WAS HEILT UND HILFT OHNE MEDIKAMENTE?

Nicht allein Medikamente und Operationen können Inkontinenz beheben oder deutlich bessern. Dazu sind auch Beckenbodengymnastik, Toilettentraining und ähnliche Therapien in der Lage, oft begleitend zu anderen Behandlungen. Teils unterstützen Apparate die Muskel- und Verhaltensübungen, etwa beim Biofeedback oder der Elektrostimulation. Sie verbessern meist die Wirkung. Trotzdem gelingt es leider nicht in jedem Fall, Inkontinenz abzustellen. Diese Personen müssen sich zwangsläufig an ein Leben mit Inkontinenz gewöhnen. Vielen fällt das verständlicherweise schwer. Inkontinenz schürt oft Selbstzweifel und Ängste – bereitet seelische Qualen. Zudem befürchten dauerhaft Betroffene extreme Verluste an ihrer Bewegungsfreiheit zu Hause, in Beruf und Freizeit. Doch der Alltag muss sich durch Inkontinenz nicht drastisch verändern. Viele mögliche Einschränkungen fallen durch sorgfältige Planung, Organisation und Hilfsmittel (Seite 115) weg oder viel schwächer aus. Um das zu erreichen, sollte man über einige Grundlagen Bescheid wissen: Welches Training, welche Hilfsmittel eignen sich für mich und wann? Wie hängen Inkontinenz und mein Lebensstil zusammen? Welches Verhalten ist günstig, welches ungünstig? Was ist in besonderen Situationen, etwa auf Veranstaltungen oder Reisen, zu beachten?

Fachlich informieren statt ungezielt experimentieren

Ein solides Kontinenztraining an Fachinstitutionen geht auf alle diese Punkte und weitere Fragestellungen ein. Fachliches Wissen führt schneller zum geeigneten Training, zur Genesung, zu den nützlichen Hilfsmitteln und besten Strategien für ein weitgehend unbeschwertes Dasein mit Inkontinenz.

Betroffene, die auf Informationen und Schulungen verzichten, handeln sich fast immer Nachteile ein: Meistens kennen sie weder alle therapeutischen Möglichkeiten, noch alle Hilfsmittel und Tricks, die sie weiterbringen könnten. Worin bestehen die Unterschiede? Wo liegen mögliche Nachteile? Unwissende müssen experimentieren und viel Glück beim Ausprobieren haben, um voranzukommen. Häufig erleiden sie Rückschläge, steigen betrübt auf andere Möglichkeiten um, die oft erneut ins Leere laufen. Ein ausführliches Kontinenztraining beinhaltet in der Regel Schulungen, Gespräche, Therapien und viele Informationen, die eine Heilung begünstigen. Ebenso umfasst es Anleitungen, Ratschläge und Hinweise, die ein Leben mit Inkontinenz deutlich erleichtern. Die wichtigsten Informationen dazu enthalten auch die folgenden Abschnitte. Weil sie unweigerlich nur allgemeine Angaben präsentieren können, sind sie kein vollwertiger Ersatz für ein fachliches Kontinenztraining: Dies schließt auch individuelle Gespräche und Beratungen mit ein. Darin kommt etwa zur Sprache, wie einzelne Personen Kontinenz in ihrer speziellen Situation am schnellsten und besten erlangen und aufrechterhalten. Oder welche der zahlreichen Varianten von Einlagen, Pants, Kathetern und anderen Hilfsmitteln unter besonderen Umständen sinnvoll sind, wenn Inkontinenz andauert.

NIE AUF EIGENE FAUST

Nehmen Sie fachlich qualifizierte Kurse in Anspruch! Niemand sollte versuchen, sich auf eigene Faust Verfahren wie Beckenbodenübungen oder Verhaltenstherapien aus Broschüren, Büchern oder Videoclips anzueignen. Zu groß ist die Gefahr, sich falsche Dinge anzugewöhnen, die im ungünstigsten Fall sogar eine Genesung oder Besserung behindern können. Nachfolgende Abschnitte stellen die Grundprinzipien vor. Beispiele für Übungen sind hauptsächlich dazu gedacht, die Darstellung der Verfahren anschaulicher zu machen.

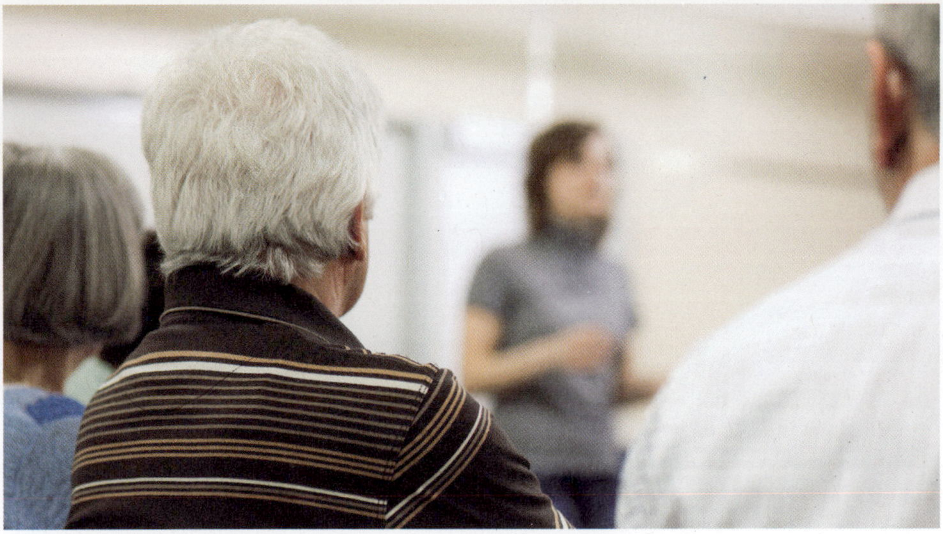

KONTINENZTRAINING HAT VIELE SEITEN

Prinzipiell gehört in ein gutes Kontinenztraining alles hinein, was ohne Arzneimittel und Operationen dazu beitragen kann, Kontinenz wieder herzustellen, Inkontinenz abzuschwächen und die Lebensqualität und Selbstständigkeit Betroffener zu erhöhen. Ein umfassendes, fachliches Kontinenztraining besteht entsprechend aus vielen verschiedenen Teilen. Doch weder die Bezeichnung „Kontinenztraining" noch die Inhalte sind genau festgelegt. Häufig heißen die Kurse auch Toiletten-, Blasen- oder Miktionstraining, die im engeren Sinn aber nur Teilbereiche umfassen (Seite 104). Allein an der Kursbezeichnung lässt sich nicht erkennen, was und wie viel drinsteckt.

Nützliche Angaben dazu, wer kompetente Seminare und Schulungen anbietet, können oft Fachärzte und Physiotherapeuten machen. Auch Selbsthilfegruppen liefern vielfach solche Angaben mit Bewertungen oder Kommentaren. Zertifizierte Kontinenz- und Beckenbodenzentren nach Postleitzahlen lassen sich über die Internetportale der Arbeitsgemeinschaft Gynäkologie Geburtshilfe Urologie Proktologie und der Deutschen Kontinenz Gesellschaft suchen. Die Kurse beinhalten manchmal lediglich wenige der folgenden Punkte, manchmal alle:

- Schulungen (Aufbau und Funktion des Harntrakts, Regulation der Miktion, Miktion und Trinkverhalten, Führung von Protokollen, Selbstkatheterisierung)
- Information und Beratung (Hilfsmittel, Umgang mit Inkontinenz im Alltag, psychologische Begleitung, Einzelgespräche)
- Beckenbodentraining (Erlernen der Wahrnehmung des Beckenbodens, Stärkung der Beckenbodenmuskulatur) und weitere physiotherapeutische oder kräftigende Übungen (Anspannungsübungen, allgemeines Aufbautraining)
- Atem- und Entspannungsübungen
- Anleitung zur Umstellung ungünstigen Verhaltens (Blasentraining, Toilettentraining)
- Apparative Verfahren (Magnetfeldstimulation, Elektrostimulation, Biofeedback).

Sinnvoll bei fast allen Formen

Kontinenztraining ist bei fast allen Formen von Inkontinenz äußerst nützlich, gerade bei Belastungsinkontinenz oder Inkontinenz mit Drangbeschwerden. Die Schulungen und Übungen finden in der Gruppe oder einzeln statt. Sie sind üblicherweise auf Patientengruppen zugeschnitten, die gleiche oder sehr ähnliche Beschwerden haben, oder auf individuelle Probleme. Es ist sinnvoll, in Gruppen Erlerntes durch Einzelsitzungen zu vertiefen, die individuelle Lebensumstände berücksichtigen. So lassen sich Übungen oft leichter in den Alltag einbauen. Muskelgruppen zu stärken oder ungünstige Gewohnheiten abzustellen, geht aber nicht von heute auf morgen: Die Übenden müssen sich auch in Geduld üben. Doch selbst kleine Fortschritte sind Erfolge und Gründe zu feiern, sich selbst zu loben und zum Weitermachen zu motivieren.

WAHRNEHMUNG UND KRÄFTIGUNG DES BECKENBODENS

Die Muskulatur des Beckenbodens hat große Bedeutung für die Kontinenz (Seite 32): Der äußere Blasenschließmuskel arbeitet mit ihr zusammen, und Muskelfasern des Beckenbodens sind am Harnröhrenschließmuskel beteiligt. Außerdem hält der Beckenboden die Unterleibsorgane in ihren Positionen. Eine starke Beckenbodenmuskulatur trägt mehrfach zur Kontinenz bei, eine schwache kann Inkontinenz verursachen. Beckenbodentraining (Beckenbodengymnastik) kräftigt den Beckenboden und erhöht die Kontrolle über die Miktion.

Wer Anspannen trainiert, lernt auch, die betreffenden Muskeln zu entspannen. Das kann Harndrang entschärfen. Wahrscheinlich verbessert sich ebenfalls die Koordination der beteiligten Muskeln. Aus Studien ist bekannt, dass Beckenbodentraining bei diesen Formen der Inkontinenz helfen oder die Wirkung anderer Therapien steigern kann:

- Belastungsinkontinenz (Seite 49)
- Dranginkontinenz, überaktive Blase (Seite 73)
- Mischinkontinenz (Seite 87)
- Postoperative Inkontinenz (Seite 145)
- Kicherinkontinenz (Seite 91)
- Inkontinenz beim Geschlechtsverkehr (Seite 92)
- Inkontinenz bei Harnröhrenrelaxierung (Seite 93).

Selbstverständlich beugt Beckenbodengymnastik ebenso Belastungsinkontinenz und Organsenkungen vor. Sie ist häufig Teil einer Rückbildungsgymnastik nach Geburten.

Keine Stärkung ohne Wahrnehmung

Nur die mittlere Schicht des Beckenbodens lässt sich bewusst anspannen und trainieren wie Arm- oder Bauchmuskeln. Wer diese Muskeln aktiv anzusteuern will, muss sie wahrnehmen können – ein Gespür für die Beckenbodenmuskulatur besitzen. Das gelingt nicht immer, offenbar fehlt die Wahrnehmung etwa einer von fünf Frauen. Sie müssen zuerst lernen, Muskeln ihres Beckenbodens zu erfühlen und willentlich anzuspannen. Manche Kursleiterinnen arbeiten dabei beispielsweise mit Fantasiebildern für den Beckenboden. Teilnehmerinnen sollen sich etwa vorstellen, ihr Beckenboden sei eine Blüte, die sich durch Anspannung schließt und durch Entspannung öffnet.

Aus Studien ist bekannt, dass Biofeedback (Seite 103) den Lernprozess für gewöhnlich erleichtert. Andere Ergänzungen können Stimulationen von Muskeln durch Elektroimpulse (Seite 104) oder Magnetfelder (Seite 82) sein. Wenn der Beckenboden von allein oder nach mehreren Trainingseinheiten eine gewisse Kraft aufweist, können Scheidengewichte (Seite 102) die Übungen unterstützen. Um zu sehen, ob man die Muskulatur des Beckenbodens unabhängig von der Bauch- und Gesäßmuskulatur spüren und anspannen kann, gibt es ein paar Tests:

- Versuchen Sie beim Wasserlassen, den Harnstrahl komplett zu unterbrechen. Dieser Test sollte nicht wiederholt werden oder als Übung dienen. Sonst können sich der Beckenboden verspannen und sogar Drangbeschwerden auftreten.
- Setzen Sie sich auf einen harten Stuhl, eventuell etwas nach vorne gebeugt, und spannen Sie die Muskeln im Genitalbereich an, so als wollten Sie eine Blähung zurückhalten. Hebt sich der Körper dabei ein bisschen, haben Sie Beckenboden- und Gesäßmuskulatur angespannt, was anfangs meist passiert. Versuchen Sie, ob Wiederholungen ohne die leichte Hebung des Körpers gelingen.
- Am besten lässt sich ertasten, ob und wie stark die Beckenbodenmuskulatur zusammenzieht, wenn man zwei Finger in die Scheide einführt und leicht spreizt. Die Muskulatur drückt die Finger zusammen. Die Gesäßmuskulatur muss dabei entspannt bleiben.

Beckenbodentraining

Für Beckenbodentraining (Beckenbodengymnastik) existieren verschiedene Konzepte, die unterschiedlichen „Schulen" folgen. Sie konkurrieren um Kundinnen und machen teils große Versprechen, ohne dass es Studien zur Wirkung gäbe oder Vergleiche mit anderen Konzepten. Es existiert nicht die eine Methode, die in jedem Fall und allen am besten hilft. Patienten sollten sich Empfehlungen von ihren Ärzten oder Physiotherapeuten einholen.

Dauer und Häufigkeit

Wie lange Beckenbodentraining andauern sollte und wie viele Einheiten pro Tag empfohlen sind, unterscheidet sich. Es hängt von der Form und Stärke einer Inkontinenz ab, von Begleittherapien und der Einrichtung, die den Kurs anbietet. Grundsätzlich klar ist: Man sollte mindestens so lange trainieren, bis die Inkontinenz verschwunden ist oder sich maßgeblich gebessert hat. Oft sind nach drei Wochen erste Wirkungen spürbar. Bevor sie richtig zufriedenstellen, können aber weitere Wochen vergehen. Grenzen sind der Dauer keine gesetzt: Wer zu trainieren aufhört, büßt Wirkung ein. Die Beckenbodenmuskulatur verliert an Kraft. Dann kann Inkontinenz nach Tagen oder Wochen wieder erscheinen oder sich eine bestehende verschlechtern. Wer das Training fortsetzt, erhält und verlängert die Wirkung.

Die Empfehlungen zur Häufigkeit der täglichen Einheiten weichen stark voneinander ab. Sie reichen von drei Mal 20 bis 30 Minuten bis zum Kurzprogramm, das mit fünf bis zehn Minuten pro Tag auskommen will. Das Pensum sollte so hoch sein, dass es zufriedenstellt – dass Inkontinenz nicht zurückkehrt oder sich auf erträglichem Niveau einpendelt. Welche Intensität nötig ist, können Übende nach einer kompetenten Einführung und gründlichem Einüben selbst herausfinden oder mit dem Kursleiter besprechen.

INFO Häufige Fehler beim Üben zu Hause

Zu Hause üben ist das A und O bei Beckenbodentraining. Ohne Aufsicht können sich dabei Fehler einschleichen. Vermeiden sollten Übende:

- **Zu seltenes Üben.** Die Wirkung lässt nach, je weniger empfohlene Übungseinheiten stattfinden. Inkontinenz kann wieder auftreten oder sich verstärken.
- **Einseitiges Üben.** Trotz bevorzugter Lieblingsübungen sollten möglichst viele Muskeln im Beckenboden trainiert werden. Gerade, um alltägliche Situationen besser bewältigen zu können, sollten Übungen in verschiedenen Stellungen (z. B. im Stehen und Sitzen) stattfinden.
- **Luft anzuhalten und Pressatmung.** Beim Üben sollte die Atmung nicht stocken. Wie bei jeder körperlichen Anstrengung sollte man beim Anspannen ausatmen, damit kein Druck auf die Blase entsteht, und beim Entspannen Luft holen.
- **Bauch- und Gesäßmuskulatur anzuspannen.** Das trainiert nicht die Beckenbodenmuskulatur, sondern erhöht wie Pressatmung den Druck auf die Blase.
- **Keine Entspannungsübungen.** Verspannungen oder verlerntes Entspannen können Sexualität wie auch die Ausscheidung von Harn und Stuhl stören.
- **Zu langes oder zu intensives Üben.** Überlastung kann dazu führen, dass anschließend aus „Erschöpfung" des Schließmuskels Inkontinenz auftritt oder stärker ausfällt.

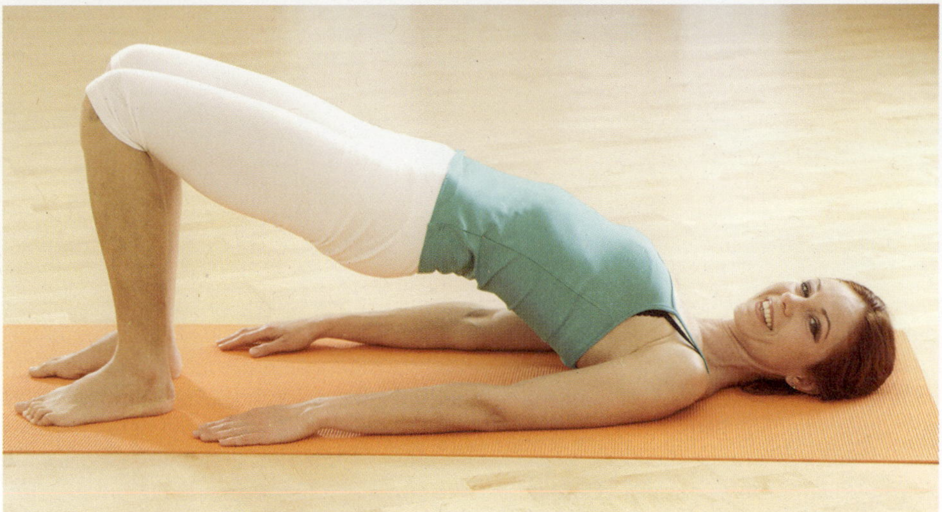

Die Übungen

Es gibt „Klassiker" unter den Übungen, etwa das Anspannen der Beckenbodenmuskulatur im Sitzen oder zusammen mit der Bauchmuskulatur in Rückenlage mit aufgestellten Beinen. Es hängt von den leitenden Physiotherapeuten ab, welche Übungen im Einzelnen, wie oft und in welcher Intensität vorkommen. Vom Prinzip lassen sich mehrere Gruppen unterscheiden:

- Wahrnehmungsübungen bezwecken, dass Personen ihre Beckenbodenmuskulatur überhaupt bewusst oder besser als bisher zu spüren lernen. Häufig umfassen diese Übungen auch Abtasten, um zu erfahren, welche Muskelgruppen zum Beckenboden gehören und welche nicht.
- Atemübungen schulen das Bewusstsein für Zusammenhänge zwischen Atmung und Bauchraum. Dort erhöht sich der Druck beim Einatmen, weshalb Ausatmen bei körperlicher Anstrengung den Beckenboden entlastet. Richtiges Atmen soll in den Alltag übergehen.
- Anspannungsübungen dienen der Stärkung der Beckenbodenmuskulatur, um die Verschlusskraft des Harntraktes und die bewusste Kontrolle der Miktion zu steigern. Pro Einheit werden solche Übungen meist fünf- bis zehnmal wiederholt und dabei die Spannung für kurze Zeiträume (2 bis 10 Sekunden) gehalten.
- Entspannungsübungen sind Ausgleichsübungen, die Verspannungen verhindern sollen.

Mehr Spaß in der Gruppe

In guten Kursen erfahren Teilnehmerinnen alles, was wichtig ist, um das Training mit Erfolg zu krönen. Anfangs üben sie meist mit leerer Blase, später auch mit gefüllter, um ein Gespür dafür zu bekommen, wie gut ihr Beckenboden jetzt den Verschluss des Harntraktes unterstützt. Kurse haben weitere Vorteile: In der Gruppe macht Training fast immer mehr Spaß. Auch der Erfolg anderer kann anspornen. Zudem ist es oft leichter, sich für feste Gruppentermine aufzuraffen als allein zu Hause – was aber unbedingt ebenfalls sein muss. Deshalb ist es auch in den eigenen vier Wänden günstig, die Übungen auf fixe Uhrzeiten zu legen und genug Zeit dafür einzuplanen, damit keine Eile aufkommt. Unterlagen, beispielsweise Gymnastikmatten, gefaltete Decken oder Teppiche, sollten bequem, aber nicht zu weich sein. Aus den Übungen kann sich jeder bevorzugte aussuchen und eigene Programme zusammenstellen. Einige Übungen lassen sich gut und unauffällig in den Alltag einbauen. Sitzend kann man die Beckenbodenmuskulatur ruhig einmal im Bürostuhl, Bus oder Kino anspannen.

Vaginalkonen

Vaginalkonen (Feminakonen) heißen auch Scheidengewichte, was ihre Funktion schöner andeutet: Frauen führen die Gewichte in ihre Scheide ein und versuchen, sie z. B. im Stehen dort durch die Kraft ihrer Beckenbodenmuskulatur zu halten und Übungen damit durchzuführen. Dadurch soll der Beckenboden kräftiger werden.

Fünf in einem Set

Scheidengewichte bestehen aus geschmeidigem, glattem Kunststoff, haben eine kegel- oder tamponähnliche Form und einen Rückholfaden. Sie sind meist etwas kleiner als ein Hühnerei und in Sets erhältlich, die vier bis fünf Konen mit aufsteigenden Gewichten enthalten. Anwenderinnen führen das leichteste Gewicht in die Scheide ein und stehen auf. Die Schwerkraft zieht den Konus nach unten, worauf die Beckenbodenmuskulatur automatisch mit einer Kontraktion reagiert. Jetzt versuchen die Anwenderinnen, dieses Gewicht mindestens eine Minute ohne Anstrengung in der Scheide zu halten. Gelingt ihnen das, können sie zum nächsthöheren Gewicht übergehen. Sobald das Halten anstrengend wird, ist die Kraftgrenze der Beckenbodenmuskulatur erreicht. Jetzt steigen die Frauen eine Stufe zurück und benutzen für ihre Übungen das letzte Gewicht, das sie anstrengungsfrei halten konnten. Für 10 bis 20 Minuten täglich oder höchstens zweimal 15 Minuten sollen sie den Konus nun im Stehen, Herumgehen und anderen alltäglichen Tätigkeiten halten. Zusätzlich machen sie Belastungsproben wie Niesen, Husten, Lachen und bestimmte gymnastische Übungen. Anfangs wird die Kraft kaum für die gesamte Zeitspanne und alle Tests ausreichen. Bei regelmäßigem Üben ändert sich das nach zwei bis drei Wochen. Dann können die Anwenderinnen zu dem Gewicht wechseln, das eine Stufe schwerer ist. Nicht alle Trainierenden kommen dahin, mit den schwersten Konen zu üben. Das muss auch nicht sein. Ist der Beckenboden anfangs zu schwach, um das leichteste Gewicht ohne Anstrengung zu halten, sollten Frauen so lange auf die Konen verzichten, bis sie ihre Beckenbodenmuskulatur anderweitig entsprechend gestärkt haben.

Vor- und Nachteile

Mit Vaginalkonen lässt sich die Wahrnehmung des Beckenbodens verbessern und erkennen, über wie viel Kraft er verfügt. Frauen können mit Konen ihre Beckenbodenmuskulatur trainieren und eine Belastungsinkontinenz bessern. Um die Wirkung zu bewerten und eine Empfehlung auszusprechen, reichen die Daten nicht aus. Manche Fachleute raten von der Anwendung ab. Die Risiken sind gering: Anfangs können Schmerzen besonders beim Sitzen im Bereich des Beckens und Darms entstehen, was Muskelkater oder Krämpfe im Beckenboden anzeigt. Die Konen können zigmal wiederverwendet werden. Sie nutzen sich nicht ab. Nach jedem Gebrauch sollten Anwenderinnen sie mit Seife und warmen Wasser oder Desinfektionsmittel säubern. Vor dem Gebrauch sind Rückstände von Reinigungsmitteln mit Wasser zu entfernen. Die Konen können mit Gleitmitteln eingecremt werden, falls erwünscht. Während Schwangerschaften, der Monatsblutung und Entzündungen muss das Training pausieren.

LUSTGEWINN DURCH KONEN?
Die Stärkung des Beckenbodens mit Vaginalkonen beziehungsweise die damit verbundene verstärkte Durchblutung seiner Muskulatur und der Vagina stehen im Ruf, das Lustempfinden beim Liebesspiel zu steigern. Das ist weder bewiesen noch Ziel der Übungen bei Inkontinenz, aber sicher auch kein unangenehmer, potenzieller Mitnahmeeffekt.

Biofeedback

Das Funktionsprinzip von Biofeedback besteht darin, Körperfunktionen, die nicht ohne Weiteres sicht-, hör- oder spürbar sind, durch Apparate dazu zu machen. Beispielsweise bekommen Patienten ihren Blutdruck als veränderliches Bild- oder Tonsignal präsentiert. Nun können sie Zusammenhänge erkennen wie etwa, „Wenn ich an nichts denke, sinkt mein Blutdruck“. Hier eröffnet Biofeedback die Möglichkeit, den Blutdruck aktiv zu beeinflussen. Bei Inkontinenz geht es darum, den Beckenboden richtig wahrzunehmen und ihn korrekt anzuspannen oder beides zu lernen. Hier kann Biofeedback helfen, Fehler bei Übungen zu vermeiden und ein Gespür für den Beckenboden zu entwickeln oder zu intensivieren.

Das Verfahren gilt als gute, wirkungsvolle Ergänzung zum Beckenbodentraining. Einige Fachleute halten es für unverzichtbar. Die klassische Sonde ist das Perineometer, ein einfaches Gerät, das Druckunterschiede misst. Es wird mit einem Kondom überzogen und in die Scheide oder den After eingeführt. Trainierende können die Kraft ihrer Beckenbodenbewegungen und Trainingserfolge an einem Manometer oder Monitor ablesen. Inzwischen kommen häufig Sonden mit Ultraschall in Scheide oder Enddarm zum Einsatz. Auf Monitoren wird sichtbar, ob sich die richtigen Muskeln in korrekter Weise bewegen. Manche Biofeedbacksonden können schwache elektrische Impulse abgeben (Elektrostimulation).

Vibrationstherapie

Die Vibrationstherapie kombiniert aktives und passives Training. Patientinnen stehen auf einer Bodenplatte, die abwechselnd in unterschiedlicher Geschwindigkeit schnell nach rechts und links schwingt. Die Beine übertragen die Schwingungen auf den Beckenboden. Seine Muskulatur dehnt sich kurzzeitig stark und reagiert mit Anspannung. Das rasche Hin und Her stärkt alle Muskeln im Beckenboden. Die Vibrationstherapie verbessert in Bezug auf Kontinenz die Wirkung des Beckenbodentrainings, kann es jedoch nicht ersetzen. 15-minütige Trainingseinheiten unter Anleitung finden zweimal wöchentlich statt. Ursprünglich stammt das Verfahren aus dem Hochleistungssport.

Elektrostimulation

Elektrostimulation ist ein rein passives Verfahren. Bei Inkontinenz geben Elektroden in der Scheide oder im Darm schwache Stromimpulse ab, die Muskeln des Beckenbodens zur Kontraktion veranlassen. Nervliche Steuerung und Kraft der Beckenbodenmuskeln soll zunehmen, also auch jene des Blasenschließmuskels. Bei Belastungsinkontinenz und Dranginkontinenz arbeitet die Methode mit verschiedenen Stromfrequenzen und Behandlungsintervallen. Sie soll etwa die Hälfte der Fälle mit Belastungsinkontinenz heilen können, bei alleinigen Drangbeschwerden und Mischinkontinenz eine von drei Betroffenen. Bei einer weiteren lassen die Symptome nach. Die Fachverbände raten davon ab, einzig auf Elektrostimulation zu setzen. Sie empfehlen, das Verfahren mit herkömmlichem Beckenbodentraining zu kombinieren. Die Wirkung der Kombination kann die von alleiniger Beckenbodengymnastik übertreffen.

Allgemeine Physiotherapie

Je nach Allgemeinzustand kommen weitere physiotherapeutische Maßnahmen in Betracht. Einerseits kann ein gezielter Aufbau bestimmter Muskelgruppen (z. B. Bauchmuskulatur) sinnvoll sein. Ein allgemeines Aufbautraining versetzt einige Betroffene wieder in die Lage, sich regelmäßig und mit Spaß zu bewegen. Das kann Beckenbodenschwäche und Gewichtszunahme verhindern und vorbeugen, dass Inkontinenz wiederkehrt.

TRAINIEREN, UM WENIGER OFT ZU MÜSSEN

Toiletten-, Blasen- und Miktionstraining können alle dasselbe bezeichnen: ein Verhaltenstraining mit dem Hauptziel, die Zahl der Toilettengänge auf ein normales oder zumindest erträgliches Niveau zu senken. „Blasentraining" oder „Blasenschulung" steht häufig speziell für die aktive Form, die sich von der passiven unterscheidet. Als Toilettentraining wird teils nur bezeichnet, wenn Patienten durch geplante Toilettengänge versuchen, Harnabgängen zuvorzukommen. Genauso können Toiletten- und Blasentraining für Programme stehen, die alle Punkte beinhalten, die zu einem guten Kontinenztraining gehören. Das hier beschriebene Training kann Drangbeschwerden, damit verbundene Inkontinenz und teils leichte Formen der Belastungsinkontinenz bessern oder beheben. Wer davon profitiert und wo es wirkungslos bleibt, lässt sich nicht immer vorhersagen. Es kann sinnvoll sein bei:

- Häufigem Harndrang, trockener überaktiver Blase
- Dranginkontinenz, nasser aktiver Blase
- Inkontinenz aufgrund körperlicher oder geistiger Einschränkung
- Mischinkontinenz
- Inkontinenz oder Harndrang nach Entfernen von Dauerkathetern
- Leichte Belastungsinkontinenz bei älteren Patienten.

Aktives und passives Training

Die aktive und passive Form unterscheidet sich überwiegend darin, ob Betroffene das Training grundsätzlich selbstständig absolvieren oder dafür Pflegepersonen notwendig sind. Beim aktiven Blasentraining erhalten Patienten kompetente Anleitungen und fachlichen Rat. Das eigentliche Training führen sie jedoch ohne Mithilfe durch. Sie kümmern sich selbst darum, bestimmte Zeiten und Abstände einzuhalten, und müssen dazu fähig sein. Beim passiven Blasentraining legen Ärzte und/oder Pflegekräfte die Entleerungszeiten fest oder bieten Toilettengänge zu bestimmten Zeiten an. Die Vorgaben müssen oder sollen ihre Patienten wahrnehmen. Diese Betroffenen sind pflegebedürftig, also körperlich und/oder geistig nicht in der Lage, allein das Training durchzuführen. Je nach Schwere der Einschränkungen gibt es verschiedene Unterformen des passiven Toilettentrainings. Sie werden hier nur kurz gestreift.

Grundlage: Miktionstagebuch

Für beide Formen bildet ein sorgfältig geführtes Miktionstagebuch (Seite 156) die zwingende Grundlage. Die Aufzeichnungen sollten vier bis sieben Tage umfassen. Aus ihnen gehen viele wichtige Daten hervor – insbesondere die Abstände der Toilettengänge, wie sie sich zeitlich über den Tag verteilen und welche Rolle das Trinkverhalten dabei spielt. Gerade an dem „Basisintervall", dem individuellen, durchschnittlichen Abstand zweier Miktionen, orientiert sich das Training zunächst. Auch währenddessen sollten Trainierende beziehungsweise ihre Pflegekräfte es weiterführen. Damit lässt sich verfolgen, wann sich welche Erfolge einstellen und wann das Endziel erreicht ist. Um möglichst deutliche und nachhaltige Erfolge zu erzielen, ist hier beim Miktionsprotokoll große Sorgfalt und Ehrlichkeit gefragt. Dann und wann einmal ein Gläschen wegzulassen oder Toilettengänge zu unterschlagen, bringt keinerlei Vorteile.

Aktives Blasentraining

Für ein aktives Blasentraining ist es zwingend, dass die Teilnehmer körperlich und geistig fit sind. Toilettengänge dürfen keine Hindernisse darstellen. Ebenso müssen sie das Prinzip des Trainings verstehen können und die Motivation mitbringen, es diszipliniert über mehrere Wochen durchzuziehen. Es ist nötig, den Alltag so zu organisieren, dass man bestimmte Entleerungszeiten beachtet und dann Toiletten zur Stelle sind. Gerade wer ein Blasentraining ins Berufsleben integrieren will, muss oft sorgfältig planen.

Auf dem Weg zu einer möglichst natürlichen Entleerungshäufigkeit verfolgt aktives Blasentraining mehrere Absichten.

Trainierende sollen

- ein Bewusstsein für das eigene Miktionsverhalten entwickeln
- Vertrauen aufbauen, die Miktion aus eigener Kraft kontrollieren zu können
- lernen, Harndrang nicht sofort nachgeben zu müssen, sondern ihm kurzzeitig widerstehen zu können
- Zahl und Abstände ihrer Toilettengänge so weit zu verringern, dass der Alltag weitgehend ungestört bleibt. In der Regel werden Abstände von mehr als drei Stunden zwischen zwei Miktionen angestrebt.

Noch besser in Kombination

In Studien erreicht Blasentraining üblicherweise Erfolgsraten von 60 bis 80 Prozent. Je nach Ursache verschwinden Inkontinenz und Drangbeschwerden völlig oder legen sich deutlich. In mehreren Untersuchungen war Blasentraining der medikamentösen Behandlung mit Anticholinergika überlegen. Es gibt zudem gute Hinweise, dass andere Therapien und Blasentraining sich gegenseitig verstärken. In verschiedenen Untersuchungen wirkten Anticholinergika, Elektrostimulation, Beckenbodentraining einschließlich Biofeedback und Injektionen mit Botulinumtoxin in Kombination mit Blasentraining besser als die jeweiligen Einzelbehandlungen. Blasentraining zieht sich über mehrere Wochen hin. Es kann enden, wenn das gewünschte Ziel erreicht ist oder Erfolge trotz korrekter Durchführung ausbleiben.

Die Abstände wachsen langsam

Zum Ablauf eines Blasentrainings gibt es keine verbindlichen Richtlinien. Erst wird dem Miktionstagebuch das Basisintervall entnommen. Es schwankt individuell stark und liegt bei vielen Drangbeschwerden zwischen 30 Minuten und zwei Stunden. Dann sollen die Trainierenden zwischen zwei Miktionen feste Abstände einhalten. Diese richten sich nach dem ursprünglichen Basisintervall und verlängern es oft um 30 Minuten oder eine Stunde.

Wenn Trainierende diesen Abstand „beherrschen", damit – je nach Vorgehen ein paar Tage bis eine Woche – problemlos leben können, folgt die nächste Verlängerung, üblicherweise um 30 Minuten, teils auch nur um 15 Minuten. Am Ende soll der Abstand möglichst drei bis vier Stunden betragen. Ihn halten die Patienten weiter für ein paar Wochen ein und ändern weder Lebensgewohnheiten noch Trinkverhalten. Die Blase soll den neuen Rhythmus richtig „verinnerlichen".

Danach können Erfolgreiche von ihrem starren Lebens- und Miktionsplan abweichen und schauen, wie ihre Blase darauf reagiert. Niemand soll zum Sklaven fixer Zeiten werden, sondern lernen, flexibel mit veränderlichen Umständen umzugehen. Dabei können Strategien zur Überwindung des Harndrangs (siehe unten) nützlich sein.

Umgekehrt kann ein Blasentraining aber auch mit der Verkürzung von Abständen beginnen, wenn etwa Patienten mit Harndrang und Inkontinenz alle dreieinhalb Stunden einen Harnabgang erleiden. Hier kann es sinnvoll sein, dass sie alle zwei Stunden Wasser lassen, um imperativem Harndrang und Inkontinenzepisoden zuvorzukommen.

Gleichzeitig sollen die Betroffenen lernen, Harndrang besser zu widerstehen und ihre Schließmuskeln zu kontrollieren, beispielsweise durch Anspannen der Beckenbodenmuskulatur. Gelingt das, können die Abstände zwischen den Miktionen wieder anwachsen.

Während eines Blasentrainings sollten einmal pro Woche Gespräche mit Fachkräften stattfinden, um mit ihnen Erfolge, Rückschläge, Besonderheiten und das weitere Vorgehen zu besprechen.

Überwinden des Harndrangs

Oft üben Trainierende noch zusätzlich unter Anleitung, dem Harndrang seine Schärfe zu nehmen. Zwischen seinem Auftauchen und dem Wasserlassen soll sich eine Vorwarnzeit entwickeln, die es erlaubt, ohne Hast eine Toilette zu erreichen. Drei Strategien helfen dabei, Harndrang länger zu widerstehen:

- Ablenkung (z. B. rückwärts Worte buchstabieren oder rückwärts zählen, Mathematikaufgaben lösen)
- Entspannung durch entsprechende Übungen (Seite 101) und Atemübungen
- Bewusstes Aktivieren (Anspannen der Beckenbodenmuskulatur) und/oder Unterstützen (Druck auf den Damm) des Schließmuskels.

Passives Blasentraining

Passives Blasentraining ist gedacht für solche Patienten, die leicht bis stark körperlich, geistig oder in beiden Bereichen eingeschränkt sind. Es gibt drei Konzepte, die Inkontinenzepisoden verhindern oder auch Patienten vor dauerhaften Verweilkathetern bewahren sollen. Bei „festgelegten Entleerungszeiten" sind die Zeiten für Toilettengänge starr fixiert und gelten für allen Patienten. Sie werden von Pflegekräften zur Toilette begleitet. Bei „individuellen Entleerungszeiten" sind die Toilettenpläne ebenfalls starr, aber individuell gestaltet. Für Patienten, die selbst auf die Toilette gehen können und ansprechbar sind, kommt ein „angebotener Toilettengang" infrage. Hier regt das Pflegepersonal in regelmäßigen Abständen Toilettengänge an und fragt, ob die Patienten trocken oder nass sind. Weitere Hilfe wird nur auf Wunsch geleistet.

Entspannen, Verhalten und Psyche

Ein Blasentraining greift in das Verhalten der Patienten ein. Es ist im Grund eine kleine Verhaltenstherapie: Entdeckt die begleitende Fachkraft im Miktionsprotokoll Gewohnheiten, die schlecht sind bei Inkontinenz, wird sie darauf hinweisen und einwirken, die ungünstigen Umstände abzustellen. Meist ist der Zeitrahmen aber zu knapp und der Betreuer überfordert, wenn es darum geht, nachteiliges Verhalten zu ändern, das stark zu Miktionsbeschwerden beiträgt. Dann ist eine richtige Verhaltenstherapie zu erwägen. Tipps für geeignete Therapeuten können Betreuer oder Kontinenzzentren geben. Letztlich hilft nur Ausprobieren: Entscheidend für das Gelingen von Verhaltens- und Psychotherapien ist das Verhältnis von Therapeut und Patient. Die „Chemie" muss stimmen und Vertrauen vorhanden sein. Psychotherapien sind bei Inkontinenz nur selten erforderlich. Atmungsübungen und Entspannung sind Teile der Beckenbodengymnastik. Doch sie zielen hauptsächlich auf die Muskeln im Beckenboden ab. Zum Teil haben andere Übungen (z. B. autogenes Training, progressive Muskelrelaxation nach Jacobson) das Vermögen, den Muskeln einschließlich des Blasenmuskels gezielt zu entspannen. So können sich Drangbeschwerden und auch Stress legen. Bei welchen Begleitumständen derartige Übungen oder Therapien sinnvoll erscheinen, lässt sich nur von Einzelfall zu Einzelfall entscheiden. Allgemeine Empfehlungen dazu existieren nicht.

TIPPS FÜR EIN LEBEN MIT INKONTINENZ

Sich an ein Leben mit Inkontinenz zu gewöhnen bedeutet eine Herausforderung. Viele Betroffene leiden unter Zweifeln am Selbstwertgefühl, Scham und der Angst vor dem Ertapptwerden. Sie fürchten, wegen Einschränkungen zu Hause, in Beruf, Freizeit und auf Reisen ihren bisherigen Lebensstil aufgeben zu müssen. Nicht zuletzt können Probleme in der Partnerschaft und Sexualität auftreten.

Inkontinenz muss das Leben aber nicht komplett umkrempeln. Ein paar Änderungen sind allerdings unvermeidlich. Sie fallen bei guter Planung, Organisation und mit guten Hilfsmitteln harmlos aus. Fachliche Schulungen oder Beratungen sind am besten, um einen Überblick darüber zu bekommen, welche Maßnahmen sich überhaupt anbieten und welche davon für einen selbst sinnvoll erscheinen. Die Erfahrung kompetenter Berater kann viel Zeit und Leid ersparen. Letztlich müssen sich Betroffene aus den Möglichkeiten jene selbst zusammenstellen, die ihre individuellen Bedürfnisse am besten abdecken.

Fachliche Anleitung verhindert Frustration

Wunder sollte niemand erwarten: Trotz fachlicher Begleitung wird es nötig sein, mehrere Strategien und Hilfsmittel zu testen, bevor die besten gefunden sind. Das kann ein paar Wochen dauern. Doch ohne fachliche Anleitung vergehen oft Monate mit blindem Ausprobieren, ohne dass sich Fortschritte einstellen.

Aus Scham, Stolz oder Unwissen verzichten aber nicht wenige Betroffene auf kompetenten Rat. Sie tasten sich mühsam voran. Mit viel Glück finden sie vielleicht passende Hilfsmittel. Mangels Erfahrung und Wissen überwiegen häufiger jedoch Misserfolge. Viele verzagen aus Frust. Sie geben auf, an ihrer Lebensqualität zu arbeiten, ziehen sich aus dem sozialen Leben zurück, um nicht aufzufallen oder „Schwäche" zeigen zu müssen. Die Lebensqualität sinkt weiter. Als Folge entwickeln sich teils weitere Störungen wie Isolation und Depressionen. So weit sollte es nie kommen!

Fast alle Situationen im Leben mit Inkontinenz lassen sich durch geschicktes Handeln und geeignete Hilfsmittel so gut bewältigen, dass die Lebensfreude kaum getrübt wird und andere nichts vom ungewollten Harnverlust und seinen Begleitumständen bemerken – wenn das gewünscht ist.

Verschweigen oder drüber reden?

Wie soll ich anderen gegenüber mit meiner Inkontinenz umgehen? Diese Frage plagt fast alle, wenn klar wird, dass sie mit Inkontinenz leben müssen. Es gibt keine allgemeingültige Antwort. Dafür spielen individuelle Umstände eine zu wichtige Rolle – etwa die Persönlichkeit, der Schweregrad und die Menschen um einen herum. Ein paar Überlegungen können jedoch hilfreich sein:

- Je schwerer eine Inkontinenz, je häufiger also etwa Wechsel von Vorlagen erforderlich sind, desto schwerer lässt sie sich verbergen.
- Je mehr Menschen in der Nähe, je enger und dauerhafter die Kontakte sind, desto eher fällt der Umgebung „ungewöhnliches" Verhalten auf. Möglicherweise fängt die Gerüchteküche an zu brodeln („Was treibt denn die/der ständig auf der Toilette?"). Auch das kann belasten.
- Sich zu offenbaren, kostet einmal viel Kraft, Mut und Überwindung. Betroffene, die ohne Selbstmitleid mit anderen über ihre Inkontinenz und die Einschränkungen sprechen, stoßen meistens auf Verständnis. Inkontinenz wird normalerweise genauso akzeptiert wie Rückenschmerzen, Migräne, Allergien und andere chronische Krankheiten.
- Inkontinenz zu verbergen kostet ständig Kraft. Man muss Toilettengänge „tarnen", sich laufend neue Ausreden (z. B. Zähneputzen, Frischmachen, „etwas im Auge") ausdenken und Hilfsmittel verstecken. Damit sich Letztere nicht abzeichnen oder herausschauen, muss Kleidung stets weit genug und Oberteile lang genug sein. Viele experimentieren mit verschiedenen Schnittformen. Auch die Angst vor Enthüllungen bleibt bestehen. Doch grundsätzlich ist am Verbergen nichts auszusetzen.

Ganz sicher unnötig ist es, allen Menschen, denen man begegnet, eine Inkontinenz gleich „unter die Nase zu reiben". Flüchtige und oberflächliche Bekannte fühlen sich sowieso von der Intimität des Themas oft überfordert. Freunde und enge Bekannte, bei denen man möglicherweise auch einmal übernachtet, dürfen schon davon erfahren. Sie sollten Verständnis zeigen. Es geht also eher darum, wem gegenüber man Inkontinenz verbergen will und unter welchem Aufwand: Je mehr Menschen in der Nähe, je enger der Kontakt und je stärker die Inkontinenz, desto eher ist zu überlegen, sich zu offenbaren. Am Ende muss aber jeder für sich selbst entscheiden.

Partnerschaft und Sexualität

Die engsten Beziehungen für Erwachsenen sind intime Partnerschaften. Hier ist es im Normalfall völlig unmöglich, Inkontinenz zu verschweigen. In Befragungen hat sich gezeigt, dass speziell eine mangelnde Bereitschaft, darüber zu sprechen, die größten Probleme aufwirft, weil sie für schwere Missverständnisse sorgt.

Wenn Personen in Partnerschaften aus Angst vor Harnverlust sich von Intimitäten und Sex zurückziehen oder weniger davon wollen, aber nicht über den Grund reden, fühlen sich Partner zurückgewiesen. Sie kommen sich ausgeschlossen vor, wenn sie bemerken, dass der andere sich mit etwas plagt, aber ihnen nichts sagt. Wer in der Partnerschaft ein Geheimnis um Inkontinenz macht, reißt Gräben auf, die nicht zu überbrücken sind: Die gemeinsame Grundlage, Partnerschaftsprobleme vereint anzupacken und zu lösen, ist nicht mehr vorhanden. Da hilft nur reden weiter, so schwer es auch fallen mag.

Wenn die Überwindung zu hoch ist, sollte man sich an kompetente (Partnerschafts-)Berater wenden. Für solche Aufgaben sind nur sehr wenige Pflegekräfte ausgebildet. Fachärzte, Kontinenzzentren, Pflegepersonal und andere Betroffene können oft Tipps geben, wer derartige Beratungen einfühlsam und würdevoll durchführt. Partnerschaften sind so wichtig, Oasen der Sicherheit, Intimität und Freude. Niemand sollte es aus Scham riskieren, sie aufs Spiel zu setzen.

Gefühlter Verlust an Attraktivität

Die Einschnitte, die Inkontinenz bezüglich Sexualität und Attraktivität mitbringt oder die Betroffene befürchten, zählen für sie zu den schmerzlichsten.
Sie glauben,

- ihre sexuelle Attraktivität habe sich vermindert
- fortan zwangläufig weniger sexuell aktiv zu sein
- künftig ihre Sexualität ändern zu müssen, und bangen, in wieweit das ihre Partnerschaft stört
- ihre Chancen, neue Partnerschaften eingehen zu können, sänken gegen null
- sie sehen einen Teil ihrer geschlechtlichen und sozialen Identität gefährdet.

Völlig unberechtigt sind solche Ängste sicher nicht. Niemand weiß vorher, wie andere Menschen reagieren, wenn man ihnen eine Inkontinenz beichtet – speziell bei recht frischen Bekanntschaften. Noch peinlicher ist aber wohl, wenn man andere in intimen Situationen mit einer Inkontinenzepisode überrascht. So ein Erlebnis, möglicherweise gepaart mit Abweisung, kann jede weitere Lust auf Partnerschaft oder Sex zum Erliegen bringen. Das sollte nicht passieren.

Doch es gibt keine Grundregeln. Betroffene müssen leider damit rechnen, bei weniger bekannten Menschen auf Unverständnis und Ablehnung zu stoßen. Sich früher zu offenbaren, schlägt wahrscheinlich einige potenzielle Partner aus dem Rennen. Späte Offenbarungen schmerzen wohl mehr, weil das Herz schon beteiligt ist? Als einziger Rat bleibt, nicht aufzugeben und sich nach Tiefschlägen eventuell mit professioneller Hilfe wieder aufzubauen.

Blase entlasten und leeren

Sexualität und Inkontinenz schließen sich keinesfalls aus! Ein paar Tropfen wurden in Befragungen weder als unerotisch noch als störend aufgefasst. Auch viele gesunde Frauen verlieren etwas Flüssigkeit beim Höhepunkt. Sofern vorhanden, sollten zuerst weitere körperliche Veränderungen (z. B. Scheidentrockenheit) medizinisch behandelt werden, die beim Sex behindern. Auch Hilfsmittel wie Gleitcremes kommen als Lösung infrage. Dann senken ein paar Vorkehrungen die Gefahr, dass beim Sex Harn austritt.

- Entleeren der Blase vor dem Sex
- Positionen, die möglichst wenig oder keinen Druck auf die Blase ausüben
- Bettschutzunterlagen, damit Gedanken an nasse Betten nicht ablenken
- Humor, falls doch Harn austritt, was weder Unfall noch Katastrophe ist.

Zu Hause, unterwegs und auf Reisen

Geschickte Planung und geeignete Maßnahmen können ein Leben mit Inkontinenz deutlich erleichtern. Ähnlich wie beim Toilettentraining kann man mit dem Miktionstagebuch seine Entleerungszeiten identifizieren, Toilettengänge danach planen und sich nachts gegebenenfalls den Wecker stellen. Damit man sich unter Zeitdruck rasch erleichtern kann, sollte Kleidung schnell zu öffnen sein (z. B. Gummizug, Klettverschlüsse, Reißverschluss statt Knöpfen, Hosenträger statt Gürtel, weniger Schichten übereinander). Grundsätzlich falsch ist es dagegen, die gesunde Trinkmenge (Seite 22,) zu verringern, um weniger oft auf die Toilette zu müssen. Dadurch steigt die Gefahr für gesundheitliche Schäden.

Zu Hause – sichere und kurze Wege

In den eigenen vier Wänden geht es darum, den Gang und die Wege zur Toilette möglichst kurz und sicher zu gestalten:

- Fußbekleidung für Momente, in denen es schnell gehen muss, sollte sicher sein (z. B. rutschsichere Socken, Hausschuhe)

- Wege zur Toilette sollten sicher sein (keine Stolperfallen oder Stufen, rutschfeste Bodenbeläge, gute Beleuchtung). Automatische Beleuchtungsschalter (Bewegungsmelder) können Wegzeit sparen, Gehhilfen bei eingeschränkter Beweglichkeit die Sicherheit erhöhen.
- Besonders bei eingeschränkter Beweglichkeit ist es sinnvoll, Hilfsmittel günstig zu platzieren (z. B. Urinflaschen oder Toilettenstuhl am Bett). Günstig kann auch sein, Toiletten umzugestalten (z. B. Sitzerhöhung, Haltegriffe).

Unterwegs – Toilettengänge planen

Bei Tages- oder Wochenendausflügen ist kaum zu vermeiden, dass Inkontinenz eine Rolle spielt. Vorsorge kann viele Beeinträchtigungen vermeiden. Nützlich ist, direkt vor auswärtigen Aktivitäten Toilettengänge einzulegen, um etwas Zeit zu gewinnen. Weiter sehr hilfreich sind oft Vorkehrungen wie folgende:

- Bei allen Aktivitäten vorher Pausen für Toilettengänge einplanen.
- Öffentliche Toiletten am Zielort vorher ausfindig machen (z. B. Internet www.lootogo.de, Apps wie „WC-Finder Deutschland") oder gleich vor Ort. Kleingeld für kostenpflichtige Toiletten parat halten. Auf unsauberen Toiletten können Hilfsmittel (z. B. Reinigungstücher, P-Mate, Seite 134) hilfreich sein.
- Sind keine öffentlichen Toiletten erreichbar, können Restaurants oder Einkaufszentren Ersatz bieten (z. B. „Die nette Toilette", s. Kasten).
- Bei langen Schlangen vor Toiletten kann man zur Not auf solche für Behinderte ausweichen und Frauen auch auf Kabinen in Männertoiletten.
- Handtaschen, Daypacks etc. sollten ausreichend geeignete Hilfs-, Reinigungs- und Pflegemittel und evtl. Ersatzunterwäsche enthalten.
- Gebrauchte Hilfsmittel (Einlagen) lassen sich zur diskreten Entsorgung mit Toilettenpapier oder Papierhandtüchern einwickeln. Wenn unmittelbar kein Mülleimer vorhanden ist, eignen sich dichte Plastiktüten als Zwischenlösung. Spezielle geruchsdichte, undurchsichtige Entsorgungstüten sind teuer.

„DIE NETTE TOILETTE"

In mehr als 150 deutschen Städten stellen Gastronomen und Händler ihre Toilette der Öffentlichkeit umsonst zur Verfügung. Erkennbar sind „nette Toiletten" an verschiedenen Logos mit entsprechender Aufschrift. Auffindbar sind sie im Internet unter www.die-nette-toilette.de.

Reisen – frühe Planung erleichtert vieles

Selbst für lange Reisen ist Inkontinenz kein Hinderungsgrund, wenn man rechtzeitig davor ein paar Dinge klärt. Viel hängt vom Transportmittel ab: Wer mit dem Wohnmobil reist, hat seine eigene Privattoilette dabei und muss für die Fahrt kaum planen. Ein bisschen weniger Freiheit bieten Bahn, Fernbusse und Flugzeuge, obwohl Toiletten an Bord sind. Doch da kann es schon einmal sein, dass man warten muss. Normale Autofahrer oder Fahrgemeinschaften müssen sich völlig auf fremde Toiletten oder die Natur verlassen. Am Urlaubsziel bleibt allen nur, sich in örtliche Verhältnisse zu fügen. Zur Vorbereitung sind mehrere Dinge zu beachten. Doch das Wichtigste ist, frühzeitig zu planen und Informationen einzuholen:

- Bedarf an Hilfsmitteln/Medikamenten für die gesamte Urlaubszeit großzügig abschätzen und ausreichenden Vorrat einpacken oder klären, ob vergleichbare Produkte problemlos am Urlaubsort erhältlich sind. Hersteller oder Apothekenpersonal kennen oft die ausländischen Handelsnamen. Nützlich ist ebenfalls, Preise zu erfragen und ob die Kasse die Kosten übernimmt.
- Einige Fluglinien akzeptieren Inkontinenz-Hilfsmittel als Sondergepäck, das nicht unter die Gewichtsbeschränkung fällt. Dazu muss das Sondergepäck vorher angemeldet und separat verpackt sein.
- Einen Teil der Hilfsmittel auf verschiedene Gepäckstücke verteilen, falls eines verloren geht oder später ankommt.
- Einige Hersteller bieten für Katheter zur Reiseerleichterung „Hilfsmittelpässe“ an, die in mehreren Sprachen über den Zweck der Gegenstände aufklären. Teils sind vereinfachte Reisesets für mehrere Katheteranwendungen oder mit faltbaren Kathetern erhältlich. Wenn die Anwendung anders ist, sollte man sie vorher üben.
- Viele Hotels sind damit vertraut, inkontinente Gäste zu haben, und verfügen teils über Bettschutzunterlagen. Nachzufragen sollte niemand peinlich sein.
- In Transportmitteln mit eigener Toilette (z. B. Bahn, Flugzeug, Fernbusse) sollte man Sitze nahe bei Toiletten und am Gang bevorzugen oder reservieren.
- Bei Fahrten mit Privatautos Routen mit Fahrzeit im Voraus planen und günstige Orte (z. B. Tankstellen, Rasthöfe) und Zeiten für Stopps eintragen. Abfahrtszeiten sollten so gewählt sein, dass unberechenbare Verzögerungen (Staus) vermieden werden. Navigationsgeräte können Umgehungen berechnen.
- Hilfsmittel für unplanbare Unterbrechungen (z. B. Einlagen, faltbare Urinflaschen, evtl. Ersatzwäsche) in Handtasche/Handgepäck einpacken. Das gibt Sicherheit, ob sie nun benötigt werden oder nicht.
- Im Internet finden sich Stadtpläne für viele Städte, auch außereuropäische, auf denen öffentliche Toiletten vermerkt sind.
- Für schlechte hygienische Bedingungen desinfizierende Tücher und evtl. andere Hilfsmittel (z. B. P-Mate) mitnehmen.
- Wie immer sollten Reisende auf eine Flüssigkeitsversorgung und Kleidung achten, die Klima und Aktivitäten angemessen sind – also bei Hitze und körperlicher Aktivität viel trinken und leichte, luftige Kleidung tragen.

Wer befürchtet, dass ernste Komplikationen auftreten könnten, sollte sich vorab vom Arzt oder der Kasse eine offizielle Bescheinigung des Leidens – möglichst mehrsprachig – ausstellen lassen.

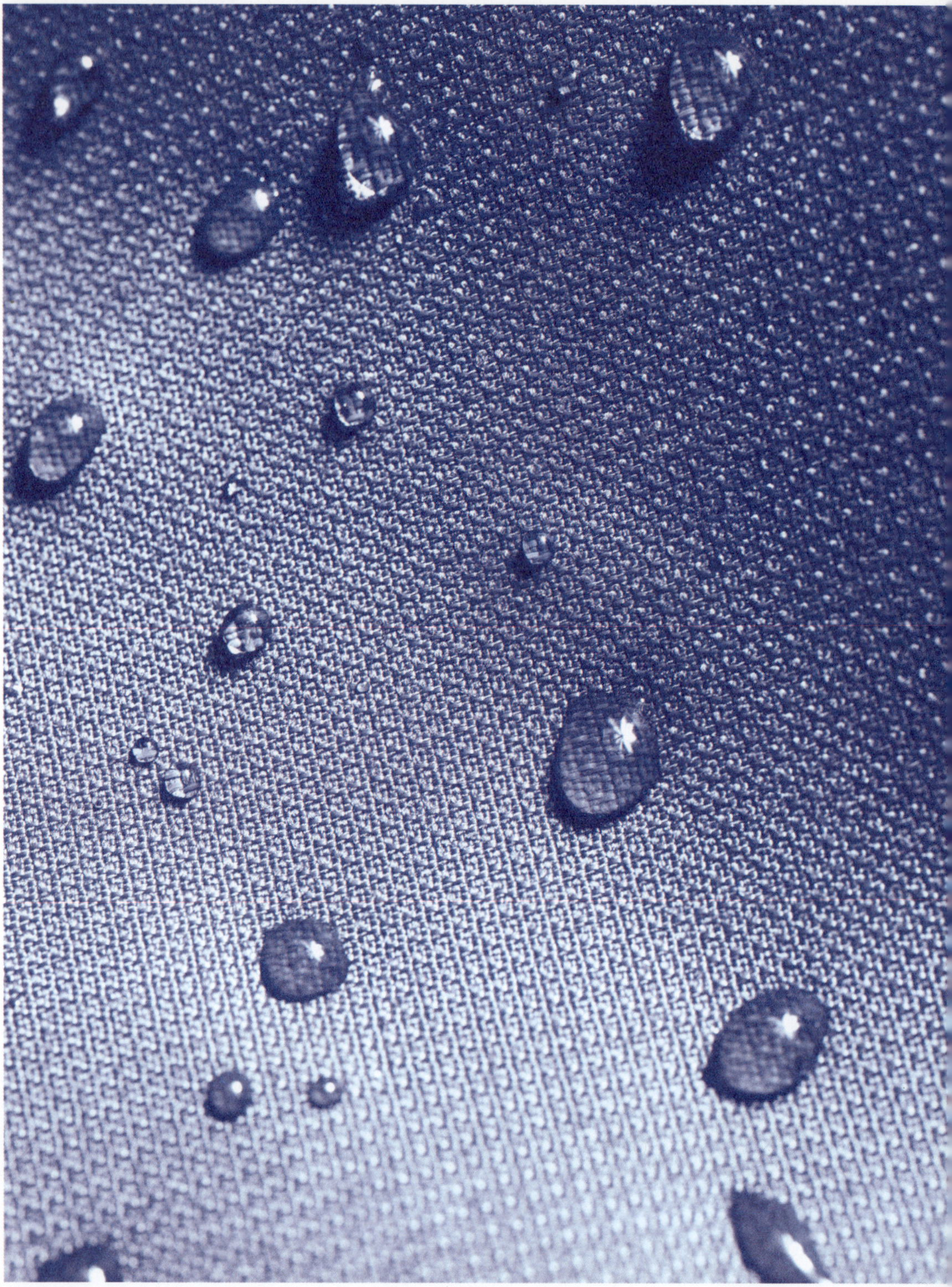

PANTS, KATHETER & CO.

Inkontinenz kann die Freiheit im Alltag stark einengen. Schon Konzert- und Kinobesuche erscheinen einigen Betroffene als Herausforderungen. An Bus- oder Flugreisen mögen sie gar nicht denken. Doch Hilfsmittel können viele dieser Einschränkungen erheblich abfedern und die Lebensqualität massiv erhöhen.

HILFSMITTEL

Hilfsmittel heißen Produkte, die nicht für therapeutische Zwecke zum Einsatz kommen. Sie sollen also weder heilen, noch Symptome lindern, sondern das Leben Betroffener erleichtern. Die Bezeichnung „Hilfsmittel" drückt ihre Bedeutung kaum gebührend aus: Inkontinenzprodukte leisten wichtige Beiträge dazu, dass Betroffene weitgehend unbeschwert leben und an gesellschaftlichen Ereignissen teilnehmen können. Der Wert von Hilfsmitteln für die Lebensqualität ist nicht zu unterschätzen.

Eine kleine Wissenschaft für sich

Nach ihrer Funktion lassen sich die meisten Hilfsmittel in drei Gruppen einteilen:

- Aufsaugende Produkte (z. B. Einlagen, Windelhosen) saugen verlorenen Harn auf und verhindern im besten Fall, dass Flecken, Feuchtigkeit, Gerüche oder Hautreizungen auftreten.
- Ableitende Produkte sind Katheter, die eine komplette Entleerung der Blase erlauben, falls diese unmöglich oder unvollständig ist.
- Auffangende Produkte (z. B. Beinbeutel, Kondomurinale) sind meist unauffällige Behälter, die verlorenen Harn sicher sammeln.

Daneben gibt es noch Matratzenschutzbezüge, Fixierhilfen, so etwas wie Trichter, mit denen Frauen im Stehen Wasser lassen können, und ein paar wenige andere. Das Sortiment erscheint übersichtlich, was aber täuscht: Viele Produkte existieren in zahlreichen Varianten von zahlreichen Herstellern. Passformen, Tragekomfort, Kapazitäten und Qualität können sich unterscheiden. Die Vorlage, die der Freundin bestens passt, kann bei einem selbst rutschen, reiben oder undicht sein. Hilfsmittel sind eine kleine Wissenschaft für sich. Ohne Erfahrung fällt es meist schwer, auf das optimale Erzeugnis zu stoßen. Für die richtige Wahl spielen viele Umstände eine Rolle wie etwa die Form der Inkontinenz und persönliche Kriterien.

Der Tagesverlauf beeinflusst wie Wahl

Bei aufsaugenden und auffangenden Produkten zählen zunächst selbstverständlich funktionelle Eigenschaften: Sie müssen über einen bestimmten Zeitraum absolute Sicherheit bieten. Nach außen dürfen weder Feuchtigkeit noch Gerüche dringen. Ein wichtiges Kriterium ist somit die Kapazität – die Menge an Harn, die ein Hilfsmittel bewältigt. Gleich darauf folgt die Sicherheit: Das Hilfsmittel muss dicht sein, was von Material und Passform abhängt. Doch Inkontinenzepisoden verteilen sich nur selten gleichmäßig über den Tag. Bei manchen ereignen sich vielleicht morgens mehr, bei anderen mittags oder nachts? Auch die Menge, die bei Attacken austritt, schwankt vielfach. Die Kapazität der Hilfsmittel sollte sich am Tagesverlauf orientieren. Der lässt sich am Miktionstagebuch (Seite 156) ablesen. Betroffene, die tagsüber auf die Toilette gehen, kommen da meist mit kleinen Kapazitäten aus. In der Nacht, wenn Toilettengänge entfallen, brauchen sie größere. Für Personen, die nachts nur vereinzelt Harn verlieren, reichen oft Bettschutzunterlagen aus.

Flexible Kleinsortimente zusammenstellen

Der einfachste Ansatz wäre, immer Produkte mit höchster Kapazität zu verwenden: Sie schützen am längsten und müssen am seltensten gewechselt werden. Doch viele Hilfsmittel können nicht völlig verhindern, dass die Haut in Kontakt mit Harnresten gerät. Je länger dieser Kontakt besteht, desto leichter entwickeln sich unangenehme Reizungen oder Entzündungen (Seite 120).

Hilfsmittel wie Einlagen sollten eher früher als später gewechselt werden. Durch lange Wechselintervalle treten zudem leichter Gerüche auf. Frischer Harn riecht kaum. Der typische, stechende Harngeruch entsteht erst mit der Zeit, wenn Bakterien die Inhaltsstoffe zersetzen. Nicht zuletzt gibt es Anlässe, bei denen man lieber Hilfsmittel verwendet, die dezenter und vielleicht teurer sind als jene für den Hausgebrauch. Ein einziges Produkt kann so gut wie nie alle diese unterschiedlichen Ansprüche erfüllen. Am nützlichsten ist es, sich selbst kleine, flexible Sets an verschiedenen, geeigneten Hilfsmitteln zusammenstellen. Damit lassen sich dann alle vorhersehbaren Situationen abdecken.

PROBEPACKUNGEN KOSTENLOS? Der Markt für Inkontinenzprodukte ist groß und umkämpft. Um Kunden zu gewinnen, verschicken viele Hersteller auf Anfrage kostenlose Probepackungen. Auch Apotheken, Fachhändler, Kontinenz- oder Beckenbodenzentren haben manchmal

Gratisproben oder Muster verschiedener Hilfsmittel parat. Fragen kann Geld sparen und kostet nur etwas Überwindung.

Geeignet bedeutet immer auch wohlfühlen

Was stört mich? Was ist mir wichtig? Davon hängt es maßgeblich ab, welche Hilfsmittel in Betracht kommen. Über die Eignung entscheidet nicht allein die Funktionalität, sondern ebenso individuelle Umstände und Vorlieben:

- Tragekomfort: Hilfsmittel sollten eine optimale, dem Körper angepasste (anatomische) Passform besitzen, angenehm zu tragen und hautverträglich sein. Sie sollten weder reiben noch anderweitig stören. Ebenso dürfen sie nicht verrutschen. Das gibt Sicherheit und erhöht das Wohlbefinden.
- Trockenheitsgefühl: Die Produkte sollten ein Gefühl der Trockenheit vermitteln, aufsaugende Hilfsmittel sollten Harn von der Haut abziehen. Demente Menschen reißen sich lästige oder feuchte Hilfsmittel oft vom Leib.
- Selbstständigkeit: Der Mehrzahl inkontinenter Menschen hilft sich am liebsten selbst, sofern sie dazu in der Lage ist. Ein Kriterium bildet somit, wie einfach oder schwierig der Umgang ist – beziehungsweise, wie fingerfertig Personen sind.
- Diskretion und Würde: Fast alle Betroffenen empfinden es als peinlich oder abwertend, wenn andere ihre Hilfsmittel bemerken. Schon raschelnde, knisternde oder dicke Einlagen, die sich unter Hosen abzeichnen, können unangenehm auffallen. Viele Männer lehnen „Frauenprodukte" ab, worauf Angehörige bei der Pflege achten sollten. Keinesfalls sollten Gerüche nach außen dringen.
- Kosten: Je nach Bedarf und Hilfsmittel können beträchtliche Kosten anfallen, gerade für Hilfsmittel, die etwas mehr Komfort bieten (Seite 134).

INFO Grundlegende Fragen zu Eigenschaften von Hilfsmitteln

Welche Hilfsmittel kommen prinzipiell in Betracht und erfüllen die eigenen Bedürfnisse? Das herauszufinden ist nicht leicht. Etwas Orientierung zu Produkten können Antworten auf Fragen wie diese geben:

- Sollen die Hilfsmittel aufsaugen, auffangen oder ableiten?
- Genügt eine Kapazität oder sind mehrere besser, um unterschiedliche Mengen an Harnverlusten über den Tag hinweg zu bewältigen?
- Sind sie gut zu handhaben – zu wechseln, befestigen und entfernen?
- Ist das Material hautfreundlich?
- Bieten sie Sicherheit und schützen von Harnaustritt und Gerüchen?
- Vermitteln sie ein gutes Gefühl und sind bequem wie auch diskret?

AUFSAUGENDE INKONTINENZPRODUKTE

Aufsaugende Inkontinenzprodukte nehmen verlorenen Harn in einem Saugkern auf. Vielfach sind Einweg- und waschbare Mehrfachartikel erhältlich. Zuerst leiten Zellstoff und Faservliese den Harn schnell ab und verteilen ihn auf den Saugkern im Hilfsmittel. Er besteht bei Einwegprodukten hauptsächlich aus Superabsorbern, die – anders als bei Damenbinden – speziell Harn gut aufsaugen. Die Granulate binden das 50-Fache ihres Gewichts an Harn und werden dabei zu einem Gel. Weil dieser Vorgang nicht umkehrbar ist, nehmen Mehrwegprodukte den Harn meist mit Vliesen auf. Sie binden Flüssigkeit weniger gut. Die Mehrheit der aufsaugenden Hilfsmittel wie Einlagen, Windeln und Pants wird am Körper getragen. Sie können Hautentzündungen und seltener Pilzinfektionen oder allergische Reaktionen auslösen (Seite 120). Gute, moderne Produkte weisen neben Saugkernen ein paar grundsätzliche, funktionelle Eigenschaften auf:

- Ein Innen- oder Trockenvlies, das Harn rasch und möglichst gründlich von der Haut ableitet, aber selbst keine Flüssigkeit speichert.
- Eine äußere Hülle, die dicht für Flüssigkeiten ist (Wäscheschutz), aber gleichzeitig atmungsaktiv, um die Hautverträglichkeit zu erhöhen.
- Hautverträgliche Materialien ohne reizende oder allergene Stoffe.

EINWEG ODER MEHRWEG?

Zur Umweltbilanz zu Ein- und Mehrweghilfsmitteln existieren unsichere, umstrittene Untersuchungen. Danach sollen Einwegprodukte bei der Herstellung im Rohstoff- und Energieverbrauch vorne liegen, was Mehrwegerzeugnisse angeblich durch hohen Wasserverbrauch und Waschmitteleintrag in die Umwelt ausgleichen. In der Anschaffung sind Einweghilfsmittel günstiger. Auf Dauer können sich Mehrwegartikel als preiswerter erweisen. Die Unterschiede fallen, soweit untersucht, offenbar nicht massiv ins Gewicht. Somit ist es legitim, die Entscheidung von praktischen Gesichtspunkten und persönlichen Vorlieben abhängig zu machen.

Einlagen, Vorlagen

Einlagen (Vorlagen) sind die kleinsten aufsaugenden Hilfsmittel. Sie finden in der Unterhose Platz, wo sie angeklebt werden. Auch Inkontinenzbadebekleidung (Seite 133) lässt sich mit Einlagen kombinieren. Die Saugkapazitäten reichen üblicherweise von klein bis stark. Sie eignen sich für entsprechende Schweregrade. Produkte mit hoher Saugkraft sind größer und dicker als jene mit kleiner. Einlagen für Frauen sind meist länglich mit kleinen, abgerundeten Erweiterungen am vorderen und hinteren Ende. Vorlagen für Männer besitzen eine andere, eher löffelartige Grundform. Einlagen für leichte Inkontinenz und Nachtröpfeln sehen teils schalenförmig aus.

Fixierhilfen und Gürtel

Vorlagen neigen dazu, in normaler Unterwäsche zu verrutschen. Das verhindern Fixierhilfen – üblicherweise Netzhosen. Sie bestehen aus Kunststoff oder Baumwolle, liegen eng an und reichen bis zu den Oberschenkeln. Die Größen richten sich nach dem Körpermaß und häufig noch nach der Einlagengröße. Viele Betroffene finden Fixierhilfen aus Baumwolle angenehmer, die aber in der Regel ein bisschen mehr kosten. Alternativ bieten manche Hersteller Einlagen an, die mit Gürteln verbunden sind. Die Gürtel, die den Hilfsmitteln beiliegen, werden ein- oder mehrmals verwendet.

Penistaschen

Für Männer mit leichter bis mittlerer Inkontinenz können auch spezielle Vorlagen, sogenannte Penistaschen (auch Tropfenschutz, Tropfenfänger), geeignet sein. Benutzer befestigen die Hilfsmittel an der Unterwäsche. Anschließend führen sie den Penis in die Tasche ein, die geringe Mengen an ausgetretenem Harn binden kann. Penistaschen sind üblicherweise mit Klebestreifen zur Befestigung ausgestattet.

Inkontinenzslips, Windelhosen

Inkontinenzslips und Windelhosen (früher auch nur Windeln) sind etwas größer als Einlagen und wie Windeln für Babys aufgebaut. Sie werden um den Unterleib gelegt, zur Hose gefaltet und mit Klebe- oder Klettstreifen verschlossen. Heute lassen sich die meisten Verschlüsse mehrfach öffnen und schließen. Solche Slips eignen sich auch für ein Toilettentraining (Seite 104). Bei anderen zerreißen die Verschlüsse beim Öffnen, sodass ein Wechsel fällig wird. Windelhosen gibt es für mittlere bis schwere Formen der Inkontinenz. Bei guter Passform und mit elastischen Bündchen an den Beinen als Auslaufschutz bieten sie nahezu vollständige Sicherheit. Weil sie schwer allein anzulegen sind, kommen sie hauptsächlich bei Pflegebedürftigen und Bettlägerigen zum Einsatz. Die Zahl verschiedener Produkte für Frauen, Männer, beide Geschlechter und diverse Schweregrade ist hoch. Sie unterscheiden sich in Größe, Form, Saugstärke und teils in der Platzierung der Saugeinlagen. Sehr nützlich sind Indikatoren wie veränderliche Farbfelder oder verschwimmende Aufschriften, die anzeigen, wann Windelhosen feucht sind und gewechselt werden müssen. Zur besseren Hautverträglichkeit umkleiden manche Hersteller ihre Slips außen mit einer stoffähnlichen, atmungsaktiven Schicht. Einige Hilfsmittel sind innen mit einem entzündungshemmenden Mittel überzogen.

WINDELN – NUR FÜR BABYS?
Kein Profi nennt Inkontinenzslips heute noch „Windeln“. Das klingt zu sehr nach Baby, nach Hilflosigkeit und mangelnder Selbstkontrolle. Mal davon abge-

sehen, dass Inkontinenz keine Unfähigkeit ist, sondern eine Störung mit medizinischer Grundlage: Auch Athleten (Seite 51) und andere Berufsgruppen, die für körperliche Fitness und Beherrschung berühmt sind, tragen teils Windeln. Scots Guards, den berühmten Wächtern am Buckingham Palace mit ihren hohen Bärenmützen, ist kein Zwinkern, Lachen oder Austreten erlaubt. Sie haben Windeln in der Hose – ebenso wie Astronauten. Bei Letzteren hat das mehr mit Platznot und Schwerelosigkeit zu tun.

Ein- und Mehrwegunterhosen, Pants, Pull-ons, Pull-ups

Pants, Pull-ups und Pull-ons bezeichnen meistens Einwegunterhosen, seltener solche zum Mehrfachverwenden (z. B. aus Baumwolle). Beide haben den Vorteil, dass sie sich wie normale Unterwäsche wechseln und tragen lassen. Viele Betroffene, auch solche mit Demenz, finden Pants bequemer und würdevoller als Windelhosen. Ihnen gegenüber haben Inkontinenzhosen ein paar Nachteile: Die Saugkraft ist meistens geringer, sodass sich Pants eher für leichte bis mittlere Inkontinenz eignen.

Allerdings lässt sich die Kapazität durch zusätzliche Einlagen erhöhen und neuere Produkte kommen an die Slips heran. Zum Ausziehen kann man bei Einweghosen die Nähte aufreißen. Spätestens beim Anziehen ist es hier wie bei Mehrweghosen aber erforderlich, darüberliegende Hosen ganz auszuziehen. Das kann hinderlich sein, wenn die Beweglichkeit eingeschränkt ist. Zuletzt kosten Pants häufig etwas mehr als vergleichbare Windelhosen. Es gibt unterschiedliche Fabrikate für Frauen und Männer.

Das richtige Saugvermögen

Wie stark sollte mein aufsaugendes Hilfsmittel sein? Als Faustregel gilt „so klein wie möglich, so groß wie nötig“. Für genauere Antworten sind Miktionstagebücher nützlich. Sie zeigen den Tagesverlauf einer Inkontinenz und wie viel Harn pro

INFO **Entzündungen und Infektionen durch Harn vorbeugen**

Wenn Haut und Harn in Kontakt geraten, besteht die Gefahr, dass sich Reizungen, Entzündungen und Pilzinfektionen entwickeln. Leider können selbst moderne Hilfsmittel bei Inkontinenz solche Kontakte nicht verhindern. Je länger sie anhalten, desto höher steigt das Risiko für unerwünschte Hautstörungen. Etwas Umsicht, eine regelmäßige gute Reinigung und Pflege der Haut kann die Gefahr lästiger Infektionen aber deutlich verringern. Wenn die Haut ständig feucht ist, quillt ihre obere Schicht auf. Dadurch lässt die Barrierefunktion nach: Aggressive und giftige Stoffe dringen leichter in die

Haut ein. Sie wird gereizt und kann sich entzünden (irritative Dermatitis, Hautentzündung durch Reizung). Solche Entzündungen sind bei Menschen mit Inkontinenz im Intimbereich oft zu finden. Dann sprechen Fachleute von einer „inkontinenzassoziierten Dermatitis“. Sie kann für viel Unbehagen und Aufwand sorgen. Einerseits brauchen die gereizten Hautstellen nun Pflege, damit die Entzündung möglichst rasch abklingt. Das kann je nach Ausmaß trotzdem einige Tage oder länger dauern. In dieser Zeit vertragen die gereizten Stellen oft keine Hilfsmittel. Selbst normale Unterwäsche kann enorm stören. Dann steht man vor der undankbaren Aufgabe, Alternativen zu finden oder abzuwarten, bis die Reizung abgeklungen ist. Ein paar Vorkehrungen können das Risiko für Hautentzündungen durch Hilfsmittel senken:

- Es ist ratsam, aufsaugende Hilfsmittel frühzeitig zu wechseln, damit sich keine Feuchtigkeit aufstaut.
- Bei dauerhaftem Gebrauch sollte unbedingt auf hautfreundliche Materialien geachtet werden und auf Produkte, die Harn gründlich von der Haut abziehen.
- Unterwäsche sollte nicht an Stellen reiben, die oft feucht sind.
- Hautstellen, die von Hilfsmitteln bedeckt werden oder oft feucht sind, sollte man regelmäßig auf Rötungen und andere Veränderungen hin kontrollieren.
- Beim Wechseln sollten von Hilfsmitteln bedeckte oder häufig feuchte Hautstellen gründlich gereinigt werden. Weil die Haut hier oft schon strapaziert ist, sollten nur sanfte, pH-neutrale Waschcremes zum Einsatz kommen, die sich für empfindliche Haut eignen. Es gibt Mittel, die speziell für Inkontinenz gedacht sind und Pflegesubstanzen enthalten. Auch Wasser allein kann ausreichen.
- Von Hilfsmitteln bedeckte und häufig feuchte Hautstellen sollten bei Wechseln gut gepflegt werden. Welche Pflegesalbe, -creme oder Lotion am angenehmsten ist, muss man durch Ausprobieren herausfinden. Diese können je nach Hauttyp rückfetten oder Feuchtigkeit spenden. Puder ist zur Pflege ungeeignet, weil er bei Feuchtigkeit verklumpt und die Reibung erhöht.
- Wechsel eignen sich dafür, der Haut ein paar Minuten frische Luft zu gönnen. So erholt sie sich besser von Feuchtigkeit und Harn.
- Auch allergische Reaktionen (Kontaktallergie) können auftreten, wenn Hilfs-, Reinigungs- oder Pflegemittel entsprechende Substanzen beinhalten. Dann muss man auf andere Produkte umsteigen. Oft für Allergien sorgen feuchte Einweg-Reinigungstücher. Ihr Einsatz sollte sich auf Aktivitäten außerhalb des eigenen Hauses beschränken.

Attacke abgeht. Grobe Orientierung zu den Kapazitäten bietet unten stehende Tabelle. Danach sind Wechsel alle vier Stunden erforderlich, vorausgesetzt es ereignen sich innerhalb dieses Zeitraums nicht mehr als drei Inkontinenzepisoden.

GEEIGNETE SAUGVERMÖGEN NACH INKONTINENZGRAD

	Urinverlust pro Attacke	Produktkapazität	Saugvolumen/4 Stunden
Tröpfelinkontinenz	unter 50 ml	unter 150 ml	150 ml
Grad 1	50 – 100 ml	unter 300 ml	300 ml
Grad 2	100 – 250 ml	300 – 750 ml	750 ml
Grad 3	über 250 ml		über 750 ml

Quelle: Gesellschaft für Inkontinenzhilfe e. V., Qualitätsmanual Miktionsstörungen & Harninkontinenz, 2000

ABLEITENDE INKONTINENZPRODUKTE

Ableitende Inkontinenzprodukte sind Hilfsmittel, die Harn bereits innerhalb des Körpers aufnehmen und abführen. Diese Aufgabe erfüllen Harnblasenkatheter (HBK).

Harnblasenkatheter

Ebenso wie andere Katheter, beispielsweise solche für Herzuntersuchungen, sind Harnblasenkatheter Röhren oder Schläuche. Es gibt zahlreiche Modelle, die sich im Material, der Form ihrer Spitze, der Anzahl der Röhren oder Wege und anderen Details unterscheiden. Manche Ausführungen sind Einwegartikel, gebrauchsfertig verpackt und für Patienten gedacht, die sich mehrmals täglich selbst katheterisieren müssen (intermittierende Selbstkatheterisierung, Seite 125). Andere werden von Ärzten oder Pflegekräften gelegt und bleiben für ein paar Tage oder dauerhaft liegen.

Wann helfen Katheter?

Genau genommen sind Katheter keine Hilfsmittel für Inkontinenz, sondern bei Blasenentleerungsstörungen. Dauerkatheter stellen bei Inkontinenz eine sinnvolle Option dar, wenn andere Therapiemöglichkeiten versagt haben, nicht möglich sind oder abgelehnt werden. Je länger Harnblasenkatheter liegen bleiben, desto mehr steigt das Risiko für Infektionen. Entsprechend sollten Harnblasenkatheter so kurzzeitig wie möglich zum Einsatz kommen, am besten intermittierend – also einmalig zur Blasenentleerung. Solche intermittierenden Katheterisierungen können mehrfach täglich stattfinden. Hilfreich sind Harnblasenkatheter speziell dann, wenn Menschen ihre Blase nicht oder nicht vollständig leeren können, wie etwa bei

- hohen Restharnmengen durch mechanische Abflussbehinderungen (z. B. Harnröhrensteine, vergrößerte Prostata)
- hohen Restharnmengen durch zu schwache oder fehlende Kontraktion des Blasenmuskels
- akutem und chronischem Harnverhalt (Seite 37)
- nervlich bedingter Blasenmuskelüberaktivität mit Inkontinenz (Inkontinenz bei neurogener Überaktivität des Blasenmuskels, Seite 76).

Weitere häufige Einsatzgebiete sind stark eingeschränkte Beweglichkeit (z. B. nach Unfällen, durch Erkrankungen, auf Intensivstationen) und während Bewusstlosigkeit oder Narkosen. Harnblasenkatheter dienen nicht nur zum Ableiten von Urin. Ärzte setzen sie beispielsweise auch zur Restharnbestimmung (Seite 159) ein, für urodynamische Untersuchungen (Seite 168) und um Kontrastmittel (Seite 167) oder Medikamente (Instillation, Seite 84) in die Blase einzubringen.

Materialien, Wege, Formen und Größen

Die gebräuchlichsten Harnblasenkatheter bestehen aus Kunststoff, Latex oder Silikon. Daneben gibt es noch Instrumente aus Metall oder Glas. Als Wege bezeichnet man die Anzahl der Röhren in einem Katheter. Einmalkatheter, mit denen meist nur Harn aus der Blase abgeleitet wird, sind dementsprechend 1-Weg-Katheter. Dauerkatheter, die länger in der Blase verbleiben sollen, haben an ihrer Spitze oft einen Ballon (Ballonkatheter). Sobald dieser in der Blase angekommen ist, wird er mit Flüssigkeit gefüllt. So hält der Katheter von allein in der Blase. Für die Füllung wird ein eigener Kanal benötigt, sodass Ballonkatheter 2-Wege-Katheter sind. 3-Wege-Katheter kommen etwa zum Einsatz, wenn die Blase zusätzlich noch mit einem Medikament gespült werden soll (Ballonspülkatheter). Starke Unterschiede finden sich bei den Spitzen. Sie können gerade, abgewinkelt, stumpf und abgerundet, starr oder flexibel, konisch zulaufend oder verdickt sein. Die Form entscheidet über die Gleiteigenschaften und damit, ob ein Katheter sich besser für Frauen, Männer oder beide Geschlechter gleichermaßen eignet. Zudem haben die Spitzen unterschiedlich viele Augen, also Öffnungen. Die Ränder der Augen tragen je nach Form zum Verletzungsrisiko beim Ein- und Ausführen bei. Harnblasenkatheter haben üblicherweise Längen von sieben bis 20 Zentimeter für Frauen und 40 Zentimeter für Männer. Ihre Durchmesser betragen 6 bis 30 Charrière (Abk. Ch). Diese ungewöhnliche Maßeinheit ist nach dem französischen Instrumentenbauer Joseph-Frédéric-Benoît Charrière (1803–1876) benannt. Ein Ch entspricht 1/3 Millimeter.

Harnröhren- und Bauchdeckenkatheter

Ärzte oder Pflegende führen Harnblasenkatheter hauptsächlich über zwei Zugänge in die Blase ein: die Harnröhre oder die Bauchdecke. Der Zugang beeinflusst die Risiken und die empfohlene Dauer der Anwendung. Harnblasenkatheter ermöglichen Bakterien immer, in den Körper einzudringen, und sind nach wenigen Tagen mit Mikroorganismen besiedelt. Sie lösen oft Harnwegsinfektionen aus, aber je nach Zugang mit unterschiedlicher Häufigkeit.

- Harnröhrenkatheter (transurethraler Katheter): Hier steuern Ärzte die Spitze des Harnblasenkatheter ohne Schnitte durch die Harnröhre zur Blase. Auch zur intermittierenden (Selbst-)Katheterisierung nutzt man diesen schnellen Zugang. Die Gefahr für Harnwegsinfektion liegt jedoch höher als bei Bauchdeckenkathetern. Zudem reizen Harnröhrenkatheter manchmal die Harnröhre, was schmerzhaft ist. Sie können die Steuerung des Harnröhrenschließmuskels beeinträchtigen. Auch Verletzungen der Harnröhrenschleimhaut sind möglich – besonders in der langen männlichen Harnröhre. Gelegentlich ziehen solche Verletzungen Narben nach sich, die den Abfluss des Harns behindern und schwer zu behandeln sind. Aus diesen Gründen bevorzugen Fachleute bei Männern oft Bauchdeckenkatheter, falls möglich. Sie sind ebenfalls empfohlen, wenn Harn länger als fünf Tage ununterbrochen abgeleitet werden soll.
- Bauchdeckenkatheter (suprapubischer Katheter): Hier machen Ärzte einen winzigen Schnitt etwas oberhalb des Schambeins in der Mitte der Bauchdecke. Durch ihn führen sie den Katheter in die Blase ein. Sein äußeres Ende liegt in dem Bereich, den Unterhosen bedecken, und ist daher unauffällig. Das Einlegen findet unter örtlicher Betäubung und sterilen Bedingungen statt. Vorteile von Bauchdeckenkathetern bestehen darin, dass sie keine Komplikationen in der Harnröhre verursachen und seltener zu Harnwegsinfektionen führen. Positiv ist zudem, dass Patienten weiterhin den Harnröhrenschließmuskel steuern können. Sie sind in der Lage, etwa an einem Blasentraining teilzunehmen. Bauchdeckenkatheter bestehen vollständig aus Silikon und können bis zu sechs Wochen liegen bleiben. Spätestens dann sollte ein Wechsel erfolgen. Das Robert-Koch-Institut rät aber von Anwendungen über 14 Tagen hinaus ab. Den Zugang deckt zunächst ein Verband ab, der nach ein paar Wochen entfernt wird. Ihn ersetzen teils Pflaster, die dem Katheter mehr Halt gegen Zugkräfte geben. Der Katheter ist täglich zu reinigen mit warmem Wasser oder mit speziellen Reinigungsflüssigkeiten, falls er öfter verstopft oder verkrustet ist. Dem beugt auch eine ausreichende Flüssigkeitsaufnahme und -ausscheidung vor.

Ventil oder Beutel?

Bei intermittierendem Katheterismus fangen Pflegekräfte oder Patienten den Harn, falls er nicht benötigt wird, häufig in Gefäßen auf und entsorgen ihn direkt. Findet eine Ableitung über mehrere Stunden oder Tage statt, sind Urinbeutel (Seite 130) erheblich bequemer. Durch sie fühlen sich aber einige Patienten stärker eingeschränkt als durch Dauerkatheter. Jene, die ihre Blasenfüllung weiterhin normal wahrnehmen und bei gefüllter Blase Harndrang verspüren, können auf ein Katheterventil ausweichen. Vereinfacht ausgedrückt, handelt es sich dabei um einen Hahn, der direkt auf das äußere Ende des Katheters gesteckt wird. Wenn Wasserlassen ansteht, können Benutzerinnen und Benutzer den Hahn öffnen, sich erleichtern und ihn danach wieder schließen. Es gibt Ventile für einhändige und zweihändige Bedienung. Über Nacht lässt sich ein Beutel anschließen. Ventile müssen täglich mit warmem Wasser gereinigt werden und nach spätestens zwei Wochen gewechselt werden. Vor dem Gebrauch sollten Fachärzte Blase und Nieren untersuchen.

Intermittierender Selbstkatheterismus

Bei anhaltender Entleerungsstörung wegen Blasenmuskelschwäche, Lähmung der Blase oder aus anderen Ursachen besteht der einzige Ausweg oft darin, mehrfach täglich über Einmalkatheter Harn abzulassen. Weil Dauerkatheter einige Risiken mitbringen, ist dieser „intermittierende" (lat. intermittere für unterbrechen, aussetzen) Katheterismus die Methode der Wahl. Dabei führen Pflegekräfte jeweils einen frischen Einmalkatheter durch die Harnröhre ein und leiten Harn ab. Das klingt unangenehm und schmerzhaft. Mit der richtigen Technik, etwas Übung und passenden Kathetern verläuft die Prozedur ohne Schwierigkeiten und Probleme. Deshalb führen sie viele Patienten an sich selbst durch (Intermittierender Selbstkatheterismus, Abk. ISK). Vorher ist eine ausführliche Einführung oder Schulung notwendig. Darin erfahren Patienten, welche Katheter infrage kommen. Meistens müssen sie einige Modelle ausprobieren, bevor das optimale gefunden ist. Sie lernen, wie sie Hygiene im Intimbereich halten, wie Einmalkatheter steril zu handhaben sind und in welcher Körperposition sie Katheter am leichtesten und schmerzfrei in ihre Harnröhre einführen. Das kann sich von Person zu Person stark unterscheiden. Der Ablauf und Umgang wird zudem geübt. Zu Anfang, solange die sterile Handhabung noch nicht in Fleisch und Blut übergegangen ist, treten gelegentlich Harnwegsinfektionen auf. Bei Geübten erscheinen sie nur noch selten.

Fähigkeiten und Ausschlusskriterien

Für ISK müssen Patienten unbedingt ein paar Fähigkeiten mitbringen: Sie sollten ausdrücklich dazu bereit sein, Selbstkatheterismus vorzunehmen, und die Notwendigkeit verinnerlichen, diesen auch regelmäßig durchzuführen. Sie müssen geistig rege genug sein, um die Vorgänge zu verstehen und Zusammenhänge z. B. mit Gefahrenquellen zu erfassen. Weiter ist wichtig, dass sie eine gewisse Fingerfertigkeit besitzen. Es nicht einfach, einen Katheter steril in die Harnröhre einzuführen – also ohne dass er davor Haut oder Haare berührt hat. Zuletzt müssen die Patienten willens sein, regelmäßig intensive Intimpflege zu machen und auf strenge Hygiene im Intimbereich zu achten. Dadurch sinkt die Infektionsgefahr deutlich. Unmöglich ist Selbstkatheterismus bei Entzündungen der Harnröhre, der Nebenhoden, der Prostata und bei Verengungen oder Einrissen der Harnröhre.

Optimales Gleiten ohne Verletzungsgefahr

Nicht alle Einmalkatheter eignen sich zur ISK. Die billigsten Einmalkatheter haben etwa zu harte Spitzen, scharfkantige Augen und sind von keiner Gleitschicht überzogen. Sie werden beispielsweise im Rahmen einer Notfallversorgung oder zur Urinentnahme für Labortests verwendet. Für wiederholte Ableitungen in der häuslichen Langzeitanwendung sollten Patienten gebrauchsfertige, atraumatische Einmalkatheter benutzen. Sie besitzen ein paar wichtige Eigenschaften:

- Eine atraumatische, oft weiche und biegsame Spitze, die durch ihre Form die Gefahr für Verletzungen minimiert
- Abgerundete Augen ohne scharfe Kanten
- Eine Oberfläche, die zusammen mit den Gleitsubstanzen, mit denen sie beschichtet ist, eine optimale Gleitfähigkeit besitzt
- Die (doppelte) Verpackung sollte so beschaffen sein, dass extra Handschuhe und Berührungen der Katheter unnötig sind, um sie keimfrei einzuführen.

Die Ausführungen für Frauen und Männer unterscheiden sich. Einmalkatheter für Frauen sind kürzer. Auch die Katheterspitzen sind üblicherweise anders geformt. Viele Hersteller bieten für beide Geschlechter Komplettsets an. Darin sind die Katheter doppelt verpackt und bereits mit einer Gleitschicht überzogen. Falls die Schicht aktiviert werden muss, liegt eine entsprechende, sterile Kochsalzlösung bei. Sehr nützlich können Einführhilfen und Vorlaufspitzen sein. Beide senken das Risiko, Keime in die Harnröhre einzubringen, indem sie Berührungen der Katheterspitze mit dem Harnröhreneingang verhindern. Auf den ersten 1,5 Zentimetern der Harnröhre lauern die meisten Bakterien. Manche Sets enthalten noch Auffangbeutel zum Anschluss an die Katheter. Diese Systeme wenden sich besonders an Personen, die viel unterwegs sind und den Harn auffangen müssen, statt ihn wie zu Hause gleich ablassen zu können.

Regelmäßige Kontrolluntersuchungen sind empfohlen

Die größten Risiken bei Selbstkatheterismus sind Reizungen, Verletzungen und Infektionen (oben). Nach der Übungszeit ist die Gefahr gering. Dennoch können Störungen auftreten, oder jene, die Anlass zur ISK gab, kann sich verändern. Um so etwas zu erkennen und mögliche Folgeschäden zu vermeiden, raten Fachleute zu regelmäßigen Untersuchungen. Ärzte sollten alle zwei Monate den Harn kontrollieren, pro Halbjahr einmal die Harnorgane mit Ultraschall untersuchen, alle sechs bis zwölf Monate eine urodynamische Untersuchung durchführen – besonders bei neurologischen Erkrankungen – und einmal jährlich den Allgemeinzustand in einer klinischen Untersuchung festhalten.

TIPPS für die ISK

Bevor Patienten mit Selbstkatheterismus beginnen, sollten sie unbedingt eine entsprechende Schulung erhalten haben. Darin lernen sie die richtige Vorgehensweise wie auch Maßnahmen, die das Risiko für Infektionen so klein wie möglich halten. Die folgende Liste, die ein paar Tipps enthält, kann eine gründliche Einführung zur ISK nicht ersetzen.

- Gründliches Waschen und Desinfizieren mit Wasser, Seife und Desinfektionsmittel vor jeder Ableitung
- Gründliche Reinigung des Intimbereichs
- Desinfizierung der Harnröhrenöffnung und eng benachbarter Bereiche mit einem geeigneten Mittel, wobei zu beachten ist, dass Desinfektionsmittel meist etwa eine Minute brauchen, bevor ihre Wirkung eintritt
- Der Teil des Katheters, der in den Körper gelangt, sollte nie direkten Kontakt zu Gegenständen, Händen und anderen Körperteilen außer den desinfizierten haben.
- Katheter mit Vorlaufspitzen und/oder Einführhilfen können das keimfreie Einführen von Kathetern in die Harnröhre erleichtern
- Spiegel, die am Bein befestigt sind, helfen manchen Frauen, den Eingang der Harnröhre genauer zu treffen
- Ruhiges, bedachtes Vorgehen vermeidet oft Fehler: langsames Einführen der Katheter in die Harnröhre und langsames Herausziehen.
- Auf eine vollständige Leerung der Blase ist zu achten
- Anweisungen der Hersteller zum Gebrauch ihrer Katheter sollten befolgt und Einmalkatheter unbedingt nur einmal verwendet werden
- Entleerungen erfolgen am besten regelmäßig alle vier bis sechs Stunden, um übervolle Blasen und Ablassmengen von mehr als 500 Milliliter zu vermeiden
- Eine normale Trinkmenge sollte eingehalten werden
- Für ein gesundes, bakterienfeindliches Harnmillieu können Nahrungsergänzungsmittel hilfreich sein.

AUFFANGENDE INKONTINENZPRODUKTE

Auffangende Inkontinenz-Hilfsmittel sammeln ausgetretenen Harn außerhalb des Körpers in Gefäßen (z. B. Beutel, Flaschen, Schiffchen). Größte Bedeutung bei Inkontinenz besitzen Kondomurinale für Männer. Vergleichbare Produkte für Frauen, die mit selbstklebenden Folien an den Schamlippen angebracht werden, sind wenig beliebt und spielen in ihrer Versorgung kaum eine Rolle. Urinflaschen, Schiffchen und Toilettenstühle finden allgemein Anwendung in der Pflege von Bettlägerigen.

Das Kondomurinal

Kondomurinale bilden für Männer mit mittlerer bis schwerer Inkontinenz und ohne Restharnbildung gute Alternativen zu aufsaugenden Hilfsmitteln. Bei jenen, die ihre Blase selbst entleeren können, können sie Dauerkatheter ersetzen. Ihnen gegenüber ist das Infektionsrisiko von Kondomurinalen erheblich geringer, weil sie Harn erst außerhalb des Körpers auffangen.

Zum Anlegen und Verwenden des Systems ist gerade anfangs etwas Geschicklichkeit nötig. Damit „Unglücke" niemanden abschrecken, sollte eine Schulung stattfinden oder erfahrene Pflegekräfte bei den ersten Anwendungen helfen. Sie sehen auch, ob Fehler im System liegen. Kondomurinale ähneln sich zwar alle stark, weisen aber deutliche Unterschiede in der Verarbeitung und Leistung auf. Ist das passende gefunden und der Umgang damit gewohnt, empfinden die meisten Benutzer Kondomurinale als einfach, sicher und bequem. Gegen sie haben viele Patienten jedoch Vorurteile und speziell gegen die Auffangbeutel für den Harn. Diese werden unter der Hose am Bein getragen, fallen normalerweise nicht auf und lassen sich leicht leeren. Viele Patienten fühlen sich dadurch nach einer Gewöhnungsphase nicht mehr gestört. Kondomurinale lassen sich tags, nachts, rund um die Uhr oder nur für bestimmte Situationen verwenden. Die Risiken sind gering.

Kondom, Schlauch und Behälter

Kondomurinale bestehen aus drei Teilen: einem externen Urinableiter, einem Schlauch und einem Auffangbehälter. Die Ableiter ähneln weitgehend üblichen Kondomen und bestehen aus Latex oder Silikon. Weil Latexprodukte Allergien auslösen können, ist Silikon vorteilhafter. Anders als Kondome haben die Ableiter an der Spitze kein Reservoir für Samenflüssigkeit, sondern einen Auslass, der ein Rückschlagventil haben sollte. An den Auslass lässt sich ein Schlauch anschließen. Durch ihn fließt der Harn in den Auffangbehälter, einen Urinbeutel (Seite 130), der ein Ablaufventil zur Leerung hat.

Klebestellen müssen dicht sein

Wichtig ist, dass das System absolut dicht ist und sich nirgends Harn staut. Dazu müssen Kondomurinale optimal passen. Es gibt Ausführungen für unterschiedliche Penisgrößen und -längen. Bei einigen Produkten schneiden Patienten selbst Öffnungen von geeigneter Größe aus einer Verstärkung am Ansatz des „Kondoms". Dieses streifen Anwender zuerst über den Penis, was wie bei normalen Kondomen funktioniert. Einigen Systemen liegen Abstreifhilfen bei. Häufig besteht zwischen Eichel und Ablauf etwas Pufferraum. Er verhindert, dass Druckanstiege bei schwallartigen Inkontinenz-Attacken das „Kondom" ablösen. Es wird am Penisschaft angeklebt. Manche Systeme haben innen eine selbstklebende Schicht, um die Gefahr für Hautreizungen zu verringern. Sie sind leichter zu handhaben als solche mit separaten Klebebändern. Fast völlig verschwunden sind Produkte mit Hautkleber. Damit Klebebereiche dicht sind, sollten die entsprechende Hautstellen sauber, fettfrei und trocken sein. Manche Hersteller bieten spezielle Reinigungslotionen an. Je nach Produkt und Passung ist es ratsam, Haare im Klebebereich um die Peniswurzel regelmäßig zu entfernen. Hier sollte auf rückfettende Pflegeprodukte verzichtet werden. Auch direkt nach ausgiebigen Duschen oder Bädern haften Kondomurinale schlechter auf der Haut. Weiter ist darauf zu achten, dass der Verbindungsschlauch weder verdreht noch geknickt wird, damit der Harn ungehindert fließen kann. Sonst kann Überdruck oder Harn, der zum Verschluss gelangt ist, die Verklebung lösen.

Einfach- und Mehrfachsysteme

Die meisten Kondomurinale sind Einwegprodukte. Benutzer sollten sie nach spätestens zwei Tagen wechseln, solche aus Latex nach spätestens 24 Stunden. Einwegsysteme eignen sich besonders für bestimmte Situationen und nächtliche Einsätze.

Wer die Hilfsmittel längerfristig verwenden will, kann Mehrfachsysteme in Betracht ziehen. Hier gibt es etwa dickere, steifere Kondomurinale aus Silikon, die mit einem aufblasbaren Ring am Penis haften. Die modernsten Langzeitsysteme arbeiten mit extrem elastischem Silikon, das sich dem Penis anpasst, und die von allein festsitzen. Sie können regelmäßig mit heißem Wasser gesäubert werden und sollen angenehm zu tragen sein. Auch das Wechseln gilt als bequem und einfach.

Wenige Risiken vorhanden

Die Gefahren bei der Anwendung von Kondomurinalen sind gering. Gelegentlich kommen vor:

- Hautreizungen, Hautverletzungen: Beim Anlegen und Abstreifen kann die Haut am Penis leichte Schäden davontragen, besonders anfangs, wenn man im Umgang noch nicht geübt ist.
- Allergische Reaktionen: Das Material, speziell Latex, und Klebemittel können Allergien auslösen.
- Harnwegsinfektionen: Das Risiko für Harnwegsinfektionen ist leicht erhöht, da in Harnresten Bakterien wachsen können.

Urinbeutel

Urinbeutel sind Sammelbehälter für Harn. Es gibt verschiedene Formen, verschiedene Beschichtungen, sterile und unsterile. Man unterscheidet weiter offene, halboffene und geschlossene Systeme. Offene Systeme, bei denen Harn in offene Sammelbehälter tropft, sind nicht mehr in Gebrauch. Bei halboffenen sind die Gefäße über einen Anschluss und Schlauch mit Kathetern verbunden. Zur Leerung muss die Verbindung getrennt werden. Geschlossene Systeme sind für die Langzeitversorgung gedacht. Sie haben Ablasshähne mit Rücklaufsperren. Damit keine Bakterien eindringen können, dürfen die Beutel geschlossener Systeme während ihrer gesamten Anwendung nie vom Katheter getrennt werden. Viele verfügen noch über Tropfkammern, die verhindern, dass Keime, die sich im Beutel gebildet haben, zu Harnröhre und Blase gelangen. Besonders Urinbeutel für den längeren Gebrauch sollten aus hautfreundlichem, latexfreiem Material bestehen. Die Gefäße kommen generell zum Einsatz zusammen mit:

- Kondomurinalen – hier können Anwender unsterile Beutel benutzen, weil die Infektionsgefahr gering ist
- Dauerkathetern (durch Harnröhre und Bauchdecke) – hier finden je nach Dauer der Ableitung unterschiedliche sterile Beutel Anwendung
- Einmalkathetern – sie werden nur gelegentlich mit meist unsterilen Beuteln kombiniert, etwa zur Notfallbehandlung bei Harnverhalt, für Restharnbestimmungen oder tagsüber bei Patienten, die intermittierende Selbstkatheterisierung betreiben und viel unterwegs sind.

Beinbeutel

Beinbeutel eignen sich für tagsüber für mobile Patienten und Rollstuhlfahrer. Die Behälter für Letztere sind speziell geformt und werden am Oberschenkel angebracht. Sonst tragen Patienten Beinbeutel eher am Unterschenkel. Wenn sie gut befestigt sind, stören sie kaum und fallen nicht auf. Beinbeutel für Erwachsene fassen einen halben Liter (500 ml) Urin. Sie sollten eine aufgedruckte Skala haben, damit sich die Füllmenge ablesen lässt. Die Anschlüsse des Verbindungsschlauchs sollten an Katheter und Kondomurinale passen. Wichtig ist noch, dass Auslassventile leicht zu bedienen sind. Je nach Ausstattung und Beschichtung eignen sich Beinbeutel für unterschiedlich lange Anwendungen:

- Ohne Vliesbeschichtung bis maximal 24 Stunden
- Mit Vliesbeschichtung bis maximal drei Tage
- Hochwertige, geschlossene Systeme mit Tropfkammer bis maximal zwei Wochen.

Bettbeutel

Bettbeutel eignen sich für Bettlägerige und nächtlichen Gebrauch. Bei Kondomurinalen reichen unsterile aus. Zur Dauerversorgung dienen sterile Behälter mit

Tropfkammer. Sie können bis zu 14 Tagen verwendet werden. Das Fassungsvermögen beträgt 1,5 Liter oder mehr. Neben Maßeinteilungen, passenden Anschlüssen am Verbindungsschlauch und leicht bedienbaren Auslassventilen sollten Ösen zur Befestigung vorhanden sein.

Hüftbeutel

Hüftbeutel sind eine jüngere Entwicklung, die mehr Diskretion in der Dauerversorgung erlauben soll. Die Behälter werden mit Gurten in der Höhe der Blase befestigt. Sie finden unter kurzen Röcken und Hosen unauffällig Platz. Nach zwei bis drei Tagen sind bei Hüftbeuteln ohne Tropfkammer Wechsel fällig. Solche mit Tropfkammer können bis zu zwei Wochen getragen werden. Damit Hüftbeutel nachts nicht vom Katheter getrennt werden müssen, lassen sie sich über ein Ventil mit Bettbeuteln verbinden. Hüftbeutel nehmen mindestens 750 ml Harn auf. Wie andere Urinbeutel sollten Hüftbeutel passende Anschlüsse, leicht bedienbare Ventile und eine Messskala haben.

Mobiler Ersatz für Toiletten

Diese Mittel sind nicht speziell als Hilfsmittel für Personen mit Inkontinenz gedacht. Sie dienen allgemein dazu, Menschen, die sich nur eingeschränkt bewegen können oder gar nicht, für einige Zeit oder längerfristig das Wasserlassen zu ermöglichen.

- Urinflaschen: Diese Flaschen sind reine Auffangbehälter für Urin und unter Männern recht beliebt. Bei ihnen funktioniert das Prinzip recht gut. Urinflaschen für Frauen sind anders geformt. Fast alle zeigen Schwächen im Gebrauch. Es gibt zahlreiche Ausführungen. Wichtig ist, dass sie sich bequem und einfach benutzen lassen, auch voll noch gut zu halten sind sowie sicher zu verschließen, transportieren und zu leeren sind. Günstig dafür ist ein integrierter Rücklaufschutz. Urinflaschen stellen gute Hilfsmittel für Reisen und andere Anlässe dar, bei denen Toiletten nicht immer schnell erreichbar sind. Als sehr praktisch gelten faltbare, mit Superabsorbern (Seite 118) gefüllte Einwegurinflaschen. Sie haben die Größe einer Packung Papiertaschentücher und können nach Gebrauch in den Müll wandern.
- Schiffchen, Steckbecken für Frauen: Steckbecken heißen Gefäße aus Kunststoff (früher Porzellan), die an einem Ende abgeflacht und abgerundet sind. In der Mitte, im dickeren Teil, befindet sich eine Öffnung mit nach innen gezogenem Rand als Überschwappschutz. Am anderen, dicken Ende befindet sich ein Ausguss, der gleichzeitig als Griff dient. Damit schieben liegende Frauen sich selbst oder ihre Pflegekräfte ihnen das Schiffchen mit der Flachseite unters Becken. Nach dem Wasserlassen wird das Steckbecken entfernt.
- Toilettenstuhl: Ein Toilettenstuhl sieht etwa so aus wie ein Rollstuhl mit Loch in der Sitzfläche und Auffangbehälter darunter. Toilettenstühle sollten sich vielfach verstellen lassen, etwa in der Höhe, an

den Armlehnen und Füßen. Sie eignen sich für Betroffene mit stark eingeschränkter Beweglichkeit – die aus dem Bett aufstehen, aber die Toilette nicht (schnell genug) zu Fuß erreichen können. Ihnen bietet der Stuhl eine Möglichkeit, sich zu erleichtern. Alternativ zum Auffangbehälter lässt sich der Stuhl direkt über die Toilette rollen.

Körperferne Hilfsmittel

Diese Hilfsmittel kommen wie die oben genannten „mobilen Toiletten" nicht direkt am Körper zur Anwendung.

Schutz von Betten und Polstern

Eine Reihe von Hilfsmitteln dient dazu, Feuchtigkeit von Bettzeug, Matratzen oder Polstern von Möbeln fernzuhalten. Sie erhöhen die Hygiene. Manche sind lediglich undurchlässig für Flüssigkeiten und schützen nur Matratzen, Kissen und Decken. Andere haben Saugfunktion und erzeugen bei Sitzenden ein Gefühl der Trockenheit. Einige Hilfsmittel sind reine Auflagen, die leicht verrutschen, etwa wenn Menschen unruhig schlafen.

Alternativ gibt es Unterlagen, die zur Fixierung einsteckbare Seitenteile haben, Eckgummis oder rundum laufende Gummis wie übliche Spannbetttücher. Viele Produkte lassen sich abwaschen oder waschen, wobei häufig besondere Pflegemaßnahmen zu beachten sind. Einige Hersteller empfehlen spezielle, geruchsvernichtende Waschmittel (Absorber, Seite 133). Hier folgen die häufigsten Typen von schützenden Hilfsmitteln, ihre wichtigsten Eigenschaften und Verwendungsmöglichkeiten:

- **Einfache Bettschutzunterlagen, Spannbetttücher und Bettgarnituren** bestehen meistens aus PVC. Sie bewahren nur Bettzeug und Matratze vor Feuchtigkeit. Deshalb sollte ihr Einsatz zeitlich begrenzt sein. Sie eignen sich bei leichter Inkontinenz für Übernachtungen bei Freunden oder als Vorsichtsmaßnahme bei gelegentlichem nächtlichem Harnverlust.
- **Bettauflagen, die mit Frottee oder Molton beschichtet sind,** bieten eine höhere Liege- und Schlafqualität, weil sie geringe bis mittlere Mengen Harn aufsaugen. Eine untere Schicht aus Kunststoff (meist PVC) verhindert, dass Bettlaken und Matratzen feucht werden. Menschen mit leichter bis mittlerer Inkontinenz sind mit beschichteten Auflagen häufig zufrieden. Auch als Vorsichtsmaßnahme bei gelegentlichem nächtlichem Harnverlust sind sie oft komfortabler als einfache PVC-Unterlagen.
- **Mehrschichtige Bettunterlagen** haben in der Regel eine liegefreundliche Oberschicht, eine saugkräftige Mittelschicht und eine Unterschicht, die undurchlässig für Feuchtigkeit ist. Die Saugkapazitäten reichen bis zu drei Litern oder mehr. Mehrschichtige Unterlagen beugen Entzündungen und Wundliegen vor. Zum Einsatz kommen sie bevorzugt bei Menschen, die bettlägerig sind und/oder schwere Inkontinenzepisoden in der Nacht haben.

- Auflagen aus Polyurethan besitzen ähnliche Eigenschaften wie mehrschichtige, sind aber noch strapazierfähiger. Sie werden besonders bei bettlägerigen Menschen mit Inkontinenz verwendet, die dauerhafter Pflege bedürfen.
- Sitzauflagen sind meistens mehrschichtig. Sie haben Saugkapazitäten bis zu zwei Litern. Sie eignen sich für zu Hause, Auto, Reisebus, Wartezimmer, Rollstuhl und andere Situationen mit langen Sitzzeiten.

Geruchsabsorber

Diese Absorber saugen anders als Superabsorber in Einlagen keinen Harn auf, sondern vernichten Gerüche oder verhindern ihre Entstehung. Im Zusammenhang mit Inkontinenz-Hilfsmitteln wird der Begriff am häufigsten für Sprays verwendet. Diese enthalten oft Alkohol oder andere Desinfektionsmittel, wohlriechende Substanzen wie z. B. ätherische Öle und nicht näher bezeichnete Geruchsabsorber. Es gibt laut den Herstellern natürlich abbaubare Produkte und solche, die auf Hautverträglichkeit getestet sind. Zu Wirkstärke und Wirkdauer existieren keine unabhängigen Tests. Manche Produzenten benutzen den Begriff Absorber für Spezialwaschmittel, die Gerüche nachhaltig entfernen und ihre Neuentstehung verlangsamen sollen. Neuerdings findet sich die Bezeichnung auch für Kleidung, die antiseptische Anteile aufweist wie etwa Fasern mit Silberionen, die das Wachstum von Bakterien bremsen sollen.

Sonstige Hilfsmittel

Neben den bisher genannten gibt es noch Hilfsmittel, die in keine der Kategorien passen. Vereinzelt zählen Übersichten auch therapeutische Mittel zu den Hilfsmitteln, wenn sie nur zur Erleichterung bestimmter Situationen eingesetzt werden.

Inkontinenzbadebekleidung

Inkontinenzbadebekleidung unterscheidet sich im Aussehen nicht von herkömmlicher Bademode. Dennoch verhindert die Spezialbekleidung, dass Harn austritt. So können Menschen mit Inkontinenz ohne hygienische Bedenken ins Schwimm- oder Thermalbad gehen. Für Reha-Maßnahmen im Wasser, die mit ausladenden Bewegungen verbunden sind, gibt es besondere Badeanzüge und -hosen aus Neopren. Einfache Badebekleidung für inkontinente Menschen besteht in der Regel aus einem elastischen Anzug- oder Hosenteil mit eingearbeitetem, wasserundurchlässigem Sicherheitsslip. Dieser besitzt Gummibündchen an Bauch und Beinen, die sich mit einfachen Schnursystemen eng stellen lassen. So wird gewährleistet, dass kein Harn austritt. Rockaufsätze, weite Hosen oder andere Kleidungsteile verbergen den Slip völlig. Die Badekleidung kann zusätzlich mit Inkontinenzeinlagen kombiniert werden. Selbst dann bleibt sie üblicherweise unauffällig. Dagegen fallen Neoprenanzüge und -hosen durch ihr ungewöhnliches Material auf. Der elastische, wasserundurchlässige Kunststoff passt sich eng an den Körper an und verhindert den Austritt von Harn. Dichtränder an Bund und Bein erhöhen die Sicherheit. Badebekleidung für Menschen mit Inkontinenz ist nicht billig. Manche Krankenkassen beteiligen sich an den Kosten für Anzüge, die zur Teilnahme an Rehamaßnahmen nötig sind. Fragen Sie nach.

Stehende Erleichterung für Frauen

Aus den Niederlanden kommt ein Faltkarton, der es Frauen ermöglicht, im Stehen Wasser zu lassen. Das Hilfsmittel richtet sich nicht ausdrücklich an Frauen mit Inkontinenz, kann ihnen das Leben aber erleichtern – besonders es weil Wasserlassen im Freien und unter schlechten hygienischen Bedingungen vereinfacht. So lassen sich auch Schlangen vor Toiletten umgehen.

Das Einwegmodell, der P-Mate, ist ein kleines, flaches Kartongebilde, das sich zu einer Art Trichter auseinanderfalten lässt. Auf einer Seite befindet sich eine große, speziell geformte Öffnung, die sich Frauen vor den Ausgang ihrer Harnröhre halten. Der Harn strömt auf der anderen Seite durch eine kleine Öffnung heraus. Der Stückpreis liegt um einen Euro.

Nach dem gleichen Prinzip funktionieren wiederverwendbare Reiseurinale für Frauen aus Kunststoff. Sie lassen sich aber nicht zusammenfalten und sind mit fünf bis zehn Euro teurer.

Funktionell-anatomische Hilfsmittel (z. B. Vaginaltampons, Pessare)

Vaginaltampons und Pessare sind therapeutische Mittel bei leichter bis mäßiger Belastungsinkontinenz, wo sie genauer beschrieben sind (Seite 56). Gleichzeitig dienen sie aber als funktionell-anatomische Hilfsmittel. Sie können den Alltag erleichtern, wenn Frauen sie für bestimmte Situationen oder permanent einsetzen.

KOSTEN VON HILFSMITTELN

Hilfsmittel können ins Geld gehen. Doch gesetzlich Versicherte haben einen Anspruch darauf und auf die Erstattung eines Festbetrags, der je nach Hilfsmittel unterschiedlich ausfällt. Allerdings gilt das nicht für alle Personen mit Inkontinenz und nicht immer für alle Hilfsmittel. Die Patientenkosten für Hilfsmittel, die erstattungsfähig sind, dürfen nicht mehr als zehn Euro pro Monat betragen. Teils versuchen Anbieter diese Obergrenze aber mit Patientenerklärungen auszuhebeln.

Wann bezahlt die Kasse und wie viel?

Die Kassen beteiligen sich nur an Kosten für Hilfsmittel, wenn diese vom Arzt verordnet werden, also „medizinisch indiziert“ sind. Für welche Mittel das möglich ist, führt das sogenannte Hilfsmittelverzeichnis der zentralen Interessenvertretung der gesetzlichen Kranken- und Pflegekassen in Deutschland, GKV, genau auf. Ärztliche Verordnungen sind üblicherweise möglich, wenn die Inkontinenz

- mindestens mittleren Schweregrad hat (Richtwert: 100 Milliliter Harnverlust in vier Stunden)
- Folge einer Grunderkrankung ist (z. B. Schlaganfall, Diabetes, neurologische Erkrankungen wie multiple Sklerose)
- oder Folge einer Operation ist.

Hilfsmittel müssen laut Gesetzestext „im Einzelfall erforderlich" sein. Sie sollen Versicherten ermöglichen, „Grundbedürfnisse des täglichen Lebens zu befriedigen". Für entsprechende Produkte erstatten die Kassen Festbeträge, die sich je nach Hilfsmittel, Größe, Kapazität und Material unterscheiden. Keine Leistungspflicht besteht für Hilfsmittel, die lediglich der Hygiene oder Verminderung des Pflegeaufwands dienen. Wenn etwa Vorlagen nur eingesetzt werden, um die Pflege einer bettlägerigen Person zu erleichtern, sind Krankenkassen außen vor. Solche Kosten fallen in die Zuständigkeit der gesetzlichen Pflegekassen. Komplett selbst bezahlen muss, wer Hilfsmittel haben will, die über das „Erforderliche" hinausgehen – die also vielleicht dezenter oder bequemer sind als übliche. Anders liegt der Fall, wenn spezielle Hilfsmittel dazu dienen, die Selbstständigkeit zu fördern und zu erhalten. Sofern der Arzt diese Begründung bei der Verordnung berücksichtigt, müssen die Kassen die Kosten übernehmen.

Zuzahlung – wie viel bleibt an Verbrauchern hängen?

Alle volljährigen gesetzlich Versicherten müssen sich seit 2004 an den Leistungen der gesetzlichen Krankenkassen beteiligen. Die Zuzahlung macht zehn Prozent der Kosten für Behandlungen oder Hilfsmittel aus. Sie muss mindestens fünf Euro pro Leistung betragen, darf zehn Euro aber nicht übersteigen. Paragraph 33 Absatz 8 des Sozialgesetzbuchs begrenzt die Kosten, die für Hilfsmittel der medizinisch nötigen Qualität und Menge monatlich anfallen dürfen: „Die Zuzahlung beträgt [...] jedoch höchstens 10 Euro für den gesamten Monatsbedarf." Soweit die Theorie nach Gesetzeslage. In der Praxis bezahlen viele Betroffene weit mehr.

Mehrkosten für „besondere Qualität"?

Die Kassen können Verträge mit Leistungserbringern abschließen. Das sind Hersteller von Hilfsmitteln, Apotheken und Sanitätshäuser. Mit den Händlern kann eine Krankenkasse Pauschalen für die Versorgung ihrer Versicherten mit Hilfsmitteln aushandeln.

Kasse A vereinbart zum Beispiel mit Sanitärfachhändler B, dass er alle ihre betroffenen Mitglieder für beispielsweise 25 Euro monatlich mit Hilfsmitteln in der gesetzlich geforderten Qualität und Menge versorgt. Pro versorgtes Mitglied bezahlt die Kasse dem Händler jeden Monat 25 Euro. Dieser zieht bei den Patienten im Gegenzug die zehn Prozent monatliche

Zuzahlung (hier: 2,50 Euro) ein. Patientenverbände klagen, dass diese Einschränkung der freien Händlerwahl die Güte der Versorgung mindert.

Pauschalen kontra Patientenwohl

Die Verträge führen zu weiteren Umständen, die zu Lasten der Patienten gehen: Für die Händler, in unserem Beispiel Sanitätsfachhaus B, rechnen sich die Pauschalen nur, wenn der Anteil der Kunden hoch ist, die wenige Hilfsmittel benötigen.

Deshalb lehnen manche Händler es ab, einzelne Patienten mit hohem Bedarf zu versorgen oder verlangen von ihnen Aufzahlungen. Die Händler sind vertraglich aber dazu verpflichtet, die Versicherten zu den vereinbarten Bedingungen zu versorgen – also für die ausgemachte Pauschale. Um die Aufzahlungen zu rechtfertigen, versprechen Händler dafür gerne „besondere Leistungen" oder „bessere Qualität". Das veranlasst einige Kunden dazu, Patientenerklärungen zu unterschreiben mit Titeln wie „Wunsch auf höherwertige Versorgung". Damit willigen sie ein, alle Mehrkosten selbst zu tragen.

Obwohl die Patienten manchmal nur die gesetzlich geforderte Versorgung erhalten, auf die sie für maximal zehn Euro im Monat einen rechtlichen Anspruch haben, fallen dann häufig hohe Aufzahlungsbeträge an. Das ist unzulässig. Solche Mehrzahlungen gehen allein auf die Initiative und Forderungen der Händler zurück und haben nichts mit den gesetzlichen Zuzahlungen zu tun.

HÖCHSTENS 150 EINLAGEN?

Gerade Menschen, die schon starke Einschränkungen hinnehmen müssen, sollen manchmal ungerechtfertigte Kosten bezahlen: Leistungsträger oder Leistungserbringer teilen schwer inkontinenten Personen teils mit, dass sie nur Anspruch auf maximal 150 Einlagen pro Monat hätten. Diese Zahl stammt vom Medizinischen Dienst der Krankenkassen. Doch es handelt sich nicht um einen verbindlichen Grenzwert, sondern um eine Empfehlung. Allen, die medizinisch begründet einen höheren Bedarf haben, steht die tatsächlich benötigte Menge geeigneter Vorlagen zu. Im Zweifel müssen sie kämpfen und bei ihren Kassen Widerspruch einlegen.

Eingeschränkte Auswahl an Produkten

Um günstigere Konditionen zu erhalten, dürfen die Krankenkassen mit einzelnen Herstellern von Hilfsmitteln Verträge abschließen. Die Auswahl folgt meist rein finanziellen Gesichtspunkten und nicht der Qualität. Zudem erstattet eine Kasse dann nur jene Hilfsmittel, mit deren Hersteller sie einen Vertrag hat. Hat Kasse X mit Hersteller Y eine Vereinbarung, bekommen ihre Mitglieder die Kosten vergleichbarer Produkte von Hersteller Z nicht erstattet. Woran sich die Kassen beteiligen, unterscheidet sich also. Bevor man hinterher tief in die Tasche greifen muss, ist es besser, vorher zu fragen. Patientenverbände und Fachberater sehen durch diese Praxis die flächendeckende, hochqualitative Versorgung der Betroffenen bedroht.

TIPP

GELDWERTE TIPPS ZUM BEZUG VON HILFSMITTELN

Bevor Sie sich Hilfsmittel zum ersten Mal verschreiben lassen, sollten Sie bei Ihrer Krankenkasse fragen, ob sie die Kosten übernimmt. Die meisten Kassen fordern sowieso, dass Rezepte bei Erstverschreibungen zur Genehmigung eingereicht werden. Der Antwort legen viele dann gleich eine Liste der Lieferanten bei, die infrage kommen.

- Achten Sie darauf, dass Ihr Arzt Hilfsmittel-Rezepte korrekt erstellt und ausfüllt. Für Hilfsmittel ist immer ein separates Rezeptformular erforderlich. Feld 7 (für Hilfsmittel) muss markiert sein. Das Rezept muss die Bezeichnung oder Hilfsmittelnummer enthalten, Größe, Stärke, Stückzahl sowie Zeitraum und Grund der Verordnung.
- Für Hilfsmittel in medizinisch erforderlicher Menge und Qualität müssen Sie nicht mehr als 10 Euro im Monat bezahlen! Lassen Sie sich nicht zu „Patientenerklärungen" überreden, solange nicht genau feststeht, welche „besonderen Leistungen" Sie dafür erhalten – also, ob Sie überhaupt Vorteile dadurch haben und nicht allein der Händler. Lassen Sie sich nicht von Bezeichnungen wie „Qualitätszuschlag" verleiten.
- Höhere Kosten dürfen nur anfallen, wenn Sie Ansprüche stellen, die laut Gesetz über das medizinisch nötige Maß hinausgehen – wie möglicherweise für besonders bequeme und dünne Pants. Wenn aber jemand wegen einer Allergie teurere, latexfreie Produkte braucht, ist das medizinisch gerechtfertigt und muss erstattet werden. Gleiches gilt, wenn besondere Hilfsmittel dazu dienen, die Selbstständigkeit zu fördern oder zu erhalten.
- Es gibt keine starren Obergrenzen für die Mengen von Einlagen, sondern nur Empfehlungen! Medizinisch erforderlicher Mehrbedarf muss ohne Aufpreis erhältlich sein. Händler, die sich weigern, sollten den Kassen gemeldet werden. Sie ist gesetzlich verpflichtet, die Versorgung zu gewährleisten.
- Das aktuelle Hilfsmittelverzeichnis finden Sie auf der Internetseite des GKV (www.gkv-spitzenverband.de).
- Weitere Informationen, Ratschläge zu Hilfsmitteln, Verschreibung, Rezepten und ihrer Erstattung geben Selbsthilfeverbände wie z. B. der Selbsthilfeverband Inkontinenz e. V..
- Auch der Bundesverband für körper- und mehrfachbehinderte Menschen, BVKM, bietet auf seiner Website „Argumentationshilfen" und andere nützliche Texte an (www.bkvm.de).

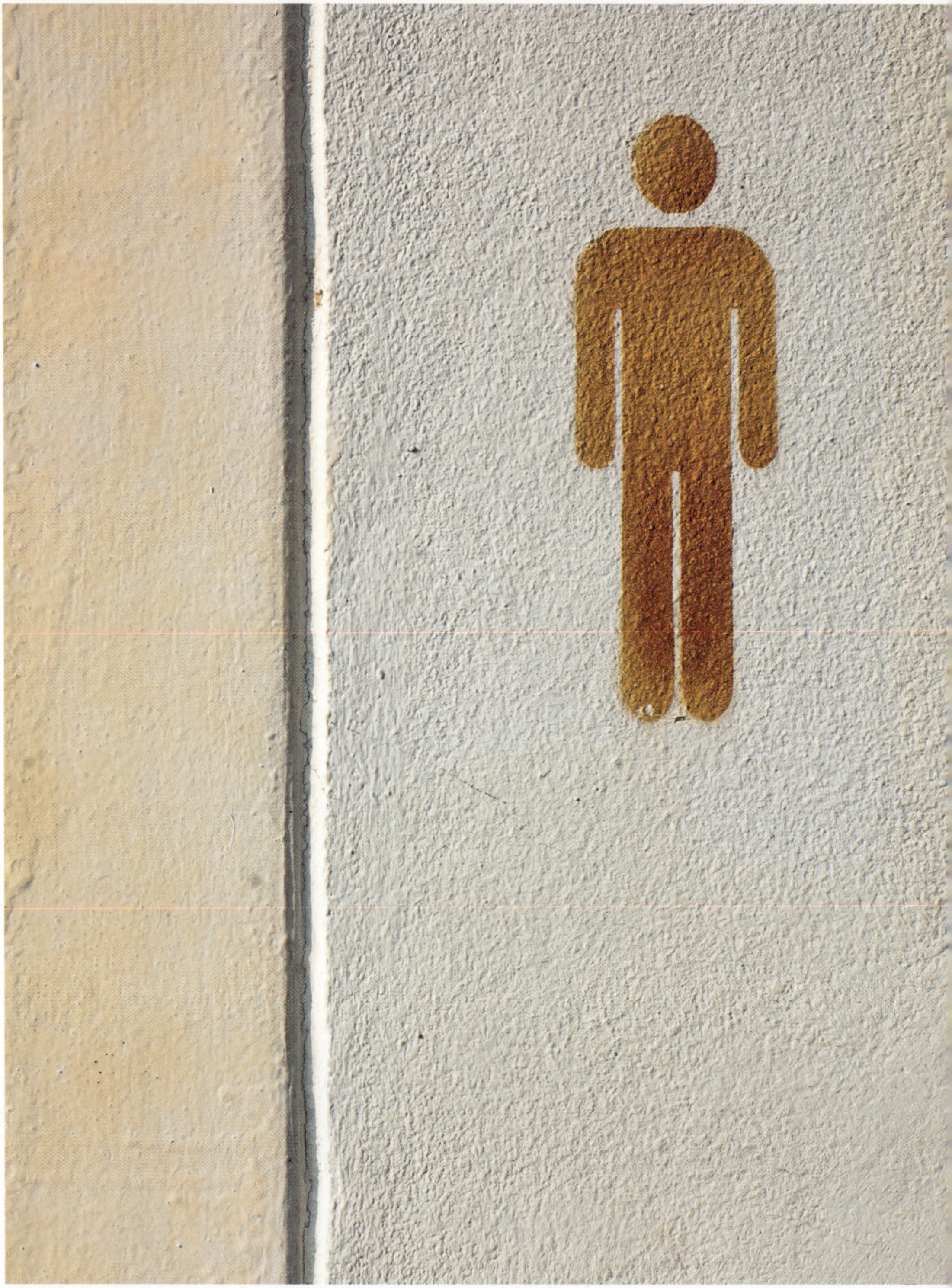

WENN MÄNNER BETROFFEN SIND

Die meisten Fälle männlicher Inkontinenz hängen mit der Prostata zusammen. Sie kann sich im Alter vergrößern und muss dann mitunter entfernt werden. Beide, Vergrößerungen und Operationen, führen recht oft zu ungewolltem Harnverlust. Zudem sind bei Männern mit Inkontinenz häufiger Drangbeschwerden vorhanden als bei Frauen. Die Formen unwillkürlichen Harnverlusts verteilen sich anders.

HAUPTSÄCHLICH EIN ALTERSLEIDEN

Über alle Altersklassen hinweg trifft Inkontinenz Männer seltener und besonders selten vor dem 50. Lebensjahr. Bis dahin erscheint sie bei einer von sieben Frauen, aber nur bei einem von 40 Männern. Erst danach steigt die Zahl inkontinenter Männer steil an: Ab dem 50. Lebensjahr vergrößert sich bei vielen von ihnen die Vorsteherdrüse (Prostata). Das kann Miktionsbeschwerden einschließlich Inkontinenz auslösen. Häufig helfen nur Operationen, nach denen bei einem Teil der Patienten ebenfalls Inkontinenz auftritt – meist nur vorübergehend. Männliche Inkontinenz stammt überwiegend von einer Ursache, die bei Frauen gar nicht existiert. Auch die Formen verteilen sich anders. Drangbeschwerden kommen bei Männern häufiger vor als bei Frauen, reine Belastungsinkontinenz seltener. Manche Sonderformen (z. B. Überlaufinkontinenz, störendes Nachtröpfeln) sind fast ausschließlich Männersache.

Der männliche Unterleib

Einige Unterschiede vom weiblichen zum männlichen Urogenitalsystem spielen eine Rolle für Inkontinenz. Männer haben etwa häufiger Harnröhrenverengungen, weil ihre Harnröhre erheblich länger und stark gekrümmt ist (Abbildung, Seite 141). Letztlich durchläuft sie den Penis und endet in der Eichel, die bei unbeschnittenen Männern teils oder komplett von einer Vorhaut bedeckt ist. Unterhalb des Penis liegt der Hoden, die männlichen Keimdrüsen, in einem Anhang, dem Hodensack. Der männliche Beckenboden, der den

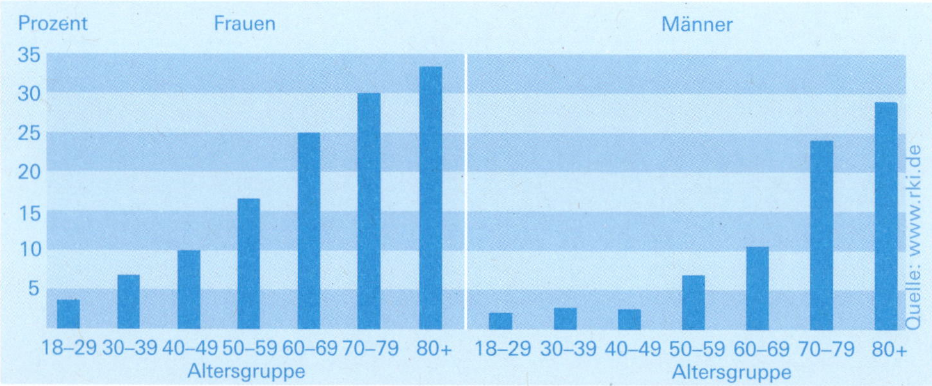

Unterleib unten abschließt, ist stabiler als der weibliche. Er hat nur zwei Durchbrüche (für Darm und Harnröhre) und wird nicht durch Schwangerschaften und Geburten strapaziert. Daher leiden Männer selten an Belastungsinkontinenz.

PROBLEMDRÜSE PROSTATA

Hinter der Schambeinfuge, knapp unterhalb der Blase, umschließt die walnussgroße Prostata (Vorsteherdrüse) die Harnröhre. In unmittelbarer Nähe liegt der Mastdarm (Rektum), von dem aus Ärzte die Drüse abtasten können (digital-rektale Untersuchung, Seite 146). Außen umkleidet sie eine Bindegewebskapsel. Innen befinden sich 30 bis 50 kleine Drüsen mit Bindegewebe und Muskelzellen dazwischen. Letztere ziehen sich bei der Ejakulation zusammen. Ein Drittel des Ejakulats steuern Sekrete der Prostata bei. Sie enthalten wichtige Enzyme, etwa das Prostata-spezifische Antigen (Seite 144).

Störungen der Prostata

Gerade im Alter vergrößert sich die Prostata sehr oft. Meistens handelt es sich um eine gutartige Vergrößerung, bei der innere Bereiche der Drüse anwachsen. Sie ist keine Vorstufe von Prostatakrebs, der äußere Regionen betrifft. Er tritt nur selten auf, ist aber die häufigste bösartige Krebsform des Mannes. Die Prostata kann sich auch entzünden, wobei sich manchmal ein Abszess entwickelt. Er gilt als medizinischer Notfall. Folgende Abschnitte streifen diese Erkrankungen, soweit sie in Verbindung mit Miktionsstörungen stehen. Häufigste Auslöser männlicher Inkontinenz sind Operationen an der Prostata.

Entzündungen der Prostata

Entzündungen der Prostata (Prostatitis) verursachen oft Miktionsbeschwerden, aber nur äußerst selten Inkontinenz. Sie führen aber zu sehr komplexen, unscharfen Beschwerdebildern, die beispielsweise starke Schmerzen im Bereich des Unterbauchs, bei der Miktion, beim Stuhlgang, bei und nach der Ejakulation, häufigen

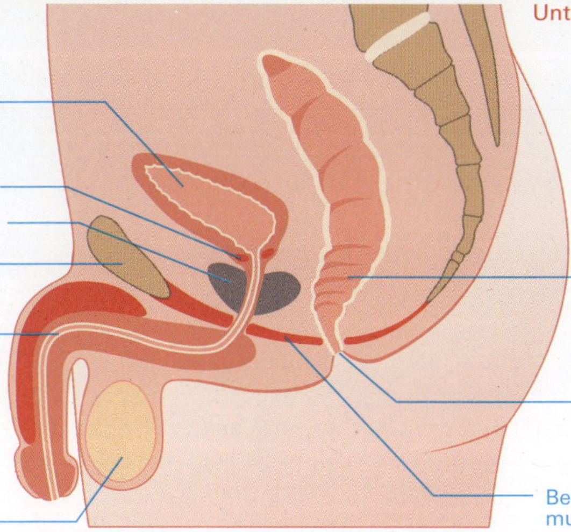

Harn- und Stuhldrang, Abflussbehinderungen, Ausfluss aus Harnröhre, Störungen der Libido und Potenz umfassen können. Akute Prostatitis hat oft eine bakterielle Ursache und wird mit Antibiotika behandelt. Die Therapie der chronischen Form, für die Ärzte meist keine Ursache finden, besteht in der Einnahme anderer Medikamente. Abszesse (verkapselte Eiterherde) an der Prostata entstehen allgemein in Verbindung mit einer Prostatitis. Die Symptome ähneln sich. Prostataabszesse können ernste Komplikationen mitbringen und sind medizinische Notfälle. Je nach Lage ziehen Ärzte den Eiter vom Damm her ab oder sie öffnen den Abszess operativ (vgl. TURP, Seite 143). Der Eingriff verursacht nur selten Inkontinenz.

Gutartige Vergrößerung

Gutartige Prostatavergrößerung (benigne Prostatahyperplasie, BPH, früher auch Prostataadenom) liegt bei jedem zweiten Mann über 50 Jahren vor und bei neun von zehn über 80-Jährigen. BPH ist der häufigste gutartige Tumor des Mannes, stellt aber keine Vorstufe von bösartigem Krebs dar. Die Vergrößerung selbst verursacht keine Beschwerden. Sie müsste nicht behandelt werden, würde sie keine Symptome verursachen. Davon bleiben manche Männer trotz stark vergrößerter Prostata verschont. Zwischen der Symptomstärke und der Größe der Drüse besteht kein direkter Zusammenhang. Die Größe hat auch wenig Einfluss auf den Erfolg von Therapien. Eine BPH, die Beschwerden macht, heißt auch benignes Prostatasyndrom (Abk. BPS).

Ursache & Vorbeugung

Wahrscheinlich spielen Geschlechtshormone eine Rolle dafür, dass sich die Prostata bei nahezu allen Senioren gutartig vergrößert. Die genauen Vorgänge sind unbekannt. Das Risiko stieg in Studien leicht durch Adipositas und Rauchen. Entsprechend günstig sind eine ausgewogene, ballaststoffreiche Ernährung, Nikotinverzicht, regelmäßige körperliche Aktivität und eine ausreichende Flüssigkeitsversorgung. Für eine schützende Wirkung hoher Zahlen an Ejakulationen gibt es keine stichhaltigen Daten.

BPH und ihre Folgen

BPH löst Symptome aus, wenn sie durch Druck die Harnröhre verengt (obstruktive

Beschwerden) oder Blase, Prostata und andere Strukturen reizt (irritative Beschwerden). Die Verengung schwächt den Harnstrahl ab. Wasserlassen ist erschwert und dauert länger. Um den erhöhten Auslasswiderstand zu überwinden, zieht sich die Blasenwandmuskulatur fester zusammen. Dabei verändert sich ihre Struktur. Die Wand wird steifer. Die Blasenkapazität nimmt ab, und nach dem Wasserlassen bleibt Restharn in der Blase zurück. Später kann die Blasenwand ganz die Fähigkeit verlieren, sich zusammenzuziehen (atoner Detrusor), und in der Blase bilden sich oft Ausstülpungen (Divertikel). Wird die Harnröhre noch enger, erschwert sich auch das Wasserlassen weiter. Typischerweise kommt es zu Inkontinenz mit chronischem Harnverhalt (Abk. ICH, „Überlaufblase", Seite 88). Gleichzeitig kann sich Harn bis in die Nieren zurückstauen und Entzündungen oder andere Schäden an den Organen verursachen. Sie können sogar zugrunde gehen (Stauungsniere), wobei möglicherweise harnpflichtige, teils giftige Substanzen ins Blut gelangen (Urämie). Dadurch droht eine Dialysepflicht. Die irritativen Symptome umfassen etwa häufigen, verstärkten und teils imperativen Harndrang mit vermehrtem Wasserlassen auch nachts. Die Lebensqualität kann erheblich sinken.

Frühe Symptome

Frühe Anzeichen einer BPH können sowohl denen einer Harnwegsinfektion ähneln, als auch jenen von Abflussbehinderungen mit anderer Ursache (z. B. Harnsteine):

- Häufiges Wasserlassen (Pollakisurie), zum Teil auch nachts (Nykturie)
- Störungen vor dem Wasserlassen: Der Beginn des Wasserlassens kann erschwert und verzögert sein. Viele Betroffene klagen über häufigen, starken Harndrang mit Episoden von Dranginkontinenz.
- Störungen beim Wasserlassen: Der Harnstrahl wird schwächer und kann unterbrochen sein. Die Miktion verlängert sich meistens. Um sie zu beschleunigen und zu unterstützen, drücken viele Betroffene dabei ihren Bauch (Bauchpresse). Das Wasserlassen kann schmerzen.
- Störungen nach dem Wasserlassen: Lästiges Nachträufeln kann auftreten. Später, wenn sich Restharn bildet, fehlt oft das erleichternde Entleerungsgefühl.

Die drei Stadien der BPH

Nach den Beschwerden, die rasch das Arbeits- und Sexualleben beeinträchtigen können, teilen Fachleute die BPH in drei Stadien ein:

- **Stadium 1 (Reizstadium):** Alle oben genannte Symptome außer nennenswerter Restharnbildung
- **Stadium 2 (kompensierte Harnretention):** Noch erlauben es stärkere Kontraktionen der Blasenwand und Bauchpresse, Wasser zu lassen. Die Blasenkapazität nimmt bereits ab, die Restharnmenge auf über 50 Milliliter zu. Andere Beschwerden verstärken sich.

- Stadium 3 (dekompensierte Harnretention): Wasserlassen ist so gut wie unmöglich. Die Blase füllt sich, bis der Druck so hoch ist, dass unwillkürlich Harn aus der Harnröhre träufelt. Harn staut sich zurück und kann Folgeschäden verursachen.

Behandlung der BPH und ihrer Folgen

Dranginkontinenz, Harnträufeln und andere Folgen der BPH sollten sich legen, wenn die Vergrößerung behandelt wird. Das erfolgt in den Stadien 1 und 2 üblicherweise konservativ mit Medikamenten – mit Alphablockern (z. B. Tamsulosin, Alfuzosin) oder/und 5-alpha-Reduktase-Hemmern (Finasterid, Dutasterid) und in Stadium 1 möglicherweise noch mit pflanzlichen Mitteln. In Stadium 3 sind Eingriffe oft alternativlos. Als Operation der Wahl gilt die transurethrale Resektion der Prostata (Abk. TURP oder TUR-P). Dabei entfernen Ärzte mit Drahtschlingen, die unter Strom stehen, schichtweise vergrößertes Gewebe aus dem Innern der Prostata. Direkt danach leidet weniger als einer von zehn Operierten vorübergehend an postoperativer Inkontinenz (Seite 145), meist an unwillkürlichem Harnverlust bei Belastung. Drangbeschwerden können ebenfalls auftreten. Innerhalb eines Jahres sinkt der Anteil auf unter zehn von tausend Operierten. Übungen (Beckenbodengymnastik) beschleunigen die Besserung. Alternative Verfahren sind operative Einkerbungen der Prostata (Transurethrale Inzision der Prostata, TUIP) und Laserbestrahlungen. Noch kaum etabliert sind Injektionen von Botulinumtoxin in die Prostata und Erwärmungen von Prostatagewebe.

Prostatakrebs (Prostatakarzinom)

Prostatakrebs ist der häufigste bösartige Krebs bei Männern, belegt aber nur Platz drei in der Krebstodesstatistik: Die Heilungschancen sind gut, sofern die Erkrankung früh erkannt wird. Fachleute gehen davon aus, dass einer von fünf Betroffenen daran stirbt. Das Karzinom tritt erst im Alter auf und entwickelt sich meist sehr langsam. Bevor es ihr Leben bedroht, sterben viele Betroffene an anderen Altersleiden. Als Risikofaktoren gelten Alter und familiäre Veranlagung. Alle anderen sind umstritten. Die Vorbeugung beinhaltet entsprechend allgemeine Maßnahmen, um gesund zu bleiben. Nützlich ist, ein gesundes Körpergewicht anzustreben, sich ausgewogen und ballaststoffreich zu ernähren, regelmäßig Sport zu treiben und Alkohol nur sparsam zu konsumieren.

Verlauf und Frühuntersuchung

Im Frühstadium ist Prostatakrebs nicht spürbar. Wenn er weiter wächst, drückt er ähnlich einer BPH die Harnröhre ab und kann dieselben Beschwerden auslösen (Seite 141). Größere Tumore führen häufig zu Erektionsproblemen. In späteren Stadien sorgen Tochtergeschwüre (Metastasen) je nach Lage oft für Schmerzen (z. B. an Becken und Wirbelsäule). Allgemeine Krebssymptome wie Gewichtsverlust und Blutarmut können auftreten. Zur Früherkennung dienen Abtastuntersuchungen (digital-rektale Untersuchung), Ultraschalluntersuchungen und Laborwerte des Prostataspezifischen Antigens (PSA-Test). Zur sicheren Diagnose muss eine Entnahme von verdächtigem Gewebe (Stanzbiopsie) stattfinden. Der PSA-Wert ist nicht unumstritten. Er rettet Leben, verursacht aber hohe Zahlen überflüssiger Untersuchungen.

Prostatakrebs und Harninkontinenz

Zur Therapie von Prostatakrebs gibt es mehrere Möglichkeiten: Vollständige operative Entfernung der Prostata (radikale Prostatektomie, RRP), Strahlentherapie, Hormontherapie (Unterdrückung der Produktion von Androgenen durch Operation oder Medikamente), Chemotherapie und Behandlung mit hochintensivem fokussierten Ultraschall. Der RRP-Eingriff ist kompliziert, weil empfindliche Strukturen eng benachbart sind, etwa Harnröhrenschließmuskel und Nerven. Schäden daran und an der Aufhängung der Harnröhre, wodurch sie und der Blasenhals sich absenken können, sind fast immer die Ursache einer postoperativen Inkontinenz. An ihr leiden unmittelbar nach der Operation nahezu alle Patienten kurzzeitig. Die Zahl Betroffener sinkt in den ersten zwölf Monaten stark, aber etliche müssen dauerhaft Inkontinenz-Hilfsmittel verwenden. Über die anfängliche Rate entscheiden vor allem das Operationsverfahren und die Erfahrung des Operateurs. Die medizinischen Fachgesellschaften empfehlen, den Eingriff nur in Einrichtungen vornehmen zu lassen, die jährlich mindestens 50 derartige Operationen durchführen und über entsprechende Ausbildungsprogramme verfügen. Jeder Operateur sollte pro Jahr mindestens 25 RRP machen.

Das individuelle Patientenrisiko für Inkontinenz steigt mit der Größe des Tumors, dem Alter und wenn Miktionsstörungen schon vor dem Eingriff vorlagen. Nutzen und Risiken der Prostataentfernung sind im Vorfeld mit denen anderer möglicher Therapien zu vergleichen.

Verlauf und Therapie postoperativer Inkontinenz

Operationen sind die häufigsten Auslöser männlicher Inkontinenz. Postoperative Inkontinenz (PIK) kann nach TURP (Seite 143), RRP (siehe links) und anderen Eingriffen am Unterleib auftreten. RRP verursacht häufiger postoperative Inkontinenz als TURP. Nach einem Jahr ist aber nur noch ein kleiner Teil der Operierten inkontinent.

Die Zahl Betroffener nach einer operativen Entfernung der Prostata schwankt in Studien erheblich. Das liegt an Unterschieden bei den OP-Verfahren, der ärztlichen Erfahrung und den Definitionen von postoperativer Inkontinenz. Einfluss hat, ob Blasenhals, Harnröhrenschließmuskel oder Nerven im Lauf der Operation Schaden erleiden oder sich anschließend absenken. Dieses Risiko ist bei großen Tumoren beziehungsweise nach großen Eingriffen höher. Von Bedeutung sind weiter

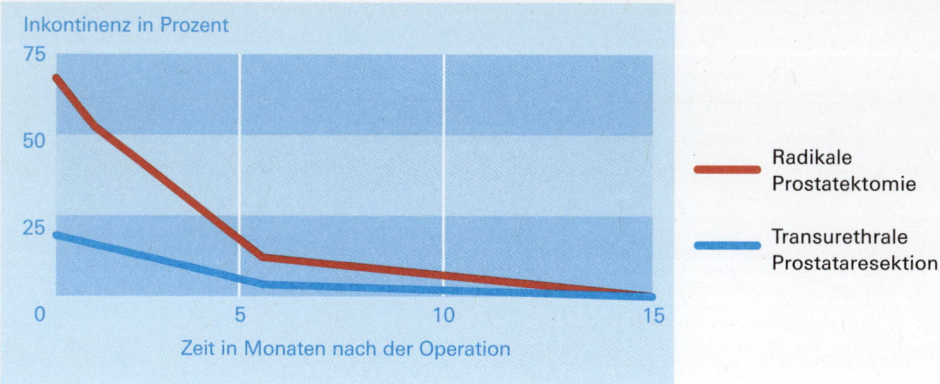

das Alter der Patienten und ihr allgemeiner Gesundheitszustand. Unbedeutend dafür, wieder kontinent zu werden, sind konservative Therapien. Beckenbodentraining, Biofeedback und Co. können die Genesung nur beschleunigen und möglicherweise vereinzelt Folgeoperationen überflüssig machen. Fachleute raten, zunächst alle konservativen Therapien auszuschöpfen und mit Hilfsmitteln zu arbeiten.

Erst wenn nach zwölf Monaten noch Inkontinenz besteht, sollten Betroffenen erneute Operationen erwägen. Bei hohem Leidensdruck können sie sich schon nach sechs Monaten über weitere therapeutische Optionen und ihre Risiken informieren.

Konservative und invasive Behandlungsmöglichkeiten

Inkontinenz nach einer Operation ist keine eigenständige Inkontinenzform, sondern gilt als Belastungsinkontinenz, die nach Eingriffen erscheint. Entsprechend arbeitet die Therapie der postoperativen Inkontinenz mit denselben Verfahren, die üblicherweise bei Belastungsinkontinenz (Seite 148) zum Einsatz kommen. Ärzte empfehlen meistens Beckenbodentraining (Seite 98), teils kombiniert mit anderen Maßnahmen. Auch Medikamente können zum Einsatz kommen. Unter den Eingriffen bei postoperativer Inkontinenz hat sich die Einlage verschiedener Bänder (male slings, Seite 149) bewährt. Allerdings ist die Studienlage noch dünn, sodass künstliche Schließmuskel weiterhin als Goldstandard gelten. Andere Verfahren erzielen weniger Erfolge oder erzwingen mehr Nachbehandlungen. Ein guter Teil der Operierten leidet zudem unter Drangsymptomen. Ihnen können dieselben Verfahren helfen wie bei überaktiver Blase und Dranginkontinenz (Seite 77): Verhaltenstraining, Medikamente und Botox-Injektionen in die Blasenwand. Vorher sollte geklärt werden, ob der Harnröhrenschließmuskel funktionell gestört ist oder der Blasenmuskel überreagiert (Detrusorhyperaktivität).

DIAGNOSE UND THERAPIE

Die Diagnose muss darauf eingehen, dass im Alter für männliche Inkontinenz meistens die Prostata verantwortlich ist. Das darf nicht dazu führen, andere Möglichkeiten außer Acht zu lassen. Grundsätzlich können außer den geschlechtsspezifischen Ursachen alle vorliegen, die auch bei Frauen vorkommen. In den letzten Jahren hat sich gezeigt, dass die Bedeutung des Syndroms der überaktiven Blase (Seite 73) bei älteren Männern unterschätzt wurde. Abflussbehinderungen, die nichts mit der Prostata zu tun haben, liegen vereinzelt bei jungen Männern vor. Dann erfolgt eine ursächliche Therapie. Zusätzlich und bei unbekannter Ursache lassen sich die Beschwerden behandeln.

Diagnose: Schauen, Tasten und Urodynamik

Nach der Anamnese suchen Ärzte in der Regel den Penis nach äußerlichen Veränderungen ab (z. B. starke Vorhautverengung, Verengung der Harnröhrenmündung). Sie fühlen Penis, Hoden und umliegendes Gewebe (z. B. Nebenhoden) ab. Spätestens ab 45 Jahren gehört bei Männern die digitale rektale Untersuchung (DRU) zur Diagnose. Dazu führen Ärzte einen Finger in den After von Patienten ein, um Größe und Beschaffenheit der Drüse zu ertasten. Viele Männer empfinden die digitale rektale Untersuchung als unangenehm. Sie ist aber schmerzfrei und dauert nicht einmal eine Minute. Bei Auffälligkeiten folgen weitere Untersuchungen (z. B. Ultraschall, PSA-Test). Im Lauf der digitalrektalen Untersuchung lassen sich noch ein paar Reflexe und Strukturen beurteilen. Möglicherweise finden zusätzliche neurologische Tests statt. Restharnbestimmung, Urinuntersuchungen, Vorlagentests, Miktionstagebuch und Fragebögen runden die Basisdiagnostik ab. Die Ergebnisse reichen in der Regel, um konservative Therapien einzuleiten. Bleiben sie erfolglos, können Blasenspiegelungen und urodynamische Untersuchungen neue Erkenntnisse liefern. Auch Röntgenuntersuchungen sind möglich. Danach bieten sich weitere konservative Behandlungen oder Operationen an. Vor Eingriffen sollten urodynamische Tests unbedingt Gewissheit über Zustand und Funktion von Harnröhrenschließmuskel und Detrusor verschaffen.

Häufigste Ursachen männlicher Inkontinenz

Für männliche Inkontinenz sind meistens einer oder mehrere dieser Gründe verantwortlich:

- Veränderungen der Prostata und Prostata-Operationen.
- Abflussbehinderungen ohne Beteiligung der Prostata: Verengungen von Blasenausgang oder Harnröhre z. B. durch Verletzungen/Narben (z. B. durch transurethrale Katheter, Operationen, Beckenbrüche, Schläge auf den Dammbereich wie etwa durch Fahrradstangen, Unfälle, Harnröhreninfektionen einschließlich

Gonorrhoe), Harnsteine, Harnröhrenklappen, Tumore, Vorhautverengung, Schließmuskelverkrampfung.

- **Infektionen der Blase und anderer Harnwegsorgane:** Bei Männern gelten alle Harnwegsinfektionen als kompliziert, weil sie in jungen Jahren ungewöhnlich sind und im Alter zumeist auf Problemen mit der Prostata basieren. Starke Harnwegsinfektionen können Drangbeschwerden zumindest verstärken, aber wahrscheinlich ebenso Dranginkontinenz verursachen.
- **Neurologische Erkrankungen (z. B. multiple Sklerose, Querschnittslähmung, Schlaganfall, Demenz):** Durch gestörte Reizwahrnehmung, Signalentstehung oder Signalleitung können Muskeln oder Muskelgruppen, die an der Miktion beteiligt sind, sich zum falschen Zeitpunkt oder unkoordiniert zusammenziehen, erschlaffen oder gar nicht mehr reagieren.
- **Hormonelle Störungen und Erkrankung des Stoffwechsels (z. B. Diabetes mellitus und damit verbundene Polyneuropathie):** Erhöhte Flüssigkeitsausscheidung kann Inkontinenz begünstigen, Diabetes kann Nerven schädigen.
- **Erkrankungen (z. B. Herzinsuffizienz), Operationen (Seite 145), Bestrahlungen, Medikamente (z. B. Diuretika):** Erhöhte Flüssigkeitsausscheidung und Organschäden können die Entstehung von Inkontinenz fördern.

INFO

Harnröhrenverengung

Die männliche Harnröhre ist gut viermal so lang wie die weibliche. Deshalb finden sich bei Männern häufiger Verengungen der Harnröhre (Harnröhrenstriktur) – unabhängig von der Prostata. Meistens haben Entzündungen oder Verletzungen zu Narben in der Harnröhrenschleimhaut geführt. Sie engen die Röhre ein. Auslösende Ereignisse können Jahre zurückliegen. Ihre Folgen gleichen denen der BPH (Seite 141): Abschwächung des Harnstrahls, vermehrte Restharnbildung, Versteifung der Blasenwand, Harnstau …

Üblicherweise beheben Ärzte solche Engstellen mit einer Harnröhrenschlitzung (Urethrotomie). Sie führen unter örtlicher Betäubung spezielle Instrumente (Urethrotom) in die Harnröhre ein und setzen Schnitte an den Engstellen. Das einfache, unkomplizierte Verfahren kann mit und ohne Sichtkontrolle stattfinden. Teils kommt schon im Laufe des Eingriffs ein Katheter (Seite 122) in die Harnröhre. Er soll verhindern, dass sich die Schnitte sofort wieder schließen und Verengungen bestehen bleiben.

BELASTUNGSINKONTINENZ

Belastungsinkontinenz (BI) tritt bei Männern am häufigsten nach Operationen und Unfällen auf, die den Schließmuskel der Harnröhre oder ihre Aufhängung am Darm geschädigt haben. Alle Möglichkeiten zur konservativen Behandlung der Belastungsinkontinenz bei Männern kommen auch bei Frauen vor (Seite 54) – z. B. Beckenbodentraining mit oder ohne Biofeedback, Elektrostimulation und Magnetfeldstimulation. Sie beschleunigen die Genesung, aber erhöhen nicht die Erfolgsrate (vgl. Seite 59). Der Wirkstoff Duloxetin (Seite 56,) ist für männliche Belastungsinkontinenz nicht zugelassen. In Untersuchungen an Männern hat er gute Erfolge gezeigt und teils die Lebensqualität erhöht. Patienten mit hohem Leidensdruck sollten ihre Ärzte danach fragen. Sie können Duloxetin außerhalb der Zulassung (off label-Anwendung) verschreiben. Zu anderen Wirkstoffen (z. B. Alpha- und Beta-Rezeptor-Agonisten) existieren für Männer noch weniger Daten. In Fallserien konnten sie die Belastungsinkontinenz bei der Mehrheit der Betroffenen bessern.

Operative Therapie der Belastungsinkontinenz des Mannes

Operative Verfahren bei männlicher Belastungsinkontinenz folgen drei Prinzipien: Entweder verengen sie die Harnröhre durch Druck von außen, sie ersetzen den Harnröhrenschließmuskel oder sie bringen die Harnröhre zurück in ihre natürliche Lage. Als Goldstandard, besonders bei schwerer, anhaltender Inkontinenz nach Prostata-Operationen, gilt meist noch der künstliche Schließmuskel (artifizielle Sphinkter). Zu dem etablierten Verfahren existieren die meisten Erfahrungen und Langzeitstudien. Sie fehlen in dieser Breite für die jüngeren Harnröhrenbänder, die sich laut Fachleuten bei Männern durchgesetzt haben wie bei den Frauen. Andere Methoden (Ballonkompression, Harnröhrenpolsterung) gelten eher als zweitrangige Optionen für Fälle mit speziellen Anforderungen.

Künstlicher Schließmuskel

Harnröhrenmanschette, Pumpe und Flüssigkeitsbehälter, die über Silikonschläuche verbunden sind, bilden das häufigste künstliche Schließmuskelsystem (artifizieller Sphinkter, Schließmuskel-Prothese). Im Endzustand nach der Implantation befindet sich die Flüssigkeit die meiste Zeit über in der Manschette. Diese umschließt die Harnröhre und verschließt sie in gefülltem Zustand. Um Wasser zu lassen, betätigen Träger ihre Pumpe. Sie pumpt die Flüssigkeit aus der Manschette ab, die daraufhin erschlafft. Die Harnröhre öffnet sich, und die Miktion kann erfolgen. Gleichzeitig gelangt die Flüssigkeit mit leichtem Druck in den Behälter. Durch den Überdruck strömt die Flüssigkeit nach dem Wasserlassen automatisch zurück in die Manschette, füllt sie und dichtet die Harnröhre wieder ab. Das System wird erst etwa sechs Wochen nach der Implantation gestartet, wenn alles gut verheilt ist.

Zwei Tage vor dem Eingriff müssen Patienten ins Krankenhaus zur Vorbereitung (z. B. Desinfektion des Operationsgebiets, Antibiotikaprophylaxe). Die Implantation findet unter Vollnarkose statt und dauert zwei bis drei Stunden. Über einen Dammschnitt legen Ärzte die Harnröhre frei und platzieren die Manschette um sie. Pumpe und Behälter führen sie meistens durch einen zweiten Schnitt im Unterbauch ein. Der Behälter findet seinen Platz neben der Blase oder im Bauchraum, die Pumpe ihren in der Haut des Hodensacks, wo sie leicht zu bedienen ist.

Falls Störungen oder Infektionen am System auftreten, können Ärzte es entfernen und ein neues implantieren. Das ist ebenfalls möglich, wenn artifizielle Schließmuskel nach Jahren versagen.

Die Bedienung gilt als unkompliziert, erfordert aber etwas Geschicklichkeit und Übung. Dazu müssen die Patienten körperlich und geistig in der Lage sein. Dann sind bis zu neun von zehn zufrieden mit dem Ergebnis der Operation. An einem von zehn Systemen entstehen innerhalb der ersten drei bis vier Jahre Infektionen. Weniger häufig treten Störungen im System auf. Bei bis zu neun von hundert verkümmert Harnröhrengewebe durch den Druck der Manschette. Seltener sind Gewebezerstörungen durch Entzündungen.

Harnröhrenbänder und -schlingen

Eine Implantation von Harnröhrenbändern (male slings) ist weniger aufwendig und verursacht geringere Liegezeiten als beim künstlichen Schließmuskel. Die Erfolgsraten sind gut (73 bis 90 Prozent) mit Ausnahme der autologen Faszienschlinge, zu der es keine vergleichbaren Zahlen gibt. Besonders bei postoperativer Inkontinenz zeichnen sich aktuell Vorteile für transobturatorische Bänder ab: Sie bringen gesenkte Harnröhren wieder in ihre ursprüngliche Lage und erlauben im besten Fall eine normale Kontrolle der Miktion. Andere Schlingen pressen die Harnröhre leicht zusammen, wodurch sich ihre Verschlussfunktion verbessert. Momentan liegen wenig aussagekräftige, kontrollierte Studien zu den verschiedenen Verfahren vor. Ernste Komplikationen waren bisher generell selten. Ob ein Verfahren anderen überlegen ist, lässt sich derzeit nicht abschließend beurteilen. Sie unterscheiden sich in Details wie etwa in der Zahl und den Orten benötigter Einschnitte, im Material der Schlingen, ihrem Verlauf, ihrer Lage und ihrer Befestigung. Angelegt werden die Schlingen im Bereich des Penisschafts an der bulbären Harnröhre. Hier folgt ein knapper Überblick über ein paar Techniken.

- Autologe Faszienschlinge: Die älteste Schlingentechnik am Mann arbeitet mit körpereigenem Bandmaterial (Faszien, vgl. Seite 65). Der Eingriff ist aufwendig und kompliziert. Er kann eine Belastungsinkontinenz bessern, behebt sie in der Regel aber nicht. Das Verfahren hat im Vergleich zu neueren an Bedeutung eingebüßt.

- Knochenfixierte Systeme: Ärzte legen ein silikonbeschichtetes Kunststoffband unter die Harnröhre, fixieren es mit sechs Knochenschrauben am Schambein und stellen die Spannung so ein, dass es die Harnröhre leicht zusammengepresst.
- Nachjustierbare Schlingensysteme (readjustierbare S., vgl. Seite 63): Schlingen aus Kunststoff oder Silikon werden zusammen mit Spannvorrichtungen implantiert. So lässt sich später über kleine Einschnitte unter örtlicher Betäubung die Spannung nachstellen. Der Druck auf die Harnröhre sollte gerade hoch genug sein, um ihre Verschlussfunktion wieder herzustellen. Ein System (Argus) arbeitet mit einem flüssigkeitsgefüllten Implantat und Schläuchen statt Bändern.
- Transobturatorische Bänder: Hier legen Ärzte ähnlich wie bei Frauen (Seite 60) ein Kunststoffband fast waagerecht unter die Harnröhre und heben die Enden des Bandes an. Dadurch gelangt eine gesenkte Harnröhre zurück in ihre natürliche Position und kann häufig ihre Funktion wieder erfüllen.

Harnröhrenballons (Ballonkompression)

Hier platzieren Ärzte zwei kleine Silikonballons direkt unter dem Blasenhals rechts und links der Harnröhre. Von ihnen führen Leitungen unter die Haut des Hodensacks zu einem Punktionsventil. Über dies füllen Ärzte die Ballons nach sechs Wochen auf, wenn das System eingewachsen ist. Zuerst steigern sie den Ballondruck nur leicht und schauen, ob der Patient kontinent wird. Falls nicht, wird die Ballonfüllung erhöht. Durchschnittlich sind drei Justierungen nötig. Die Erfolgsraten schwanken von 60 bis 90 Prozent. Harnröhrenballons (ProAct-System) kommen in Europa offiziell seit 2002 zum Einsatz. Einige Fachleute halten sie für gute Alternativen zu künstlichen Schließmuskeln. Andere sehen sie weniger positiv, weil mehr als einer von vier Operierten wegen Störungen nachbehandelt werden muss. Der relativ einfache Eingriff hat zudem vereinzelt schwere Komplikationen nach sich gezogen.

Unterpolsterung der Harnröhre

Wie bei Frauen (Seite 66) können Ärzte auch in die Schleimhaut der männlichen Harnröhre künstliche oder natürliche Substanzen (bulking agents) einspritzen. Die Kosten sind hoch, die Erfolgsraten geringer als bei Frauen, die Langzeiterfolge schlechter als die der anderen Methoden. Fachleute raten dazu, die bulking agents nur einzusetzen, wenn andere Methoden weniger Erfolg versprechen.

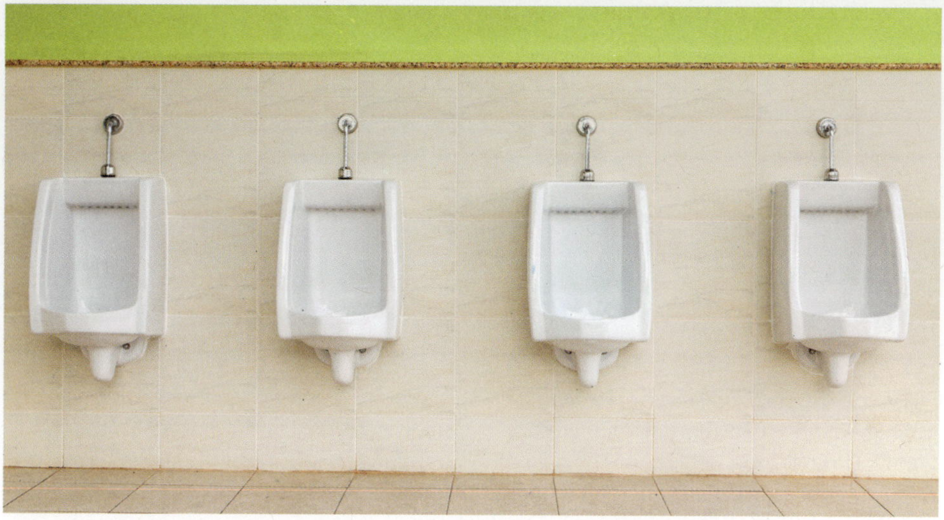

DRANGINKONTINENZ UND ÜBERAKTIVE BLASE

Drangbeschwerden sind häufig bei Männern – in Verbindung mit Inkontinenz (nasse überaktive Blase, nasse überaktive Blase) sowieso, aber auch ohne (trockene überaktive Blase). Meist gilt die überaktive Blase dennoch als „Frauenleiden". Inzwischen ist aber fraglich, ob Frauen tatsächlich öfter betroffen sind. Möglicherweise verschweigen Männer Drangbeschwerden eher? Die Dunkelziffern in den Statistiken sind ohnehin hoch. Heute gehen viele Fachleute davon aus, dass Frauen nicht häufiger unter überaktiver Blase leiden als Männer.

Ursachen, Diagnose und Therapie

Die überaktive Blase kann auf noch unklare Weise als Folge von Abflussbehinderungen wie BPH, Operationen, neurologischen Störungen, Überaktivität des Blasenmuskels und psychischer Faktoren entstehen. Der Harnröhrenschließmuskel ist intakt. Die Basisdiagnostik umfasst Anamnese, klinische Untersuchung, Urinuntersuchung, Restharnbestimmung und Miktionsprotokoll. Sehr häufig sollen Patienten standardisierte Fragebögen zu ihren Beschwerden ausfüllen.

Bei Männern kommen Drangsymptome meist von einer BPH. Ob sie vorliegt und zum Krankheitsgeschehen beiträgt, ist vorrangig abzuklären. Falls ja, richtet sich die Therapie zuerst gegen benigne Prostatahyperplasie. Reicht sie nicht aus, können Ärzte noch gegen die Symptome vorgehen. Dabei eröffnen sich Männern keine anderen Behandlungsmöglichkeiten als Frauen (Seite 77).

Mischinkontinenz

In Studien hängt die Häufigkeit von Mischinkontinenz bei Männern stark von der Definition ab. In der Praxis spielt sie eine untergeordnete Rolle. Die Behandlung kombiniert Verfahren gegen Belastungsinkontinenz und Dranginkontinenz. Sie setzt bei den vorherrschenden Beschwerden an. Sind beide Formen gleich stark ausgeprägt, behandeln Ärzte meist erst Drangbeschwerden, weil gegen Belastungsinkontinenz beim Mann kein Medikament zugelassen ist (Seite 148).

INKONTINENZ BEI CHRONISCHEM HARNVERHALT

Inkontinenz bei chronischem Harnverhalt (ICH, Inkontinenz bei chronischer Harnretention, früher: Überlaufinkontinenz) tritt vorwiegend bei Männern auf. Sie entsteht, wenn sich die Blase über längere Zeit nicht komplett entleeren lässt. Dann füllt sie sich mehr und mehr (vgl. Seite 88). Schmerzen erscheinen typischerweise keine. Irgendwann übersteigt der Druck in der Blase die Kraft der Harnröhrenschließmuskel, sodass dauernd Harn austritt. Betroffene nehmen aber nur die Nässe danach wahr. In der Blase bleibt immer mehr Restharn zurück. Die Gefahr für Harnwegsinfektionen und Nierenschäden durch Harnstau nimmt zu.

Ursachen für chronischen Harnverhalt

Nach ihren häufigsten Auslösern lässt sich die Inkontinenz bei chronischem Harnverhalt in zwei Formen einteilen. Selten entsteht sie allein wegen psychischer Störungen (Verhaltensstörung durch erlernten Harnverhalt).

- Obstruktive Inkontinenz bei chronischem Harnverhalt (lat. obstruere für verschließen): Ursache sind Abflussbehinderungen, meist eine BPH (Seite 141), seltener andere (Seite 153).
- Funktionelle Inkontinenz bei chronischem Harnverhalt (nichtobstruktive ICH): Hier liegt eine Schwäche der Blasenmuskulatur vor. Der Blasenmuskel (Detrusor) besitzt hier nicht mehr die Kraft, den Harn komplett aus der Blase auszutreiben. Ursachen sind beispielsweise Störungen oder Schäden im Nervensystem durch Erkrankungen (z. B. Diabetes), nach Operationen oder Unfällen. Seltener ist die Ursache im Blasenmuskel selbst zu finden.

Therapie der ICH

An erster Stelle steht, die Blase zu entlasten, also ihren Innendruck durch Ableiten des Harns mit Kathetern zu senken (Seite 122). Das sollte etwa alle drei bis vier Stunden geschehen, um Überdehnungen zu vermeiden. Die Katheterisierung kann durch Pflegekräfte und Betroffene selbst erfolgen, nur zeitweise oder auch dauerhaft, falls sich die Inkontinenz bei chronischem Harnverhalt nicht beheben lässt.

Bei der obstruktiven Form stehen die Chancen für eine Beseitigung der Ursachen gut. In der Regel können kleinere oder größere Eingriffe die ursächliche Abflussbehinderung beseitigen.

Bei der funktionellen Form ist zu klären, ob Medikamente beteiligt sind. Dann ist es nötig, diese abzusetzen oder auf andere Mittel umzusteigen.

Zusätzlich zur Katheterisierung versuchen Ärzte manchmal, den Blasenmuskel zu aktivieren, entweder mit Medikamenten, die den Blasenmuskel dazu bringen, sich anzuspannen, oder seine Spannkraft erhöhen (Cholinergika, z. B. Distigminbromid, Bethanechol). Wegen ihrer begrenzten Wirkung und Nebenwirkungen verordnen Ärzte sie nur selten.

Alternativen können Elektrostimulationen der Sakralnerven bilden (Blasenschrittmacher, Seite 83) oder eine intravesikale Elektrostimulation (IVES). Dabei wird die Blase zu etwa zwei Dritteln mit Kochsalzlösung gefüllt. Durch die Harnröhre führen Ärzte einen Elektrodenkatheter in die Blase ein und befestigen eine Neutralelektrode am Unterbauch. Für 30 bis 60 Minuten erhält die Blase dann Stromimpulse unter der Schmerzschwelle. Mindestens 20 Sitzungen sind nötig.

Das Verfahren ist minimalinvasiv, arm an Komplikationen und einfach. Seine Erfolge sind beschränkt: Die Kraft der Blasenmuskulatur nimmt höchstens leicht zu. Dafür verbessert sich oft das Blasengefühl der Patienten.

MEDIKAMENTE, DIE „ICH" BEGÜNSTIGEN KÖNNEN

- Beta-Sympathomimetika (z. B. bei Asthma, COPD, chronisch obstruktiver Lungenerkrankung)
- Tri- und tetrazyklische Antidepressiva, (bei Depressionen und Angststörungen)
- Einige Neuroleptika (vor allem bei Psychosen)
- Anticholinergika (z. B. COPD, Asthma, Krämpfe, überaktive Blase/Dranginkontinenz, Morbus Parkinson)
- Einige Antiemetika (überwiegend bei Übelkeit, Erbrechen und Schwindel)
- Phenytoin (bei Epilepsie)

Quelle: Robert-Koch-Institut, Gesundheitsberichterstattung des Bundes, Heft 39

INFO WEITERE FORMEN DER INKONTINENZ

Die Umstände der meisten anderen, seltenen Formen von Inkontinenz unterscheiden sich nicht bei Männern und Frauen. Sie werden ab Seite 88 erläutert – mit Ausnahme des Nachtröpfelns, das hauptsächlich Männer betrifft.

Nachtröpfeln

Schuld am Nachtröpfeln ist bei Männern meistens eine vergrößerte Prostata (Seite 139). Als andere Gründe für Harnröhrenengpässe kommen kleinere und größere Verletzungen beziehungsweise Vernarbungen (Seite 146) oder Tumore in Betracht. Diese Ursachen können auch bei Frauen vorliegen.
Die Behandlung besteht in der Therapie der Grunderkrankung, einer Behebung der Verengung (Seite 147) oder in Beckenbodentraining, das einigen Betroffenen hilft.

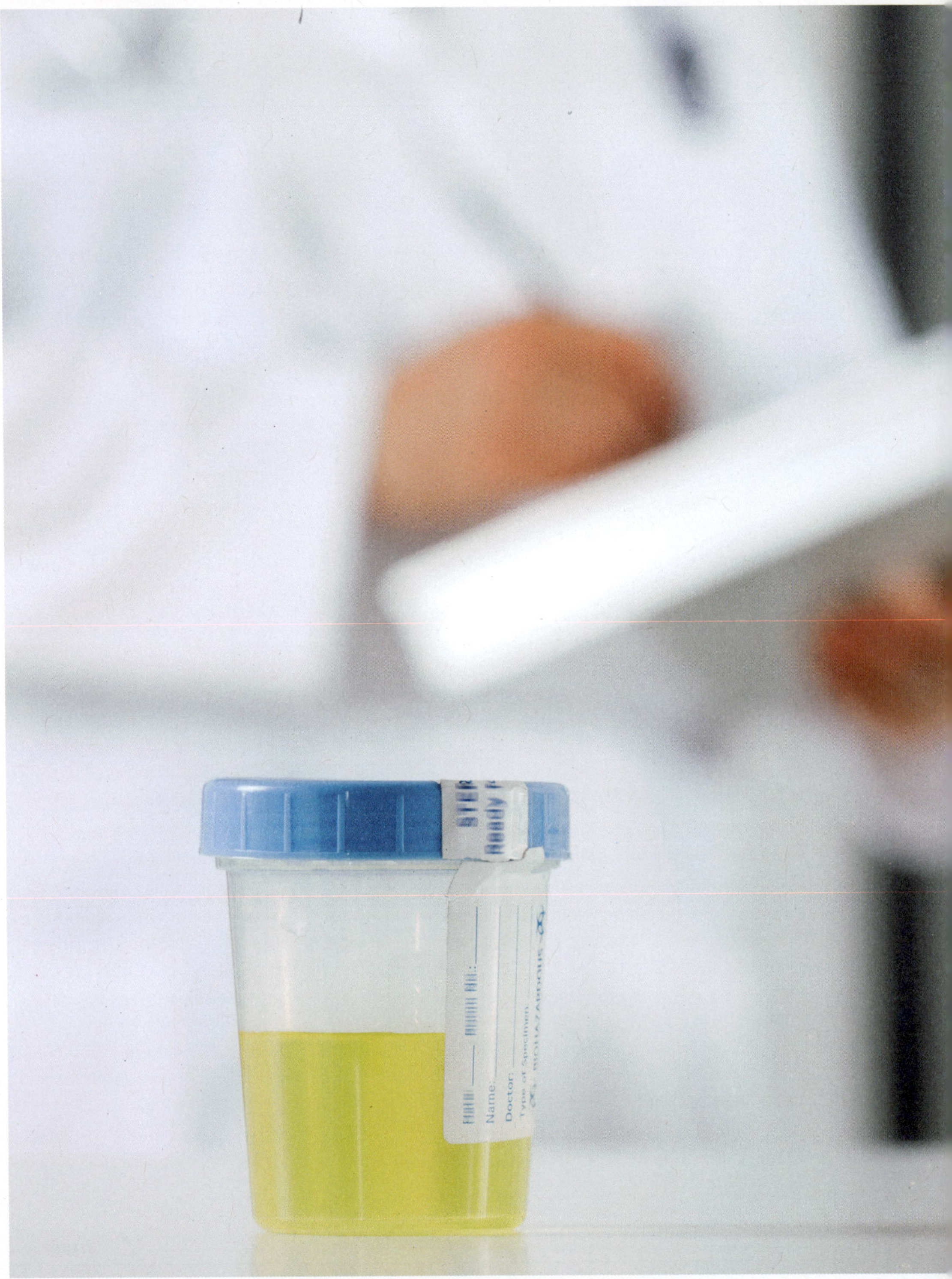
Name:
Doctor:

UNTERSUCHUNGEN – WAS IST NÖTIG?

Um Inkontinenz erfolgreich behandeln zu können, müssen Ärzte feststellen, welche Form vorliegt und woher sie kommt. Urintests liefern ihnen Hinweise auf Harnwegsentzündungen. Steine und Veränderungen der Harnwege zeigen sich im Ultraschall. Andere Tests ermitteln Schweregrade von Inkontinenz oder decken Funktionsstörungen im Harntrakt auf.

EINFACHE UNTERSUCHUNGEN MACHEN DEN ANFANG

Zu Anfang jeder Diagnose halten Ärzte die Krankengeschichte (Anamnese) fest: Sie fragen nach der Art der Beschwerden, ob diese schon öfter aufgetreten sind, wie stark Betroffene darunter leiden und nach weiteren Details zum Wasserlassen, dem Gesundheitszustand und Lebensstil. Die Basisdiagnostik bei Inkontinenz umfasst einfache körperliche Untersuchungen, Protokolle des Miktionsverhaltens, allgemeine Urinuntersuchungen, gezielte Tests und Ultraschalluntersuchungen. Sie alle sollen mögliche Ursachen eingrenzen oder ausschließen. Liefern diese Tests beim Hausarzt oder Frauenarzt keine oder nur unklare Ergebnisse, folgen oft spezielle Untersuchungen der erweiterten Diagnostik. Sie finden bei niedergelassenen Fachärzten (Urogynäkologen, Urologen) oder an Fachinstitutionen (Kontinenz-, Beckenbodenzentren) statt. Bei vielen Fällen von Inkontinenz lassen sich aber keine körperlichen Ursachen entdecken.

Aufzeichnen der Krankengeschichte

Das Arztgespräch beginnt mit allgemeinen Fragen zu Ihrer Krankengeschichte. Sie werden im weiteren Verlauf gezielter und gehen auf Einzelheiten zu den Beschwerden ein. Im Vordergrund steht zunächst die Stärke der Beschwerden, die Form der Inkontinenz und wie massiv sie die Lebensqualität einschränkt. Danach folgen detaillierte Fragen zu den Umständen der Erkrankung, den Begleitumständen und der Lebensführung. Oft sollen Patienten standardisierte Fragebögen ausfüllen (Checkliste, Seite 157).

Körperliche Untersuchungen

Die körperliche Untersuchung dient dazu, den allgemeinen Gesundheitszustand festzuhalten. Ärzte nehmen mit ihren Sinnen (Sehen, Hören, Tasten, Riechen) und einfachen Hilfsmitteln die Körper ihrer Patienten medizinisch unter die Lupe. Vorher stellen Fachkräfte üblicherweise Alter, Körpergröße, Gewicht und Blutdruck fest. Bei der Untersuchung folgt jede Ärztin und jeder Arzt einem eigenen Schema, das je nach Fragestellung verkürzt und abgewandelt wird. Wenn schon Daten zum Allgemeinzustand vorliegen oder Patienten bekannt sind, erübrigt sich vieles. Bei Miktionsproblemen tritt bald der Unterleib in den Mittelpunkt. Die Blase wird oft in gefülltem und leerem Zustand im Stehen und Liegen untersucht. Ebenso tasten und klopfen Mediziner die Nieren- und Leistengegend, den Enddarm und benachbarte Bereiche (Gebärmutter, Eierstöcke, Eileiter, beim Mann: Prostata) ab oder untersuchen sie mit Ultraschall. Sie nehmen die Genitalien in Augenschein und führen eine frauenärztliche Untersuchung durch.

Mit den Ergebnissen lässt sich beurteilen, ob sich die Beschaffenheit der Scheide geändert hat, sie sich gesenkt hat oder andere Veränderungen im Unterleib vorhanden sind. Störungen im Nervensystem kommen oft ans Licht, wenn Ärzte die Reflexe prüfen (neurologische Basisuntersuchung). Abtasten der entspannten und angespannten Beckenbodenmuskulatur gibt Aufschluss über ihre Stärke.

Miktionstagebuch oder -protokoll

Die meisten Patienten mit Miktionsproblemen sollen für mehrere Tage ein Miktionstagebuch führen. Darin halten sie ihr Trinkverhalten, Miktionsverhalten und begleitende Empfindungen genau fest. Die Notizen liefern Fachleuten wichtige Hinweise auf ungünstige Gewohnheiten und die Form der Inkontinenz. Mit den Aufzeichnungen lässt sich prüfen, ob oder wie gut Therapien und Übungen wirken. Dazu muss sich das Tagebuch häufig über eine oder mehrere Wochen erstrecken. Einfache Varianten sind Miktionskalender und -protokolle. Erstere listen nur die Zeiten des Wasserlassens auf, Miktionsprotokolle noch Harnmengen. Miktionstagebücher sehen aus wie Tabellen. An einer Seite stehen Uhrzeiten, an der anderen verschiedene Rubriken wie folgende:

- Trinkmenge: Möglichst genau geschätzte/gemessene Menge an aufgenommener Flüssigkeit (Getränke, Brühe, Suppe etc.). Nützlich ist, Lieblingstassen, -schalen, -gläser und -suppenteller je einmal mit Wasser zu füllen, die Volumina im Messbecher festzustellen, aufzuschreiben und diese Werte für die Tabelle zu verwenden. Grobe Schätzwerte sind 100 Milliliter (ml) für eine Tasse, 200 ml für ein Glas und 300 bis 400 ml für ein großes Trinkglas.
- Toilettengang und Harnmenge: Wie oft und zu welchen Zeiten werden welche Mengen an Harn abgelassen? Oft darf man geschätzte Mengen mit Kürzeln eintragen (z. B. für kleine Mengen bis ca. 100 ml „x", für mittlere von 100 bis 250 ml

„xx“ oder für große über 250 ml „xxx“ etc.). Wer Mengen schlecht schätzt oder genauere Werte braucht, kann Haushaltsmessbecher verwenden.

- **Harndrang und Schwere:** Erschienen Dranggefühle nur vor dem Wasserlassen oder auch unabhängig davon? Waren sie leicht, normal oder unbeherrschbar?

CHECKLISTE Vorbereitung für den Praxistermin

Als Vorbereitung für Ihren Termin in der Arztpraxis können Sie sich ein paar Dinge notieren oder überlegen. Dann sind Sie gut vorbereitet und die Fragen überraschen Sie nicht, vielleicht beobachten Sie das eine oder andere auch genauer:

- [ ] Wie sieht das Miktionsverhalten aus? Wann und wie viele Toilettengänge finden tagsüber und nachts statt? Welche Gefühle und Beschwerden treten auf?
- [ ] Unter welchen Umständen geht Harn verloren? Beim Husten, Niesen, Heben, Gehen oder Sitzen? Macht sich vorher (starker) Harndrang bemerkbar?
- [ ] Wie hoch ist der Leidensdruck? Wann, wie oft und wie stark schränken die Beschwerden im Alltag ein?
- [ ] Wie viel wird getrunken, zu welchen Zeiten und welche Getränke?
- [ ] Gab es Erkrankungen oder Eingriffe am Unterleib? Sind Entwicklungsstörungen aus der Kindheit bekannt? Liegen weitere akute oder chronische Erkrankungen vor oder Störungen, die körperliche oder geistige Funktionen beeinträchtigen? Findet aktuell eine medikamentöse Therapie statt?
- [ ] Ist der Stuhlgang regelmäßig? Wie häufig? Funktioniert er störungsfrei?
- [ ] Wie häufig ist Geschlechtsverkehr? Gibt es besondere Vorlieben oder einen zeitlichen Zusammenhang mit den Beschwerden?
- [ ] Wann tritt der Monatszyklus normalerweise ein? Ist er regelmäßig? Wann trat die Blutung zuletzt auf oder – nach den Wechseljahren – seit wann nicht mehr? Wie verändert sich dabei die Beschaffenheit der Scheidenflora? Kommt es zu Irritationen wie Jucken oder Brennen?
- [ ] Wie viele Schwangerschaften – auch abgebrochene – gab es? Tauchten darin oder bei der Entbindung Probleme auf (z. B. Schwangerschaftsdiabetes)? Wie wurde entbunden?
- [ ] Gibt oder gab es Veränderungen an der Brust (Knötchen, Flüssigkeitsaustritt)?
- [ ] Belasten Sorgen, Ängste oder andere Probleme die Psyche?

- Schmerzen: Traten Schmerzen beim oder unabhängig vom Toilettengang auf?
- Entleerungsgefühl: Hat der Toilettengang zur Erleichterung geführt oder nicht?
- Unfreiwilliger Urinverlust und Menge: Kam es zu unkontrollierten Abgängen (Inkontinenz)? Wie stark waren sie – kaum nennenswert (wenige Tröpfchen), merklich, aber noch gering (feuchte Unterhose) oder deutlich und problematisch (Wechsel der Kleidung nötig)?

Oft ist es sinnvoll, am Rand noch besondere Umstände zu notieren. In welchen Situationen oder bei welchen Bewegungen ereignete sich Harnverlust? Trat Nachtröpfeln auf? Auch aktuelle Maßnahmen gegen Inkontinenz und eingenommene Medikamente sollten vermerkt sein.

Assessment

Inkontinenz ist weit mehr als ein medizinisches Problem. Das gesellschaftliche Le-

MIKTIONSTAGEBUCH

Zeit	Trinkmenge (ml)	Urinmenge (ml)	Harndrang		Schmerzen		Urinverlust / Inkontinenz Bewertungsskala siehe unten
			ja	nein	ja	nein	
01.00 Uhr							
02.00 Uhr							
03.00 Uhr							
04.00 Uhr							
05.00 Uhr							
06.00 Uhr							
07.00 Uhr							
08.00 Uhr							
09.00 Uhr							
10.00 Uhr							
11.00 Uhr							
12.00 Uhr							
13.00 Uhr							

Bewertungsschema Inkontinenz / Urinverlust: 1 = wenige Tropfen, 2 = gering (feuchte Unterwäsche), 3 = erheblich (Kleidungswechsel erforderlich)

ben von Betroffenen leidet oft, ihr Gemütszustand ebenfalls. Solche und ähnliche Faktoren beeinflussen die Schwere einer Inkontinenz, ihren Verlauf, die Behandlung und deren Erfolg. Deshalb müssen Ärzte auch diese Punkte erfassen. Für die Erfassung solcher unmessbaren, „weichen" sozialen und psychologischen Aspekte benutzen Ärzte statt Diagnose gerne den Begriff Assessment. Dafür sollen standardisierte Fragebögen die Zusammenhänge der Erkrankung wie etwa mit dem Alter oder Einschränkungen der Lebensqualität aufzeigen. Häufig kommen weitere Faktoren zum Vorschein, die einen Einfluss auf Inkontinenz, ihren Schweregrad und die Behandlung haben können.

Bestimmung des Restharns

Restharn ist der Harn, der nach dem Wasserlassen in der Blase zurückbleibt (Seite 18). Vor einer Restharnbestimmung leeren Patienten ihre Blase völlig. Sie legen sich auf Untersuchungsliegen und machen den Unterbauch frei. Anschließend wird der Unterbauch mit einer Ultraschallsonde untersucht. Mit ihren Bildern lässt sich das Restharnvolumen einschätzen oder grob berechnen. Vereinzelt, wenn genauere Werte nötig sind, folgen zusätzliche Restharnbestimmungen mit Einmalkathetern (Seite 130).

Ultraschalluntersuchungen

Ultraschalluntersuchungen (Sonographie) sind einfach, schmerzlos und risikofrei. Bei Inkontinenz ist die sonographische Untersuchung der oberen und unteren Harnwege ein zwingender Teil der Basisdiagnostik. Das Verfahren kann viele körperliche Veränderungen aufdecken, die für Inkontinenz eine Rolle spielen:

- Steine in Blase, Niere und zum Teil auch in der Harnröhre
- Raumforderungen innerhalb und außerhalb der Blase (z. B. Zysten, Abszesse oder Tumore, die mehr Platz einnehmen als normal)
- Restharn, Organsenkungen, Beckenbodenschwäche
- Ablagerungen (Sludge) und Verdickungen der Blasenwand
- Ausstülpungen der Blasenwand (Divertikel)
- Erkrankungen der Nieren (Veränderungen durch Harnstau, verengte Blutgefäße, Entzündungen)
- Entzündungen und Vergrößerungen der Prostata bei Männern

Zudem können Ärzte anhand der Struktur der Nieren grob abschätzen, wie gut die Organe arbeiten.

Ablauf von Ultraschalluntersuchungen

Ultraschalluntersuchungen sind Routineverfahren zur Darstellung der Größe, Struktur und Form von Organen, Hohlräumen und anderen Körperteilen. Moderne Geräte liefern so genaue Bilder, dass sie selbst winzige Veränderungen sichtbar machen. Feste Gewebe und Strukturen wie Muskeln und Steine erscheinen in helleren Graustufen als Flüssigkeiten und flüssigkeitsgefüllte Hohlräume wie die

Blase. Sie werden zu dunklen Flächen. Bei normalen Ultraschalluntersuchungen der Harnorgane liegen Patienten mit entblößtem Unterleib meistens auf dem Rücken. Ärzte tragen ein Gleitgel auf die Haut auf und fahren mit dem Ultraschallkopf über den Unterleib. Sie können den Kopf verschieden führen und so einzelne Strukturen eines Organs hervorheben oder es als Ganzes abbilden. Die Bilder erscheinen zeitgleich auf einem Monitor. Bei Ultraschalluntersuchungen des Damm- und Scheidenbereichs (Perineal- und Introitussonographie) setzt der Schallkopf im Bereich von Harnröhrenmündung, Damm und Scheide an. Er liefert so genauere Bilder vom unteren Blasenteil, Blasenhals und Harnleiter. Das Verfahren findet häufig zur Vorbereitung von Operationen bei Belastungsinkontinenz statt und bei Männern, die im Anschluss an einen Prostata-Eingriff unter Inkontinenz leiden. Es stellt oft eine Alternative zur Zystographie dar (Seite 167). Beim transrektalen Ultraschall (Abk. TRUS, auch transrektale Prostatasonographie, TPS) führen Ärzte die Schallsonde durch den Anus in den Enddarm ein. Mit TRUS lassen sich Größe, Form, Struktur und Begrenzung der Prostata bei Männern gut feststellen. Bei Frauen kommt die Methode selten zum Einsatz.

Weitere Untersuchungen

Je nach Arzt oder Fachklinik zählen weitere Untersuchungen zur Standarddiagnostik oder nicht. Einige führen bei Inkontinenz routinemäßig Ultraschalluntersuchungen des gesamten Harntraktes durch. Welche Tests nötig sind, hängt davon ab, wie eindeutig die Beschwerden und ersten Testergebnisse sind. Die Leitlinien der medizinischen Fachgesellschaften sehen solche Ultraschalluntersuchungen nicht automatisch vor. Für zwingend zur grundlegenden Diagnose halten sie neben den genannten Verfahren nur noch Urinuntersuchungen (Seite 162). Bei entsprechenden Befunden können noch Stress- oder Vorlagentests nützlich sein.

Belastungstest (Stresstest)

Beim Stresstest (Belastungstest, Hustentest) fordern Ärzte Patienten auf, in verschiedenen Körperpositionen kräftig zu husten oder pressen. Tritt dabei Harn aus, liegt Belastungsinkontinenz vor. Für Tests bei Senkungen, um eine larvierte Belastungsinkontinenz zu erkennen oder Erfolgsaussichten von Operationsverfahren abzuschätzen, heben Ärzte gesenkte Organe vorübergehend an (Reposition, Seite 68). Tritt danach beim Stresstest kein Harn mehr aus, versprechen operative Einlagen von Vaginalbändern und operative Blasenhebungen (Seite 63) Erfolg.

Vorlagentest

Vorlagentests (Pad-Test, Bindenwiege-Test, „Windeltest“) erfassen die Menge an unwillentlich verlorenem Harn. Patienten erhalten eine trockene Inkontinenzwindel (Vorlage) mit bekanntem Gewicht. Sie wird, wenn sie nach einem standardisierten Bewegungsprogramm oder Zeitraum feucht ist, erneut gewogen. Der Unterschied Trocken-/Nassgewicht in Gramm entspricht der verlorenen Harnmenge in Milliliter. Die gängigste Variante dauert etwa 20 Minuten und beinhaltet Treppensteigen, kräftig Husten, auf der Stelle laufen, Hände unter kaltes Wasser halten, mit geschlossenen und gespreizten Beinen Springen.

Testpersonen dürfen vorher zwei Stunden nichts trinken, müssen ihre Blase entleeren und erhalten eine lauwarme Salzlösung per Katheter eingeführt. Bei schwacher Belastungsinkontinenz, anderen Inkontinenzformen oder schwierigen Fällen können Langzeittests über 24 bis 48 Stunden erforderlich sein. Dafür werden mehrere abgewogene Vorlagen in festgelegten Abständen gewechselt und von den Patienten oder in der Arztpraxis gewogen. Schweregrade nach Vorlagentests geben den durchschnittlichen Harnverlust an. Deshalb haben sie für Selbsthilfe und Pflege wenig Bedeutung. Hier orientiert sich die Kapazität von Hilfsmitteln daran, wie viel Harn bei einzelnen Attacken abgeht und wie sie sich über den Tag verteilen.

EINTEILUNG DER INKONTINENZ

Harnverlust in Milliliter pro Stunde (ml/h)	Schweregrad der Inkontinenz
Bis 2 ml/h	I
2 bis 10 ml/h	II
10 bis 50 ml/h	III
Über 50 ml/h	IV

Quelle: Deutsche Kontinenzgesellschaft (GIH) und Deutsche Gesellschaft für Urologie (DGU)

Wattestäbchen-Test, Q-Tip-Test

Bei dieser Untersuchung haben Ärzte früher die Beweglichkeit der Harnröhre mit Wattestäbchen (z. B. Q-Tips) getestet. Er gilt als überflüssig, weil Ultraschall bessere Ergebnisse liefert und angenehmer ist als das Einführen von Wattestäbchen in die Harnröhre.

Bonney-Test

Der Bonney-Test (Marshall-Bonney-Test) ist ein Stresstest, bei dem Ärzte die Vorderwand der Vagina mit Zeige- und Mittelfinger anheben. Tritt nun im Gegensatz zum ursprünglichen Zustand kein Harn mehr aus, verspricht eine gewisse Operationstechnik (Suspensionsplastik nach Burch, Seite 63) erfolgreich zu verlaufen.

Karyopyknotischer Index

Der karyopyknotische Index ist die Zelluntersuchung eines vaginalen Schleimhautabstrichs. Er zeigt, ob die Schleimhaut gesund ist oder ungünstig verändert, weil es an Östrogen mangelt. Das kann zu Belastungsinkontinenz beitragen.

URINUNTERSUCHUNGEN

Untersuchungen von Urinproben können Erreger, Stoffwechselprodukte des Körpers oder von Bakterien, Zellen und andere Auffälligkeiten nachweisen. Manche Ergebnisse zeigen nur an, dass eine Störung vorliegt, andere geben noch Hinweise auf ihre Herkunft. Aus den Untersuchungen mit Augen und Nase, Teststreifen und Mikroskop ergibt sich der sogenannte Urinstatus. Im Zusammenhang mit Inkontinenz steht im Vordergrund, eine Harnwegsinfektion als Ursache oder Verstärker zu erkennen oder auszuschließen. Bei vorhandener Harnwegsinfektion lassen sich über den Urin sehr oft, aber nicht immer, Art und Menge der Erreger, ihre Empfindlichkeiten und Resistenzen feststellen.

Der beste Harn für Proben

Bei Urinproben spielen drei Kriterien wichtige Rollen: Zeitpunkt und Methode der Probennahme sowie die Stehzeit der Proben. Der erste morgendliche Urin eignet sich für viele Tests, weil in ihm Stoffwechselprodukte stark konzentriert sind und bei Infekten auch Bakterien. Morgenurin hat aber auch Nachteile. Zellen und Partikel können sich über Nacht auflösen und morgens schwerer nachzuweisen sein. Daher kommt in Tests häufig Spontanurin zum Einsatz. Von ihm können zu jedem Zeitpunkt am Tag Proben genommen werden. Für manche Untersuchungen müssen Patienten ihren Urin über 24 Stunden vollständig auffangen. Dieser Sammelurin gleicht Tagesschwankungen aus. Mit ihm lassen sich anhand der Menge bestimmter Substanzen (Kreatinin, Proteine, Hormone) Störungen der Nierenfunktion oder im Hormonhaushalt erkennen.

Proben sollen sauber sein

Am Harnröhrenausgang und im Genitalbereich siedeln viele Bakterien. Sie können Testergebnisse verfälschen und dürfen nicht in Urinproben gelangen. Verunreinigungen passieren besonders beim Auffangen von Proben direkt aus dem Harnstrahl. Führen solche Proben mehrfach zu unklaren Ergebnissen oder sind ganz exakte Resultate wichtig, können aufwendigere Verfahren zur Probennahme nötig werden. Während der Menstruation sind Urintests nur eingeschränkt und erschwert möglich, weil Blut die Proben verunreinigt. Vor Urinuntersuchungen sollten Patienten etwa drei Tage auf intensive körperliche Anstrengung verzichten. Sonst können Substanzen (z. B. Blut, Eiweiße) in den Harn gelangen und Ergebnisse in falschem Licht erscheinen lassen.

Mittelstrahlurin

Erststrahlurin, der zu Beginn der Miktion austritt, ist fast immer mit äußerlichen Bakterien kontaminiert und für die meisten Urinuntersuchungen unbrauchbar. Doch er spült Keime fort. Der folgende Mittelstrahlurin ist weniger verunreinigt und eignet sich für viele Tests. Mittelstrahlurin kommt, wenn ein Drittel der Harnmenge abgelassen ist. Dann fängt man, ohne den Harnstrahl zu unterbrechen, Proben in sterilen Urinbechern auf. Oft genügen geringe Mengen (um 20 Milliliter). Der restliche Endstrahlurin landet in der Toilette.

Einmalkatheter und Blasenpunktion

Wegen Gebrechlichkeit, eingeschränkter Beweglichkeit, Scheidenausfluss oder aus anderen Gründen gelingt es manchmal kaum, Mittelstrahlurin sauber zu sammeln. Zwei Verfahren vermeiden Kontaminationsquellen, können aber selbst Keime in den Körper einbringen, zu Infektionen führen oder selten zu kleinen Verletzungen. Bei einer Methode führen Ärzte Schläuche (Einmalkatheter) mit Auffangbeuteln oder -schalen in die Blase ein. Die Proben sind bei Gesunden meist nicht völlig keimfrei, enthalten aber weniger Bakterien als Mittelstrahlurin. Mehr als 1 000 Keime pro Milliliter deuten auf Harnwegsinfektion hin. Die zweite Methode, die Blasenpunktion, ist äußerst selten. Dabei saugen Ärzte mit einer dünnen Hohlnadel (Punktionsnadel) Harn aus der Blase ab. Punktionsurin ist bei Gesunden keimfrei.

INFO Hinweise zu Urinproben

- **Zwei-Gläser-Probe**

Auch Blut und Eiter in Urinproben können aus verschiedenen Teilen des Harntrakts stammen. Grob lässt sich ihre Herkunft in einer Zwei-Gläser-Probe unterscheiden. Hierfür fangen Patienten je eine Hälfte des Urins beim Wasserlassen nacheinander in zwei Gefäßen auf. Ist die Flüssigkeit in beiden Gläsern gleichmäßig gefärbt oder getrübt, kommen die Farb- oder Trübstoffe aus der Blase oder den Nieren. Sind Färbungen oder Trübungen im ersten Glas deutlicher sichtbar, liegt ihre Ursache eher in der Harnröhre.

- **Urin sauber auffangen**

Verunreinigungen durch äußerliche Bakterien geschehen gerade bei Frauen leicht, weil ihre Harnröhre sehr nahe an der Scheide und den Schamlippen endet. Vor der Probennahme sollten sie ihre Genitalregion mit Wasser und eventuell einem milden Mittel gründlich reinigen und anschließend gut abtrocknen. Manche Fachleute empfehlen, auch die Harnröhrenmündung und ihre Umgebung bei gespreizten Schamlippen zu säubern. Beim Auffangen des Urins ist es vorteilhaft, die Schamlippen zu spreizen, um Hautkontakte der Flüssigkeit zu vermeiden. Männer sollten Vorhaut und Eichel säubern, mit Wasser abspülen und trocken tupfen. Häufig nehmen Patienten ihre Urinproben selbst zu Hause. Liefert solcher Urin unklare Testergebnisse, finden in der Arztpraxis oft erneute Probennahmen unter Mithilfe des Personals statt.

Zeitnahe Untersuchung

Urin verändert sich, wenn er steht. Untersuchungen sollten zeitnah zur Abgabe erfolgen. Teststreifen sind sofort anzuwenden. Bis zu Tests in Praxen oder Laboren sollten höchstens zwei bis vier Stunden vergehen. Bei längeren Stehzeiten, z. B. bei 24-Stunden-Messungen, ist es günstig die Proben im Kühlschrank zu lagern.

Anhaltspunkte durch Teststreifen

Teststreifen (Urinstreifen, Urinstix) geben schnell und einfach erste Hinweise auf Störungen und ihre Art. Sie reichen gemeinsam mit typischen Beschwerden im besten Fall aus, um einen Verdacht ausreichend zu bestätigen. Häufig dienen Teststreifen nur der Orientierung, denn sie haben Grenzen: Mengen von Substanzen oder Erregern lassen sich höchstens abschätzen und die Empfindlichkeit ist begrenzt. Unter gewissen Umständen (z. B. lange Stehzeit der Probe) können falsche Ergebnisse entstehen. Gebrauchsfertig sind Teststreifen sofort nach dem Auspacken. Man hält sie kurz in den Mittelstrahlurin oder besser in Gefäße mit einer sauberen Probe. Danach tupft man den überschüssigen Urin ab. Ergebnisse liefert der Vergleich der Felder mit der Referenzkarte. Dann können die Streifen in den Müll.

Was können Teststreifen zeigen?

Manchmal engen Teststreifen die Zahl möglicher Ursachen für Miktionsstörungen ein. Abweichungen folgender Werte vom Normalzustand können bedeuten:

- pH-Wert (Säurewert): Störungen des Stoffwechsels oder der Nierenfunktion
- Leukozyten (weiße Blutkörperchen): Entzündungen, meist wegen Harnwegsinfektion. Harnwegsinfektionen sind ohne Nachweis von Leukozyten auszuschließen, wobei Teststreifen diese erst ab einem gewissen Schwellenwert anzeigen.
- Nitrit: Im Harn befinden sich Nitrit-bildende Bakterien, die Harnwegsinfektionen auslösen können.
- Erhöhtes Protein: Harnwegsinfektion, Nierenschäden, intensive körperliche Anstrengung, Gefäßschäden, Bluthochdruck, akute fiebrige Erkrankungen.
- Erythrozyten (rote Blutkörperchen) und Hämoglobin (roter Blutfarbstoff): Blut im Urin wegen gutartiger Erkrankungen, Verletzungen der Nieren oder Harnwege, Veränderungen der Prostata (Männer) oder aus anderen Ursachen.
- Dichte (spezifisches Gewicht): Störungen im Wasserhaushalt, der Nierenfunktion, Flüssigkeitsverlust oder Diabetes.

Proben im Labor

Im Labor können Fachkräfte die Konzentrationen einzelner Substanzen (z. B. Elektrolyte, Hormone, Harnsäure) im Urin bestimmen. Das ist bei Miktionsstörungen selten nötig. Hier erfolgen meist Untersuchungen der festen Bestandteile und eventuell noch die Anlage einer Urinkultur. Teils landen dennoch einige Tröpfchen aus Urinproben direkt unter dem Mikroskop. Erfahrenes Laborpersonal kann damit in vielen Fällen Harnwegsinfektionen weitge-

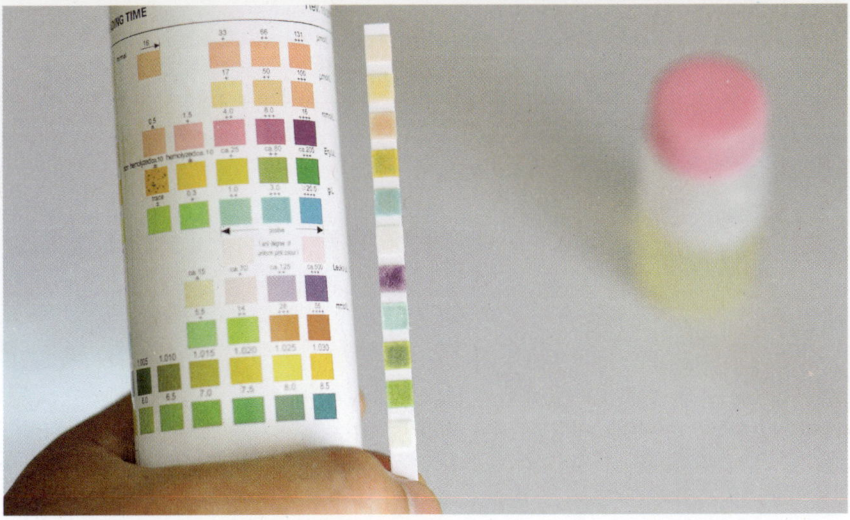

hend ausschließen. Mit einer Durchflusszytometrie lassen sich feste Partikel (z. B. weiße Blutkörperchen, Bakterien), ihre Art und Zahl feststellen. Um feste Urinbestandteile (z. B. Bakterien, Zellen) anzureichern und ein Urinsediment zu erhalten, kommen Urinproben in die Zentrifuge. Im Sediment können Laborkräfte unter dem Mikroskop die Art der Bestandteile und ihre Zahl in einer Zählkammer ungefähr bestimmen. Für Harnwegsinfektionen werfen Untersuchungen des Sediments laut Fachleuten keine genaueren Ergebnisse ab als solche mit unverarbeitetem Urin.

Keimzahl im Urin

Grobe Richtwerte für Keime pro Milliliter Mittelstrahlurin und ihre Bedeutung sind:

- 1 000 bis 10 000 Keime – nicht zwangsläufig Harnwegsinfektion, bei Frauen zusammen mit typischen Symptomen aber möglicher Hinweis auf akute, unkomplizierte Harnwegsinfektion.
- 10 000 bis 100 000 Keime – bei Frauen möglicherweise Zeichen für akute, unkomplizierte Harnwegsinfektion mit eventueller Nierenbeckenentzündung
- Über 100 000 Keime – Möglichkeit einer komplizierten Harnwegsinfektion

Urinkultur und Antibiogramm

Bei komplizierten Harnwegsinfekten oder unklaren Ergebnissen legen Laborkräfte manchmal Urinkulturen an. Dafür tauchen sie Plättchen (Eintauchnährböden), die mit Nährmedien für Keime beschichtet sind, in Urinproben und bebrüten die Nährböden für ein bis zwei Tage bei 37 Grad Celsius Temperatur. Falls Bakterien oder Pilze vorhanden waren, wachsen sie zu sichtbaren Kolonien heran. Die Art der Erreger lässt sich bestimmen, aber nicht, ob sie aus den Harnwegen stammen oder Verunreinigungen sind.

Für ein Antibiogramm verwendet man ebenfalls Nährböden mit Erregerkolonien. In seine Mitte geben Laborkräfte einen Tropfen eines Antibiotikums in bekannter Konzentration. Das Mittel verbreitet sich gleichmäßig in alle Richtungen, wobei seine Konzentration sinkt. Voll empfindliche Keime sterben bei Kontakt mit dem Antibiotikum, resistente Keime überleben. Bei jenen dazwischen zeigt die Entfernung des Wirkungseintritts zum Tropfenpunkt an, wie hoch das Mittel dosiert sein müsste, um diese Erreger zu bekämpfen. Heute gibt es Automaten, die Ergebnisse von Antibiogrammen direkt ausspucken.

ERWEITERTE DIAGNOSTIK

Die Verfahren der erweiterten Diagnostik sind nicht bei jeden Fall von Inkontinenz notwendig. Manche kommen nur selten bei speziellen Fällen zum Einsatz. Der folgende Abschnitt stellt kurz ein paar Untersuchungsmethoden vor, die relativ häufig stattfinden.

Laboruntersuchungen von Blut

Im Rahmen der erweiterten Diagnostik können Messungen bestimmter Blutwerte erfolgen. Der Gehalt an Kreatinin im Blutserum gibt grob Auskunft über die glomuläre Filtrationsrate. Sie spiegelt Filterleistung der Nieren wieder. Fachleute können etwa abschätzen, wie stark eine Überlaufinkontinenz (Seite 88) die oberen Harnwege geschädigt hat. Für Hinweise auf einen Tumor der Prostata bei Männern wird meist der Wert des Prostata-spezifischen Antigens (PSA-Wert, Seite 144) bestimmt. Er ist bei solchen Tumoren in der Regel erhöht.

Röntgenuntersuchungen

Röntgenuntersuchungen können ergänzende und bestätigende Hinweise auf Ursachen von Inkontinenz liefern. Die Verfahren arbeiten hier mit Kontrastmitteln, die schwere allergische Reaktionen auslösen können. Sie dürfen bei bekannter Kontrastmittelallergie nicht stattfinden. Weiter können die Mittel vorübergehend ein Wärmegefühl oder ein bitteres Geschmacksempfinden auf der Zunge verursachen. Heute neigen viele Ärzte dazu, Röntgenuntersuchungen, die ja mit potenziell schädlichen Strahlen arbeiten, durch Ultraschalluntersuchungen zu ersetzen. Sie stellen teils gleichwertige Alternativen dar.

Ausscheidungsurogramm

Ein Ausscheidungsurogramm (Abk. AUG, auch Infusionsurogramm, Ausscheidungs-Urographie) kann Hinweise auf Ursachen einer Harnstauung in den oberen Harnwegen, auf Funktionsstörungen in den unteren Harnwegen und auf die Leistung der einzelnen Nieren geben. Das Verfahren erfordert die Mitwirkung der Patienten und dass ihre Nieren einwandfrei arbeiten.
Mit den Ergebnisse lassen sich Steine in Blase, Niere und Harnleiter erkennen und beurteilen sowie Verdickungen und Ausstülpungen der Blasenwand, Restharnbildung, Verbindungsgänge zwischen Blase und Darm (Vesikointestinalfistel), Harnrückfluss von der Blase über die Harnleiter zu den Nieren, Fehlbildungen des Harntraktes, Tumore, Kotstauung im Darm und strukturelle Veränderungen der Blase, die auf Nervenschäden hinweisen (neurogene Blase).

Für die Untersuchung erhalten Patienten ein Kontrastmittel, das über die Nieren ausgeschieden wird und die Harnwege auf Röntgenaufnahmen gut sichtbar macht. Vor der Kontrastmittelgabe findet eine erste Röntgenaufnahme (Nierenleeraufnahme) statt, danach alle 5 bis 10 Minuten weitere. Wenn die Harnausscheidung normal ist, dauert das Verfahren etwa 30 Minuten.

Zystographie und Miktionszystourethrographie

Mit einer Zystographie können Ärzte Fremdkörper in und Veränderungen an der Blase (z. B. Ausstülpungen, Tumore) erkennen. Dazu wird ein Kontrastmittel in die Blase (retrograde Z.) gegeben und diese verschlossen. Anschließend finden Röntgenaufnahmen im Stehen und Liegen statt.

Bei der Miktionszystourethrographie (Abk. MZU, MCU) ergänzen Röntgenaufnahmen beim Wasserlassen die Untersuchung. Dabei wird sichtbar, ob Harn zurückfließt. Die medizinischen Fachgesellschaften schreiben dem Verfahren nur bei Verdacht auf kontinuierliche Inkontinenz (Seite 89) diagnostischen Wert zu. In manchen Kliniken zählt es zur Standarddiagnostik. Ähnlich wie die Blase in einer Zystographie lassen sich mit Kontrastmitteln und Röntgenaufnahmen auch Harnleiter (retrograde Pyelographie) oder die Harnröhre (retrograde Urethrographie) darstellen.

Computertomographie

Neuerdings ersetzen einige Fachärzte Urographien durch Computertomographien des Bauchraums und Beckens (Abk. CT Abdomen), weil die Tomographien detailreichere Bilder liefern. Die Einzelheiten können hilfreich sein, um Nieren- und Harnleitersteine zu entdecken oder um Operationen zu planen und ihren Verlauf zu überprüfen.

Nierenszintigraphie

Ist es von großer Bedeutung, die Größe, Form, Lage und Maße der Nieren zu kennen, kann eine statische Nierenszintigraphie (auch Radioisotopennephrographie, Renogramm) diese Daten liefern. Nierenszintigraphien sind keine Röntgenverfahren, arbeiten aber wie diese mit ionisierenden, also radioaktiven Strahlen. Patienten erhalten eine Injektion mit einem radioaktiven Isotop. Dessen Verteilung in den Nieren zeichnet anschließend eine Gammakamera über rund 20 Minuten im Minutenabstand anhand der Strahlung auf. Diese Abbildungen heißen Szintigraphien. Die Strahlenbelastung ist geringer als bei einer üblichen Urographie.

Harnblasen- und Harnröhrenspiegelung

Harnblasen- und Harnröhrenspiegelungen (Urethrozystoskopie, oft kurz Zystoskopie) sind oft sinnvoll, um Ergebnisse abzusichern, die aus anderen Untersuchungen stammen. Sie können einen Verdacht auf Erkrankungen der unteren Harnwege oder auf kontinuierliche Inkontinenz (Seite 89) bestätigen. Die Spiegelungen helfen auch dabei, verschiedene Operationen zu planen, weil sie die Lage körperlicher Veränderungen genau erfassen – etwa jene von Steinen, Tumoren und Ausstülpungen der Blase, Wucherungen der Prostata zur Blase hin und Verbindungsgänge (Fisteln) zwischen Harnblase und Darm oder Vagina. Mit der Methode können Ärzte die Blasenwand, Blasenschleimhaut, Harnröhre und Störungen durch Vergrößerungen der Prostata inspizieren. Außerdem ist es möglich, den Schließmuskeln der Blase in Ruhe und bei Bewegungen (z. B. Husten, Beckenbodenaktivität) zuzuschauen.

Ablauf einer Harnblasenspiegelung

Die Untersuchung arbeitet mit flexiblen oder starren Endoskopen, dünnen, schlauch- oder röhrenartigen medizinischen Instrumenten, die Kathetern ähneln. Zuerst kommt ein Gel in die Harnröhre. Es verbessert die Gleitfähigkeit und enthält ein örtliches Betäubungsmittel. Dann führen Ärzte das Endoskop in die Harnröhre ein und steuern es bis zur Blase vor. Um gute Sicht zu haben, wird die Blase zuvor mit einer klaren Flüssigkeit gefüllt. Auf Monitoren verfolgen Ärzte die Bilder, die das Endoskop aufzeichnet. Zeigen sich Auffälligkeiten, besteht manchmal die Möglichkeit, sofort kleinere Eingriffe (z. B. Gewebeprobennahme) vorzunehmen. Meistens sind dazu jedoch operative Bedingungen und eventuell auch Narkosen nötig.

Spezielle Endoskope lassen sich sogar bis zu den Nierenbecken navigieren. Die Navigation ist bei Männern erheblich schwieriger, weil ihre Harnröhre länger und mehrfach gekrümmt ist.

Magnetresonanztomographie

Die Magnetresonanztomographie (Abk. MRT, Kernspin) ist teurer als Röntgenverfahren und Computertomographie, belastet im Gegensatz zu diesen Patienten aber nicht mit ionisierenden Strahlen. Bei Inkontinenz kommt die MRT höchstens zum Einsatz, wenn für die Therapie unverzichtbar ist, Lage und Bewegungen von Organen genau zu kennen.

UNTERSUCHUNGEN ZUR BLASENFUNKTION

Urodynamik bezeichnet verschiedene Untersuchungen, die Aussagen zur Funktion der Harnblase erlauben. Bei Inkontinenz sollten vollständige urodynamische Untersuchungen laut den medizinischen Fachgesellschaften eine Harnflussmessung (Uroflowmetrie), Harnblasendruckmessung (Zystometrie) der Füllungsphase mit Erfassung des Blasengefühls und eine gleichzeitige Messung von Blasendruck und Harnfluss umfassen. Urodynamische Untersuchungen können einige Symptome und ihre Schwere objektiv messen, verschiedene Formen der Inkontinenz unterscheiden, über die Ursachen aufklären, einen Harnrückfluss aufzeigen und eine Beurteilung potenzieller Folgeschäden im oberen Harntrakt ermöglichen. Die Ergebnisse sind nur im Zusammenhang mit den Resultaten der Basisdiagnostik aussage-

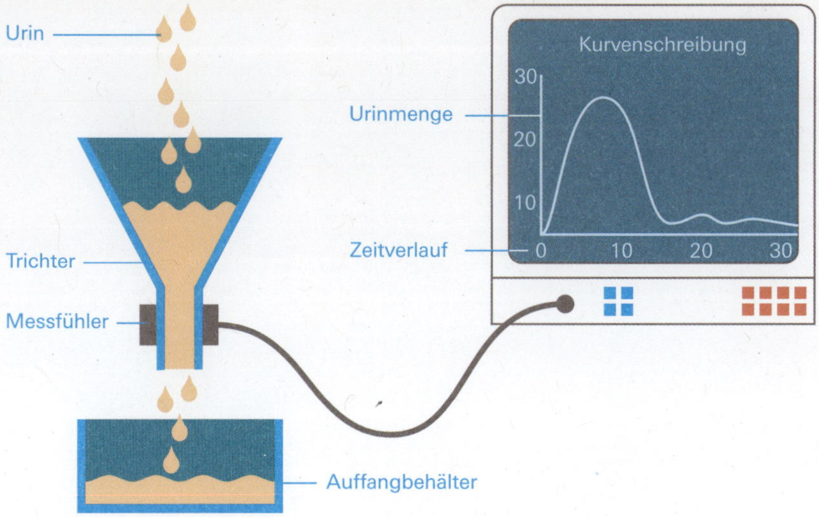

kräftig. Der Aufwand und die Belastung der Patienten, die zudem mitarbeiten müssen, sind teils recht hoch. Daher ist immer genau abzuwägen, ob die Ergebnisse die Strapazen rechtfertigen – besonders bei älteren Patienten. Viele Ärzte ziehen es vor, vorher eine medikamentöse Behandlung auszuprobieren, die ihrer Erfahrung nach Erfolg verspricht. Sie können urodynamische Untersuchen auf wenige Tests beschränken oder durch zusätzliche Verfahren ausweiten (z. B. Blasenspiegelung, Zystographie). Eine Sonderstellung hat die Urodynamik in der Diagnose von Miktionsproblemen durch Störungen im Nervensystem, die sich oft nur in solchen Tests zeigen. Infrage kommen urodynamische Untersuchungen auch bei Älteren, wenn

- eine Therapie aus Erfahrung zu viele Risiken mitbringt
- eine erfahrungsgemäß eingeleitete medikamentöse Therapie nicht anschlägt
- eine Operation erfolglos blieb und neue Behandlungen erwünscht sind
- die gesundheitliche Vorgeschichte kompliziert ist, speziell bei Nervenstörungen
- operative Eingriffe geplant sind.

Harnflussmessung

Die Harnflussmessung (Uroflowmetrie) ist ein einfaches, ungefährliches Verfahren, das Rückschlüsse auf Ursachen von Miktionsstörungen erlaubt. Testpersonen urinieren in einen Trichter mit einer Sonde (Uroflowmeter). Sie hält fest, wie viel Milliliter Harn pro Sekunde fließen (Harnflussrate/Fließgeschwindigkeit in Milliliter pro Sekunde), wie hoch die maximale (maximaler Harnfluss/Flow) und die durchschnittliche Harnflussrate (mittlerer Harnfluss) ist. Sie ermittelt auch, wie lange es dauert, bis die Blase vollständig entleert ist (Miktionsdauer) und wie viel Harn insgesamt ausgeschieden wird (Miktionsvolumen). Diese Daten setzt ein Computer oder Schreiber, der mit der Sonde verbunden ist, in eine Flusskurve um. Sie besitzt bei normaler Miktion einen typischen Verlauf. Weicht die Form der Messkurve davon ab, können Fachleute aus dem veränderten Verlauf darauf schließen, was die Störung verursacht. Die Harnmenge muss bei dem Test mindestens 150 Milliliter betragen, weil der maximale Harnfluss auch vom gesamten Miktionsvolumen abhängt. Er unterscheidet sich bei Frauen und Männern. Zudem

HARNFLUSSRATEN UND IHRE GESUNDHEITLICHE BEDEUTUNG	
Maximale Harnflussrate	**Bedeutung***
Unter 10 ml/sek	Eine Behinderung des Harnflusses ist sehr wahrscheinlich.
Zwischen 10 und 15 ml/sek	Unklarer Befund, der eine weitere Abklärung erfordert.
Über 15 ml/sek	Normaler, „gesunder" Wert.

*Quelle: Deutsche Gesellschaft für Urologie

schwankt er im Lauf des Lebens. Dennoch gibt es grobe, allgemeine Richtwerte.

Beckenboden- oder Flow-Elektromyographie

Für die Beckenboden- oder Flow-Elektromyographie bringen Mediziner zur Harnflussmessung an Hautstellen im Damm- und Bauchbereich zusätzlich Klebeelektroden an, selten Nadelelektroden. Die Elektroden zeichnen die Aktivität von Beckenbodenmuskulatur und Blasenschließmuskel getrennt auf. Die abgeleiteten Kurven zeigen, ob sich diese Muskeln beim Wasserlassen koordiniert entspannen oder ihre Abstimmung gestört ist (Detrusor-Sphinkter-Dyssynergie, Seite 91). Auch Schwächen der Beckenbodenmuskulatur können sich zeigen.

Harnblasendruckmessung

Die Harnblasendruckmessung (Zystometrie) ist aufwendig. Doch sie kann bei Inkontinenz und häufigem Harndrang mit kleinen, abgelassenen Mengen nützliche Daten liefern. Sie erhellt, wie die Blase auf Füllung reagiert (Blasengefühl) und sich anpasst – also wann der erste Harndrang bemerkbar ist, wann er stark oder imperativ wird. Sie zeigt, ob die Blasenwandmuskulatur überempfindlich (Detrusorüberaktivität) und die Kontraktion gestört ist oder korrekt erfolgt. Weiter wird deutlich, wann die (zystometrische) Blasenkapazität erreicht ist. Mit den Befunden können Fachleute Blasenentleerungsstörungen (z. B. wegen Fehlfunktionen im Nervensystem oder vergrößerter Prostata), Harnstauungen, eine Reizblase oder einen Harnrückfluss von der Blase über die Harnleiter hoch zur Niere nachweisen oder ausschließen.

Druck-Fluss-Messung

Die Druck-Fluss-Messung, die sich in der Regel anschließt, erfolgt beim Wasserlassen. Sie kann weitere Erkenntnisse beisteuern über die Kraft und Art, mit der sich die Muskulatur der Blasenwand zusammenzieht. Das geschieht durch einen Vergleich des Blasenwanddrucks (Detrusordruck) mit der Harnflussrate. Daraus lassen sich Störungen der Blasenmuskulatur ablesen und Behinderungen des Harnflusses errechnen. Die Daten sind oft wichtig, um Operationen so planen zu können, dass die Kontinenz erhalten bleibt. Häufig ergänzt ein Beckenboden-EMG (Seite 169) die Messungen, um Aktivitäten der beteiligten Muskeln aufzuzeichnen. Weiter ist es möglich, den Druck festzustellen, den der Blasenmuskel aufbauen muss, damit Harn über die Harnröhre austreten kann (Detrusor leak point pressure). Wenn sich der Harnröhrenschließmuskel nicht entspannt, sind hohe Drücke nötig. Dadurch steigt auch die Gefahr, dass Harn in die oberen Harnwege gepresst wird und dort Organe schädigt. Bei Patientinnen mit Belastungsinkontinenz wird manchmal noch der Valsalva leak point pressure ermittelt. Die Testpersonen halten Mund und Nase zu und spannen ihre Atem- und Bauchmuskeln an, wodurch der Druck im Unterleib ansteigt ähnlich wie bei körperlicher Belastung. Während der ganzen Zeit wird der Blaseninnendruck gemessen. So lässt sich erkennen, bei welchem Druck Harn abgeht. Hohe Drücke (> 90 cm H_2O) sind typisch für Belastungsinkontinenz mit überbeweglicher (hypermobiler) Harnröhre (Seite 50), niedere (< 60 cm H_2O) für die Form mit gestörter Funktion des Harnröhrenschließmuskels.

Video-Urodynamik

Finden die genannte Messung mit einem Röntgenkontrastmittel und unter ständiger Röntgenkontrolle (Durchleuchtung) statt, spricht man von Video-Urodynamik: Auf Monitoren wird bei Füllung und Leerung der Blase ihre Form sichtbar, Auffälligkeiten (z. B. Verengungen), die Abstimmung der Muskeltätigkeiten und Entleerungsstörungen, die auf Störungen im Nervensystem oder der Psyche zurückgehen.

Harnröhrendruckprofil

Für Harnröhrendruckprofile (Urethradruckprofil) messen Sensoren an Kathetern gleichzeitig den Druck in der Blase und der Harnröhre. Der sogenannte Verschlussdruck errechnet sich dann aus dem Harnröhrendruck minus dem Blasendruck. Ideal sind positive Werte – also höhere Harnröhren- als Blasendrücke. Sie stehen per Definition für Kontinenz. Negative Differenzen weisen auf Belastungsinkontinenz hin, kommen aber weniger häufig auch bei gesunden Frauen vor. Beim statischen Druckprofil wird der Sensor in der Harnröhre bei Ruhe maschinell langsam zurückgezogen. Für ein Stress-Urethradruckprofil (auch Urethra-Stress-Druckprofil, simultane Urethrozystometrie, Verschlussdruckprofil) findet dieselbe Messung im Stehen bei Husten, Pressen oder anderen Bewegungen statt. Hier können unwillkürlich verlorene Harnmengen einen Verdacht auf Belastungsinkontinenz zusätzlich untermauern.

REGISTER

Stiftung Warentest

IMPRESSUM

Stiftung Warentest
Lützowplatz 11–13
10785 Berlin
Telefon 0 30/26 31–0
Fax 0 30/26 31–25 25
www.test.de
email@stiftung-warentest.de

USt.-IdNr.: DE136725570

Vorstand: Hubertus Primus
Weitere Mitglieder der Geschäftsleitung:
Dr. Holger Brackemann, Daniel Gläser

Programmleitung: Niclas Dewitz

Autor: Dr. Jürgen Schickinger, Freiburg

Projektleitung/Lektorat: Christiane Hefendehl
Mitarbeit: Karsten Treber
Korrektorat: Hartmut Schönfuß
Fachliche Unterstützung: Prof. Dr. Katja Boguth, Berlin; Dr. Sabine Gaiser, Bremen; Dr. Martin Leugner, Bremen
Titelentwurf: Susann Unger, Berlin
Layout: Pauline Schimmelpenninck Büro für Gestaltung, Berlin; Sylvia Heisler
Illustrationen: Michael Römer, Berlin (S. 9, 26, 28, 60, 140, 141, 145, 169)
Bildredaktion: Sylvia Heisler
Bildnachweis: thinkstock (Titel); Fotolia (S. 2, 3, 33, 37, 70, 89); shutterstock (S. 2, 3); avenueimages (S. 4, 16, 34, 48, 94, 101); istock (S. 20, 97, 154, 165); shutterstock (S. 24, 40, 86, 114, 138, 151); yourphototoday/B_Boissonnet/BSIP (S. 31)

Produktion: Sylvia Heisler, Vera Göring
Verlagsherstellung: Rita Brosius (Ltg.), Susanne Beeh
Litho: Sylvia Heisler; tiff.any, Berlin
Druck: AZ Druck und Datentechnik GmbH, Berlin/Kempten

ISBN: 978-3-86851-145-1